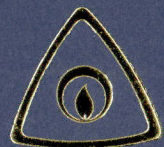

이 책에는 생명과 창조의 에너지, 근원의 빛[viii]이 봉입되어 있으며,
이 책을 옆에 두는 것만으로도 특별한 행운이 당신과 함께 합니다.

단, 위 삼각형 씰 모양을 따로 발췌하거나 오려갈 경우
그 효과가 사라지니 주의하기 바랍니다.

위 마크는 국내외 고유상표등록이 되어 있으며 빛명상본부의 허가없이 임의로 도용할 수 없습니다.
(한국 특허 제372693호, 일본 특허 제4530401호, 미국 특허 제43305호)

빛패치 보감

안전하고 빠른 통증, 멀미 퇴치법

정광호 지음

빛viit, 초광력(U.C.S ; Ultra Cosmic Spirit), 우주마음, 우주근원의 힘,
빛명상(Viit Meditation)등 빛명상 관련 용어 일체는
〈사단법인 건강과 행복을 위한 빛명상〉의 고유 자산입니다.

빛명상 관련 용어는 대한민국뿐만 아니라 미국, 중국, 일본 등에서도
상표등록 되어 법적 보호를 받고 있으므로 무단으로 사용하는 것은 법에 저촉됩니다.
유사단체에 현혹되지 마시고, 이 책을 통해 건강과 행복을 주는
우주 근원의 빛viit과 함께 행복하시기 바랍니다.

소중한 당신의 삶에
행복한 빛향기가 가득하기를 바라며
이 행운의 책을 선물합니다.

_____ 님께

_____ 드림

Contents
차례

10   머리글
            인류의 생활건강명품,
            빛패치가 나오기까지

제 1 장

인류의
생활건강명품,
빛패치

            추천의 글
20   빛패치에서 표출되는 힘, 원천의 모성母性 – 김주현 변호사
22   인류 건강의 새로운 혁신, 빛패치 – Tran Hop 베트남침향협회장
26   통증 해방의 길잡이, 빛패치보감 – 박준형 KBS대구방송총국 기자

28   이 세상 최후의 병원에서 온 박사
31   빛패치 임상실험결과 내용 – 유럽동서의학병원 박우현 박사
46   유럽 동서의학병원 박우현 교수의
            빛패치 임상 테스트 결과를 참관하고 – 유영수 화백
49   빛패치의 주요 원리와 사용법

제 2 장

빛패치
실제 활용과
인체 상응도

            추천의 글
58   신침神針을 넘어서 – 이진아 한의사
60   빛패치는 현대의학의 돌파구 – 허남연 재활의학전문의

62   일러두기

신체 부위별 통증
Regional Body Pains

- 65 두통 (Headaches)
- 68 안면부 통증 (Facial Pain)
- 72 경부 통증 (목, 목 주위의 통증 ; Neck Pain)
- 77 견부 통증 (어깨 아픔 ; Shoulder Pain)
- 84 상지 통증, 상지관절통 (팔, 손 아픔 ; Upper Limbs Pain & Arthralgia)
- 88 흉통 (가슴 아픔 ; Chest Pain)
- 92 복통 (배 아픔 ; Abdominal Pain)
- 98 배부 통증 (등 아픔 ; Upper Back Pain)
- 102 요통 (허리 아픔 ; Lower Back Pain)
- 105 하지통증, 하지관절통 (다리, 발 아픔; Lower Limbs Pain & Arthralgia)

증상 및 질환별 분류
Symptoms & Disorders

- 111 감기, 몸살 (Common Cold, URI)
- 115 경련 (Muscle spasm)
- 118 고혈압 (Hypertension)
- 124 구내염 (Stomatitis)
- 126 근육통 (Myalgia)
- 131 근무력증 (Myasthenia)
- 135 금연 (Smoking)
- 138 기관지 질환 (Bronchial disorder)
- 146 기분 전환, 컨디션 조절 (Refreshment, General conditions)
- 152 멀미 (Motion sickness)
- 159 목 이물 걸림 (Throat foreign body)
- 162 물집 (Blisters)
- 163 방광염 (Cystitis)
- 166 벌레물림 (Insect bite)
- 167 변비 (Constipation)
- 171 비염, 코막힘 (Rhinitis, Nasal Congestion)
- 176 생리통 (월경통 ; Dysmenorrhea)
- 180 설사 (Diarrhea)
- 185 소화불량 (Indigestion)

190	안과질환	(Ophthalmologic disorder)
198	알러지	(알레르기 ; Allergy)
204	어지럼증	(Dizziness)
208	염좌 (삠)	; Distortion. Sprain)
210	위염	(Gastritis)
219	이명	(Tinnitus)
222	이석증	(Otolith)
224	저림증, 감각이상	(Paresthesia, Numbness)
234	젖몸살, 모유수유	(Breast Engorgement, Breast feeding)
237	쥐내림	(Muscle cramps)
240	청력증진	(Auditory acuity)
243	치통, 치주통증	(Toothache, Gingival Pain)
246	타박상, 멍	(Contusion, Bruise)
251	편도선염	(Tonsilitis)
257	피부질환	(Dermatologic disorder)
265	하지정맥류	(Varicose Vein)
268	해열	(열내림 ; Fever Control)
272	화상	(Burn)
273	후두 이상	(Laryngeal disorder)
274	기타	(General Usages)

3부 기타 질환 및 건강 증진을 위해 붙이기 좋은 곳

- 287 급체로 인한 두통
- 288 어린 아이가 놀랐을 때
- 289 체형 관리를 위해
- 292 목 & 허리디스크
- 294 콧물
- 295 남녀 건강 증진
- 296 노인과 어린이 건강 증진 / 정력 증진

제 3 장

동방의
한국 땅 위에
내린 선물

추천의 글

298　인류에게 빛패치는 사막 가운데 오아시스 – 이윤환 인덕의료재단 이사장
300　에너지의학의 정수, 빛패치 – 김용성 의사

302　부작용이 없는 빛패치
305　동방의 한국 땅 위에 내린 선물
318　Miracle! Miracle!
327　어떻게 3,100건의 변화가 가능했을까?

333　맺음글 · 빛패치보감 편찬을 마감하며

머리글

인류의 생활건강명품,
빛패치가 나오기까지

초여름 산사의 저물녘 어느 날, 꿀밤나무에 등을 붙이고 있자니 땅강아지 한 마리가 팽팽 날다가 건너편 오동나무 왕거미가 쳐 놓은 포위망에 걸렸다. 잽싸게 달려온 왕거미가 놓칠세라, 독침을 쏘아 땅강아지가 혼미해지기를 기다리는데 다행히도 사력을 다한 땅강아지가 거미줄을 벗어나 땅 위로 추락해 비실 비실거리며 한 토종 풀을 찾아갔다. 그 풀잎을 아작아작 씹더니 배에다 문지르고 땅강아지는 다시 팽팽거리며 날아다녔다.

그 풀은 어린 시절부터 익히 알던 정겨운 풀이었다. 길거리 여기저기에서 까만 열매를 품고 있는 개물나무였다. 모기나 해충에 물려 살이 붉게 부풀어 오르면 어머니께서는 머리에 늘 꽂고 다니던 바늘을 뽑아 그 자리를 쿡 찔러 피를 뽑아내고는 그 풀을 찧어 발라주셨다. 그러면 순식간 가려움도 사라지고 한나절 지나면 흔적도 없이 원상태가 되곤 했다.

지금과 같은 파스도 없던 그 시절, 외삼촌이 시장에서 많은 짐을 옮긴 후 어깨가 아프다고 하면 할머니께서는 머리에 비녀와 함께 꽂혀있던 바늘로 아픈 부위를 두세 번 찌르고는 반창고를 붙여주셨다. 그럼 다음 날 외삼촌은 언제 아팠냐는 듯 또 하루의 일을 반복했다.

세월이 흘러 수지침과 뜸을 접하면서 고민이 생겼다. 한의학에서 사용하는 '침'은 순간 꼭 찌르면 좋은 반향이 나타났지만 찌를 때의 두려움과 고통이 있었다. 어린이와 노약자에겐 더욱 그랬다. 누구에게나 간편하면서도 전혀 무섭지 않고 쉽게 사용하여 통증을 해소할 방법은 없을까? 한방이나 양방에서만 볼 수 있는 의료품이 아니라 어린 시절 우리의 어머니와 할머니의 정성과 마음이 담긴 방법과 이 수지침을 더한 일상생활 공산품은 없을까?

그때 근원의 마음으로부터 느낌이 왔다. 바로 이거다! 수지침처럼 끝이 날카롭거나 출혈을 내는 게 아니라, 반창고를 이용해 '압壓'을 주어 멀미나 각종 통증에 붙이기만 하면 편해지는 것. 부작용이나 시시비비 없는 일상 생활용품으로 어린 시절 어머니의 비녀 옆에 꽂혀 있던 바늘과 정성스런 손길(약손)같은 것. "반창고에 빛viit의 결정(쎈서씰)을 부착하면……." 된다는 느낌이 전해졌다.

그 결과 탄생된 빛패치! 수많은 사례에서 나타난 빛패치의 효과는 본 법인의 명칭 "건강과 행복을 위한 빛명상" 그대로였다. 각계각층에서 편리하게 사용하게 되면서 빛패치는 '빛명상'을 알리는 수단이 되었다. 브라질, 미국 등지에서도 빛패치를 통한 많은 변화와 결과를 가져왔고, 세계적인 난치병 전문병원인 유럽동서의학병원과 베트남침향협회에서도 체험사례는 물론 빛패치 임상 결과서와 함께 인증서도 보내왔다. 빛명상과 전혀 무관한 이들도 빛viit의 똑같은 혜택을 받을 수 있다는 것을 베트남 국민과 유럽동서의학병원의 임상 결과로 확인할 수 있었다.

인류의 건강과 행복을 위한 선의善意와 정도正道에서 "하면 된다"는 신념에 따라 행하였기에 "빛패치"라는 우주마음의 큰 축복이 내려진 것이다.

빛패치는 우주마음에서 오는 선물이자 전 인류가 편안하게 사용할 수 있는 생활건강명품이다. 남녀노소 누구나 편안하고 쉽고 간편하게 그림대로 붙이기만 하면 좋은 반향을 느낄 수 있을 것이다.

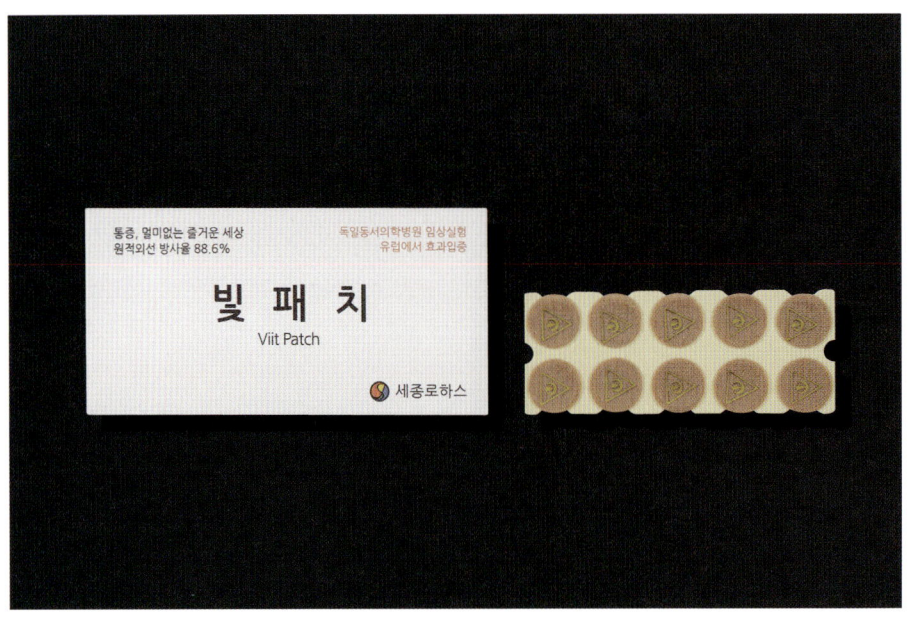

빛패치와 빛자기패치는
우리 몸에 유익한 생명 에너지, 상온에서 원적외선이
91%, 88%에 이르는 경이적인 방사율을 나타내
그 효과가 타의 추종을 불허한다.

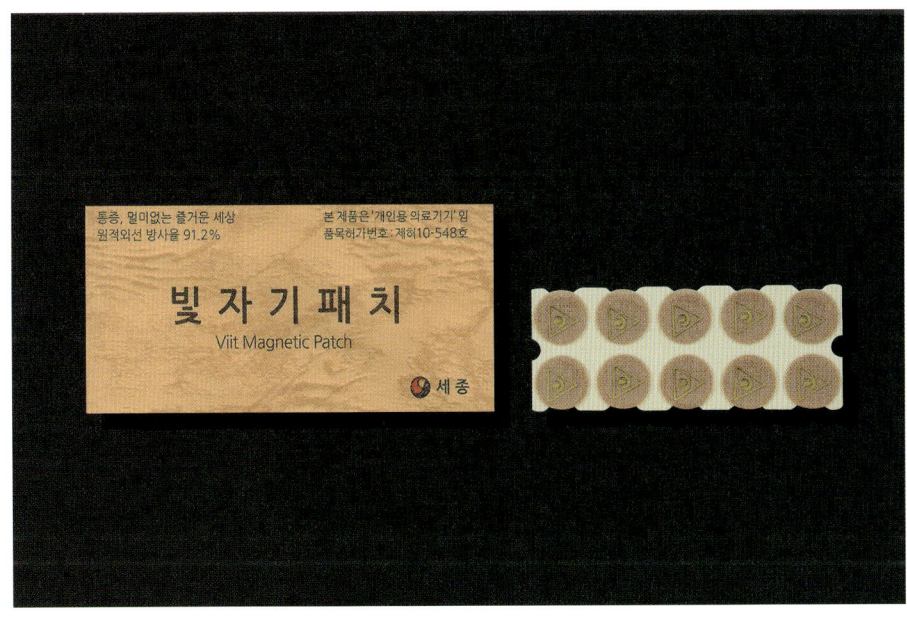

빛자기패치는
제허10-548호 '개인용 의료기기'로 등록되어 있다.

빛패치나 빛자기패치가
멀미 등 각종 통증 해소(소멸)에
경이로운 효과를 보이기에
여타 유사품이 등장할 수 있다.

그러나, 빛패치를 대신할 수 있는 것은 빛패치 밖에 없다.
반드시 정품을 구입하기 바라며 유사품에 주의하기 바란다.

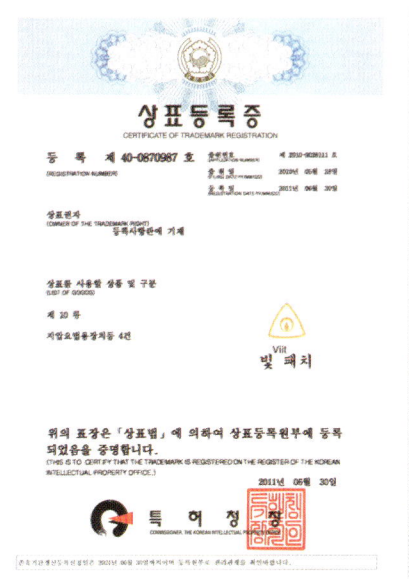
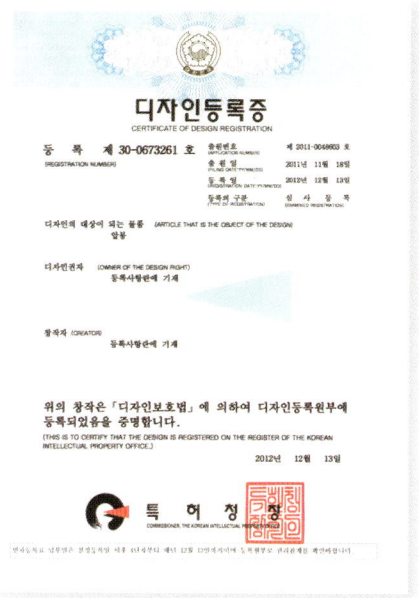
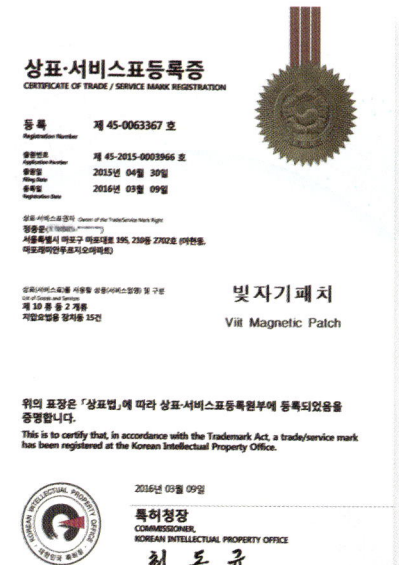

빛패치와 빛자기패치의
상표등록증과 디자인등록증

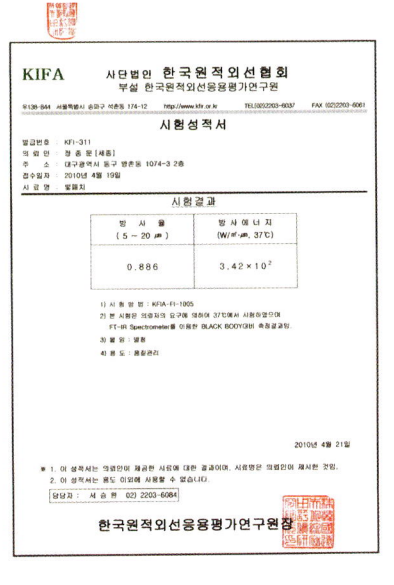
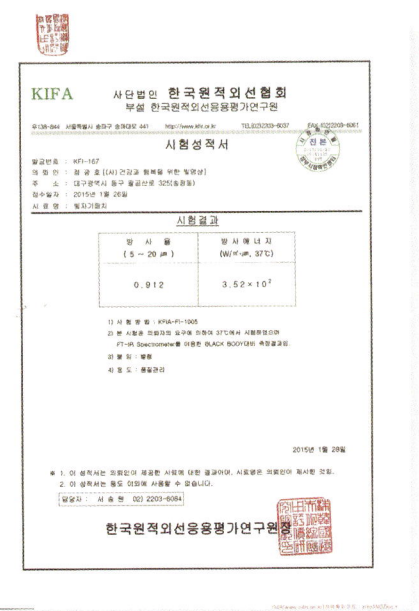

빛패치에는 88.6%, 빛자기패치에서는 91.2% 원적외선이 방사되어
생명에 유익한 강력한 에너지가 교류되고 있다.

„*viit – patch* Therapie"

Seit ca. einem Jahr verwende ich *viit patch* für meine Patienten in der Klinik des **Fernöstlichen Medizinzentrums** in Wien.

Seit dem für mich unglaublichen Erlebnis der Goldmeditation in Korea bei Meister Chung und der persönlichen Erfahrung „Goldstaub" auf meinem Körper zu finden, versuche ich diese Heilwirkung mit „*viit patch*" an meine Patienten weiterzugeben.

Mittlerweile wurden mehr als hundert Patienten damit behandelt.

„*viit patch*" wird dabei direkt auf die Schmerzstellen appliziert.
Die häufigst damit behandelten Krankheitsbeschwerdebilder sind:

- Gelenksschmerzen, Arthrose,
- Bandscheibenprobleme,
- Neuralgien,
- Kopfschmerzen,
- Durchblutungsstörungen,
- Schmerzen allgemein,
- Hauterkrankungen wie Neurodermitis oder Akne,
- Lungenerkrankungen wie z.B. Husten oder Bronchitis.

Die Wirkung von „*viit patch*" ist aus meiner Erfahrung unmittelbar und sehr schnell. Gegenüber klassischen Ab Bong **verkürzt** sich die Behandlungsdauer um **ein Drittel** bis **zur Hälfte**.

Dr. med. univ. Josef Stockenreiter   Wien, 28. 4. 2014

유럽 동서의학병원에서 보내온 빛패치 치료 요법 인증서

빛패치 치료요법

나는 약 1년 전 부터 환자들을 위해 비엔나의 극동 의료센터 클리닉(독일동서의학병원)에서 Viit Patch(빛패치)를 사용했다.

한국에서 믿을 수 없는 빛명상에 대한 경험이후로, 정(광호)학회장님과 개인적인 경험 (개인빛명상)에서 머리와 몸에서 빛분(금가루)을 찾을 수 있었고 Viit Patch 치료요법으로 나의 환자를 치료하고자 한다. 백 명이 넘는 많은 환자들이 치료되었다.

Viit Patch는 통증 부위에 직접 적용된다. 아래의 잦은 통증을 다루는데 사용된다.

- 관절통증, 관절염
- 디스크
- 신경통
- 두통
- 혈액순환장애
- 전반적인 통증
- 신경성 피부질환 (여드름 등)
- 폐질환 (기침이나 기관지염 등)

나의 경험을 토대로 보면 빛패치는 즉각적이고 효과가 빠르고 치료시간을 절반 또는 3분의1로 단축시킨다.

Dr. med. univ. Josef Stockenreiter
독일동서의학병원
(VIENNA HOSPITAL, For Oriental Medicine)
2014년 4월 28일 Wien(빈)

빛패치의 경이로운 통증 완화 작용은
빛패치에 담긴 핵심 에너지,
생명 원천으로부터 오는 우주 근원의 힘, 빛viit이
봉입되어 있기 때문이다.

빛·패·치·보·감

【 제 1 장 】

인류의
생활건강명품,
빛패치

추천의 글

빛패치에서 표출되는 힘,
원천의 모성母性

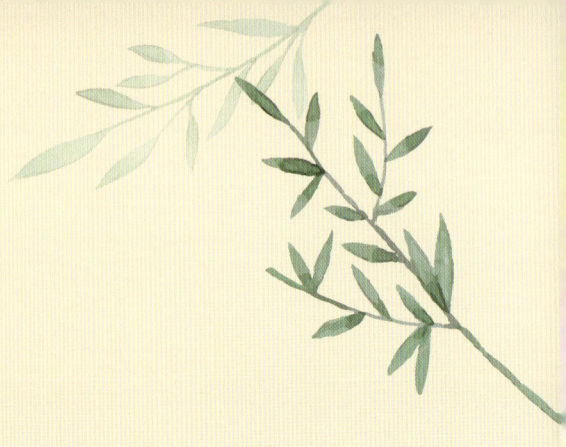

김주현 변호사

누구라도 어릴 때 체하거나 배탈이 나서 힘들어하면 할머니나 어머니가 바늘로 손을 따고 배를 손으로 만지면서 '어서 낫자', '어서 낫자'를 반복하면 신기하게 통증이 사라졌던 기억이 한두 번 정도는 있을 것입니다. 저도 그런 기억들이 생생하게 많습니다. 그래서 어른이 된 뒤에도 속이 불편하면 손을 배위에 올려놓고 눈을 감은 뒤 할머니의 부드러운 음성과 함께 어린 시절을 생각하면 어느새 배가 편안해 지는 경험을 합니다. 그러나 어떤 원인으로 배가 편해졌는지에 대해서는 깊이 생각해 보지 않은 채 살아왔습니다.

그러다가 빛viit을 알고 나서 정광호 학회장님이 세상에 내놓은 빛패치도 사용할 수 있었습니다. 속이 불편할 때 배꼽 아래위로 빛패치를 붙이거나, 근육통 또는 머리가 무거울 때도 아픈 부위에 빛패치를 붙이면 신기하게도 어릴 때 할머니의 손길처럼 배가 편해지고 통증이 사라지며 머리가 맑아집니다. 그제야 할머니의 손길에 흐르던 힘과, 빛패치에 흐르는 힘에 공통점이 있다는 것을 알게 되었습니다. 그것은 자애롭고 따뜻한 사랑의 힘이었습니다.

육신에서 발생하는 통증도 그 근본적인 원인은 육신을 구성하는 세포에 작용하는 힘(에너지)이 과도하게 편중되거나 조화가 깨질 때 발생한다고 합니다. 이런 부조화를 바로 잡고 통증을 없애기 위해 인류는 의술을 발견하고 양의학과 한의학으로 발전시켜왔습니다. 그러나 의술은 의사가 있어야 시술이 가능한데 일상에서 발생하는 통증은 의사의 손길을 기다리지 않는 경우도 많습니다. 우리 민족은 이런 경우 오랜 지혜와 슬기가 녹아있는 민간요법으로 통증을 치료해왔고, 그 지혜 속에는 할머니와 어머니의 따뜻한 사랑과 자애로움을 본질로 하는 것이 많았습니다. 즉 원천의 모성애가 발휘하는 사랑이 바로 통증을 치유하는 힘의 바탕이라는 것을 우리 민족은 일찍부터 알았던 것입니다. 빛패치는 원천의 모성애가 발휘하는 사랑을 본질로 하고 있습니다. 그 원천의 모성애는 "빛viit의 결정結晶"이 있는 곳이면 누구라도 구분하지 않고 따뜻한 사랑의 힘을 발휘하며 객관적으로는 높은 비율의 원적외선방출로 통증을 없애줍니다.

또한 빛패치에 흐르는 빛viit의 힘은 그것을 아는지 여부와 관계없이, 인종을 초월하여 통증을 없애는 결과도 보여주었습니다. 세계적 난치병 전문병원인 유럽동서의학병원에서 발표한 임상결과와, 수많은 빛패치 체험사례가 그 결과가 사실이라는 것을 실증적으로 증명할 뿐만 아니라 이 작은 빛패치 안에 인간에 대한 원천의 모성애를 발휘하는 치유의 힘이 실존하고 있다는 것도 증명하고 있습니다.

저는 이 작은 빛패치를 통해서 수많은 철학자들이 그토록 염원해왔던 사해동포주의가 멀지않은 미래에 구체적으로 실현될 것임을 믿어 의심치 않습니다. 이제 정광호 학회장님이 빛패치를 보다 효과적으로 사용하는 방법을 빛패치보감이라는 책으로 편찬하셨습니다. 그동안 통증 부위에 본능적으로 빛패치를 붙이는 원시적인 방법만으로도 저렇게 수많은 체험사례가 쏟아졌는데, 정확한 위치에 빛패치를 붙여서 더욱 효과적으로 통증을 치유할 수 있는 방법을 알려주는 빛패치보감이 나왔으니, 이 책이 인류의 건강증진에 기여할 효과는 가히 상상을 초월할 것으로 보입니다.

특히 올해 2017년은 정광호 학회장님이 빛viit을 만난 지 31주년이 되는 뜻깊은 해입니다. 빛패치보감은 빛viit이 현존하는 에너지임을 세상에 알리고, 그 힘의 본질이 바로 원천의 모성애처럼 인간에 대한 사랑과 자애로움이라는 것을 더욱 명확하게 보여주는 책이라고 하겠습니다. 이 책을 통해서 인류가 하루 속히 빛viit과 함께 질병의 통증에서 벗어나고 서로 존중하고 상생하는 화합의 시대가 실현될 수 있기를 원천의 모성애를 발휘하는 그분께 간절히 청원해 봅니다.

추천의 글

인류 건강의 새로운 혁신,
빛패치

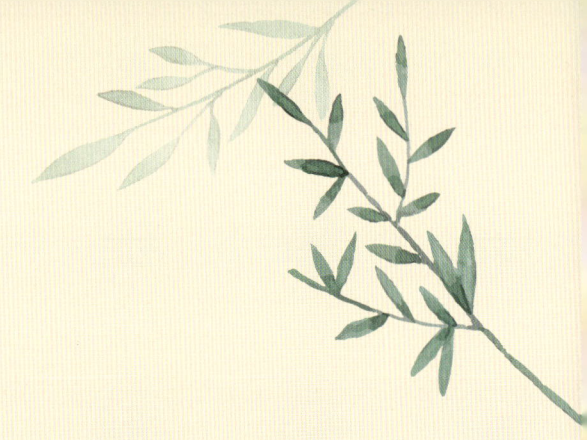

Tran. Hop 베트남침향협회장

우선 정광호 학회장님의 빛패치보감 편찬을 진심으로 축하드립니다.

지난 2015년 10월에는 빛명상본부와 베트남침향협회 간 MOU를 통해 침향의 저변을 확대하고 침향의 혜택을 누릴 수 있는 기회가 열렸고 양국 국민은 물론이고 인류 전체의 건강하고 행복한 삶의 질을 향상시킬 수 있는 초석을 만들었습니다. 이와 마찬가지로 빛패치보감은 인류 정화의 큰 계획을 추진해 가시는 정광호 학회장님께서 빛명상을 통해 사람들이 건강과 행복을 찾을 수 있도록 노력해 오신 30년의 세월이 압축된 것으로 인류의 건강과 행복에 이바지할 중요한 책이라고 생각합니다.

일반적으로 명상을 하면 우리 몸의 기가 제대로 순환하고 정신이 맑아진다는 것은 잘 알려진 사실입니다. 그런데 학회장님께서 하시는 빛명상은 "생명근원의 에너지, 빛viit"과 교류하는, 일반 명상과는 차원이 다른 명상이며, 많은 분이 이 에너지와 교류하여 직접적인 변화와 기적 이상(Beyond Miracle)을 체험했음을 알고 있습니다. 이런 원천의 힘, 빛viit이 봉입되어 있는 빛패치가 세상에 나갈 것이라고 생각하니 육체적 고통에 시달리고 있는 수많은 사람들이 건강을 되찾을 수 있는 기쁨과 희망의 큰 밑그림이 그려진 것이라고 여겨집니다.

빛패치보감은 다른 한 편으로는 향을 통한 정신문화 발달과 대척점에 있는 것이라고 볼 수 있습니다. 향은 고대로부터 하늘에 감사한 마음, 순수한 마음을 올릴 때 근원의 마음과 연결하는 하나의 도구로 주요 제사와 의식에서 활용되어

왔습니다. 특히 향 중의 향, 침향은 고대 황실과 귀족들만 활용한 최상의 향으로 그 기품과 질은 어떤 향과도 비교할 수 없을 정도입니다.

침향을 피우며 향기를 음미하고 한 잔의 차를 마시며 빛패치를 활용하여 육체적인 고통을 줄인다면 이것이야 말로 건강한 신체와 정신이 결합된 새로운 정신건강문화가 아닐까 생각합니다. 육체적인 건강이 뒷받침되지 않는데 정신문화를 도모하긴 어렵고, 마찬가지로 육체적으로 건강하더라도 정신문화가 없다면 생존만을 생각하는 불균형 차원의 삶에 그치지 않겠습니까?

육체적인 건강없이 정신문화가 자랄 수 없습니다. 인간이 인간다운 삶을 살기 위해서는 육체적인 건강과 정신문화가 공존해야 합니다. 빛패치보감의 편찬은 수많은 통증에 노출되어 있는 현대인들이 빛패치로 주요한 통증들을 해소하면서 심신의 안정을 찾을 수 있는 밑바탕을 만들어 간다는 점에서 인류 건강의 새로운 혁신이라고 생각합니다.

건강과 행복을 위한 빛명상 설립 30주년과 빛패치보감의 편찬을 다시 한 번 경축드리며 인류의 밝은 미래를 기원합니다.

INTRODUCE LETTER

ĐỘT PHÁ VỀ CHĂM SÓC SỨC KHỎE CON NGƯỜI MIẾNG DÁN VIIT PATCH

Trần Hợp Chủ tịch Hội Trầm hương Việt Nam

Trước hết, tôi xin gửi lời chúc mừng đến Ông Jung về việc phát hành Quyển sách mới về miếng dán VIIT PATCH có tên gọi là: "빛패치보감"

Cuối tháng 10 - 2015 , chúng ta đã có cơ hội để gặt hái những thành quả từ lợi ích của trầm hương, để phổ biến rộng rãi việc sử dụng trầm hương và đặt nền tảng cho một cuộc sống lành mạnh và hạnh phúc cho mọi người không chỉ một vài quốc gia mà còn cho toàn thể nhân loại. Quyển sách này sẽ là đóng góp quan trọng cho cuộc sống lành mạnh và hạnh phúc của nhân loại với hơn 30 năm kinh nghiệm và đam mê của Ông Jung cho việc thanh lọc cơ thể con người thông qua miếng dán VIIT PATCH.

Thiền được biết đến như là cách hấp thu nguồn năng lượng và thanh lọc cơ thể. Nhưng Thiền tại VIIT của Mr Jung ở một cấp độ hoàn toàn khác. Theo tôi được biết Thiền VIIT là sự trao đổi năng lượng giữa VIIT và rất nhiều người để cùng cảm nhận năng lượng VIIT và được trải nghiệm sự huyền diệu và hơn thế nữa. VIIT là nguồn năng lượng. Năng lượng VIIT được tích trong VIIT PATCH để đưa đến với mọi người trên thế giới. Và đó là cơ sở để đem hy vọng và niềm vui đến cho ngững người đang phải chịu đựng những nỗi đau về thể xác.

Quyển sách này đối lập hoàn toàn với sự phát triển văn hóa tinh thần thông qua việc sử dụng nhang. Nhang thường được dùng như một công cụ để kết nối giữa tâm trí thanh tịnh của chúng ta với thiên đàng trong các nghi lễ. Đặc biệt là Trầm hương, chỉ được dùng trong Hoàng gia hoặc những gia đình quyền quý . Nhang Trầm là tốt nhất, không loại nhang nào có thể sánh bằng.

Thưởng thức hương Trầm và trà Trầm cùng với việc dùng miếng dán VIIT PATCH để làm giảm nỗi đau thể xác sẽ là một nét văn hóa về sức khỏe tinh thần hoàn toàn mới. Chúng ta không thể tận hưởng văn hóa tinh thần mà không có sức khỏe và ngược lại. Thiếu một trong hai , cuộc sống chúng ta sẽ mất đi sự cân bằng. Để có cơ thể thuần khiết , chúng ta cần phải có cả văn hóa vật chất và tinh thần.

Quyển sách này sẽ là một sự đổi mới trong việc làm giảm nỗi đau về thể xác và cho ta tâm trí và cơ thể ổn định.

Một lần nữa, xin chúc mừng 30 năm thành lập Trung tâm Thiền VIIT và Xuất bản cuốn sách "빛 패치 보감"

추천의 글

통증 해방의 길잡이,
빛패치보감

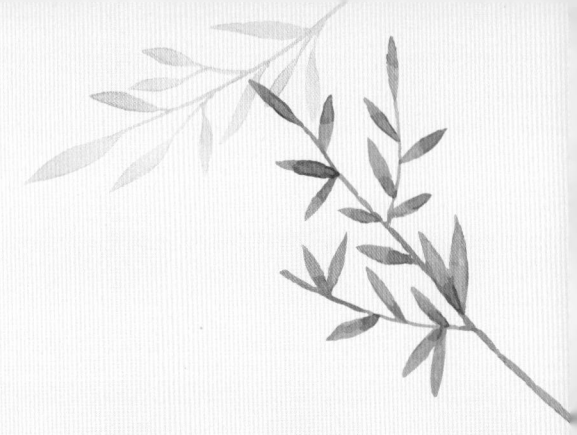

박준형 KBS대구방송총국 기자

　최근 심한 두드러기 증세로 고생을 했다. 저녁마다 온몸에 크고 작은 부종이 생기고 가려움증이 심해 여간 힘든 게 아니었다. 병원에서도 뚜렷한 원인을 찾지 못해 몇 달간 고생이 이어졌다. 어느 날 엉덩이 부위에 솟아오른 커다란 부종을 짜증스럽게 긁어대다 문득 빛패치가 떠올랐다. 혹시 효과가 있지 않을까? 그동안 두통이나 근육통 등에 빛패치를 종종 사용했지만 피부병에는 써본 적이 없었다. 그런데 효과는 놀라웠다. 빛패치를 부종에 붙인 직후 가려운 증상이 없어지고 15분쯤 뒤에는 부어오른 부위가 완전히 가라앉은 것이다. 빛패치의 효능이 어디까지 인지 스스로 감탄하는 순간이었다.

　내가 빛패치를 알게 된 것은 4년 전쯤이다. 지인에게서 받은 빛패치를 뻣뻣한 뒷목에 붙였는데, 목 주변이 편안해지는 것을 경험하게 됐다. 이후 각종 스트레스와 소소한 질병에 시달리는 주변 기자들에게 빛패치를 권해왔다. 한번은 기자간담회 자리에서, 손목을 다쳤다는 모 신문사 기자에게 패치를 건넸는데, 식사가 끝날 무렵 아픈 손목이 돌아간다며 호들갑을 떨어 주변 기자들을 놀라게 했다.

　빛패치의 신비한 효능을 확인한 나는 빛패치를 두고 내기를 하는 일까지 즐기게 됐다. "빛패치의 효과가 없으면 내가 술을 사겠다"라며 호기롭게 말하는 식이었다. 허리를 삐끗했다는 한 선배는 패치를 붙인지 30분도 안 돼, 침으로 효과가 없던 허리가 펴진다며 기분 좋게 술을 사기도 했다. 이렇게 얻어먹은 공짜 밥과 술이 꽤 되는 것 같다.

빛패치는 이제 제 생활 깊숙이 자리를 잡았다. 사소한 통증이나 질환은 약국이나 병원을 찾기보다 빛패치에 의존한다. 멀미가 잦은 우리 딸아이에게도 항상 빛패치를 챙겨준다. 집과 사무실 뿐 아니라 승용차와 가방 등 곳곳에 패치를 비치해 두고 언제든 필요한 사람에게 건네준다. 빛패치에는 생명원천의 에너지가 담겨 있어서 누구나 부작용에 대한 걱정 없이 편안하게 사용할 수 있다는 것이 가장 큰 장점이다. 난치병 치료로 유명한 독일의 '유럽 동서의학병원'이 각종 환자들을 대상으로 실시한 임상실험도 빛패치의 탁월한 효과가 입증되었기에 주변 사람들에게 빛패치를 사용해 보도록 자신 있게 권할 수 있었다. 덕분에 증상이 호전된 사람들로부터 인사치레도 많이 받았다.

이렇게 유용한 빛패치를 세상에 내놓은 '(사)건강과 행복을 위한 빛명상'의 정광호 학회장께서 빛패치의 작동원리와 유용한 활용법을 담은 '빛패치보감'을 출간한다. 나로서는 여간 반가운 일이 아니다. 그동안 빛패치를 권하며 "통증이 있는 곳 주변에 2,3개 쯤 붙여보세요"라고 한 어설픈 설명 대신, "이런 증상에는 이렇게 활용해 보세요."라며 정확하게 이야기해 줄 수 있게 됐기 때문이다. 앞으로 내가 병원이나 약국을 찾는 일이 더욱 줄어들 것 같다.

'빛패치보감'과 함께 더 많은 사람들이 각종 통증과 멀미, 가벼운 질환으로부터 손쉽게 벗어날 수 있기를 기대한다.

시민들의 건강과 행복을 위해 지난 수년간 '빛패치보감' 준비에 열정을 아끼지 않은 정광호 학회장께 감사와 존경의 마음을 담아 올린다.

이 세상 최후의
병원에서 온 박사

　현재 전 세계 의료계를 장악하고 있는 미국에서는 대체의학에 대해 다음과 같이 정의한다. "대체의학이란 서양의학이 발전하면서 생겨난 부작용이나 한계를 극복하고 환자들에 대한 의료시술의 부적당함을 해결하면서 치료 효과를 높이기 위해 새롭게 개발되는 진단 및 치료의 여러 방법에 관한 학문이다."

　현재 대체의학에 관한 연구는 미국, 유럽 등 선진국에서 활발하게 이루어지고 있다. 체계적으로 연구하고 있는 대표적인 나라는 미국으로, 1992년에 미국국립보건원(NIH) 산하에 대체의학연구위원회를 두고 연구를 적극 지원하고 있다. 또한 1999년에는 대체의학을 연구하는 하버드, 존스홉킨스, 컬럼비아대학 등 12개 기관에 총 5,000만 달러의 자금을 투자하여 에이즈, 천식, 알레르기, 암 등의 난치병을 중심으로 침, 한약을 위시한 각종 치료법의 효능을 연구하는데 지원했고, 117개 의과 대학 중 75개 대학에서 대체 의학을 교육하고 있다.

　미국국립보건원에서는 대체의학을 다음 세 가지로 분류한다. 최면, 명상, 요가 등 정신신체치료와 한의학, 인도의학 등의 대체의학체계, 그리고 마사지(손치료), 봉독(약물치료), 인삼이나 은행잎의 추출물(약초치료), 비타민 등을 활용한 식이영양요법이다. 주위에서 흔히 접할 수 있는 건강식품, 기공, 요가, 단식요법, 척추요법 등 모두 대체의학에 속한다고 볼 수 있다. 서양에서는 대체의학 속에 한국의 전통의학인 한의학이 포함되지만, 한국에서는 한의학이 대체의학에 속하지 않는다. 한국에서는 서양의학과 한의학 이외의 다른 의술을 대체의학으로 간주한다.

한의학에서 널리 행해지고 있는 의료방법인 침, 약물치료, 추나요법, 뜸, 부항 등이 이미 모두 대체의학의 중요한 분야에 속하며, 전체적으로는 약 60% 이상이 한의학적인 시술 방법과 유사하거나 같다. 우리의 입장에서는 한의학이지만 그들의 관점에서는 이것을 대체의학이라는 용어를 사용하고 있는 것이다. 대체의학이 비록 기존 전통 의학의 범위를 넘어선 다양한 분야에서 효과를 인정받고 있지만, 서양 중심의 전통의학에 동양의학을 제도적으로 포함시켜 결국에는 전 세계 의료시장에서 그들 중심의 새로운 영역 개발에 이용당하지 않도록 주의해야 한다는 시각도 있다.

이런 흐름 속에서 서양 의학의 새로운 대안이자 의학의 완성, 그 반을 차지하는 동양의학(대체의학)까지 두루 섭렵한 박우현 박사는 왜 빛viii의 터를 찾아왔을까? 박우현 박사는 경희대학교에서 한의학박사를 취득한 침구경락 전문의이자, 반사신경 전문의이며, 오스트리아 빈(Wien) 국립대학교에서 신경정신치료를 연구한 철학박사로 난치병 전문병원인 의료법인 유럽동서의학병원장으로 활동하고 있다. 유명 정치인과 예술가, 사업가, 스포츠 선수 등 세계적인 인사들의 주치의로 독일, 오스트리아 최고 명의로 손꼽힌다. 세계의료선교단 단장으로 세계 곳곳에 의술을 펼치고 있으며 대체의학에 관한 세계적인 명성을 가진 분이다.

유럽동서의학병원은 서양의학의 한계에 부딪힌 환자들이 동양의학(대체의학)을 통해 치유하는 것을 목적으로 한다. 즉, 동서양의 모든 검증된 치료를 다 받아본 환자들이 찾는 이 세상 최후의 병원이라고 할 수 있다. 하지만 그곳에서도 호전되지 않는 환자도 있었다. 서양의학과 동양의학(대체의학)이 통합되어도 호전되지 않는 환자들을 보면서 박우현 박사는 의학은 결국 인간의 유

---

1 추나요법이란 밀 추推, 잡을 나拿 자를 써서 균형이 어긋나 있는 근육과 인대를 밀고 잡아당겨 바로잡아주는 물리적인 치료법으로 추법과 나법으로 나뉜다. 추법은 뼈나 관절 디스크 등을 밀어서 바로잡는 방법이고, 나법은 환부를 잡아당겨 관절을 열어주고 연부조직을 푸는 방법이다.

한한 지식과 경험의 틀 속에 있으며, 치료 범위가 넓어진다고 해도 결국 한계에 부딪힐 수밖에 없음을, 의학의 한계를 넘어선 그 이상의 대안이 절실히 필요함을 절감하고 있었다.

박우현 박사는 내가 준비해준 빛패치를 자신이 돌보고 있는 환자들에게 처방한 후, 빛패치의 탁월한 치료 효과를 임상적으로 직접 확인하고 그 결과를 임상사진과 함께 꼼꼼히 설명하며 빛패치에 봉입된 빛viit의 힘을 확인했다. 우주 근원으로부터 오는 생명 원천의 에너지, 빛viit과 교류한 빛패치가 체질도 인종도 언어도 다른 외국인에게도 놀라운 건강회복의 효과를 나타낸 점은 이 세상 최후의 병원에서 빛viit과 빛패치를 찾는 이유일 것이다.

※ 박우현 박사

경희대 한의학과를 졸업, 독일에 유럽동서의학병원을 세워 한방양방치료를 하고 있다. 푸틴 러시아 대통령을 비롯해 아놀드 슈왈츠네거, 올림픽 금메달리스트, 영국 왕실 인사 등 유명 인사들의 주치의로 잘 알려져 있으며 노벨상 추천 후보로 오르는 등 활발한 활동을 하고 있다.

약력
경희대학교 한의학박사(침구경락전문의)
경희대학교 한의과대학 외래교수(현)
러시아 블라디보스토크 국립의대교수
의학박사 – 반사신경전문의
오스트리아 빈(Wien) 국립대학교 철학박사(신경, 정신치료)
중국 랴오닝 중의학대학 석좌교수 중의학박사(한의학전문의)
독일·오스트리아 국립의사협회 초빙교수
의료법인 유럽 동서의학병원장(현) – 난치병 전문병원

빛패치 임상실험결과 내용

유럽동서의학병원 원장 박우현 박사

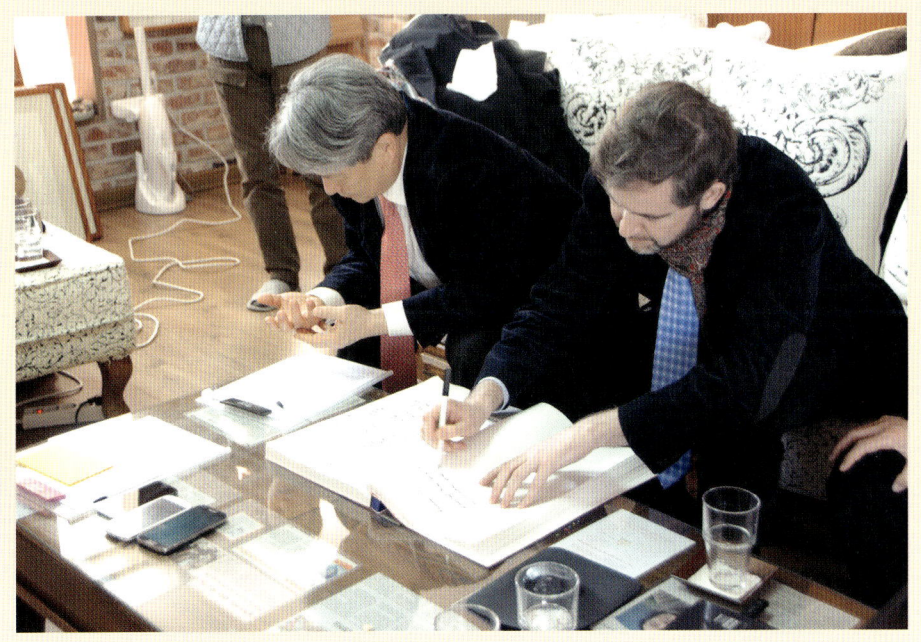

2013년 12월 23일, 유럽동서의학병원의 박우현 박사(사진 좌측)와
닥터 요셉(Dr. Josef Stockenreiter, 사진 우측)이 빛viit의 힘을 체험하고
경이로움과 찬사를 아끼지 않았다.
사진은 그날의 경험을 기록하고 있는 모습.

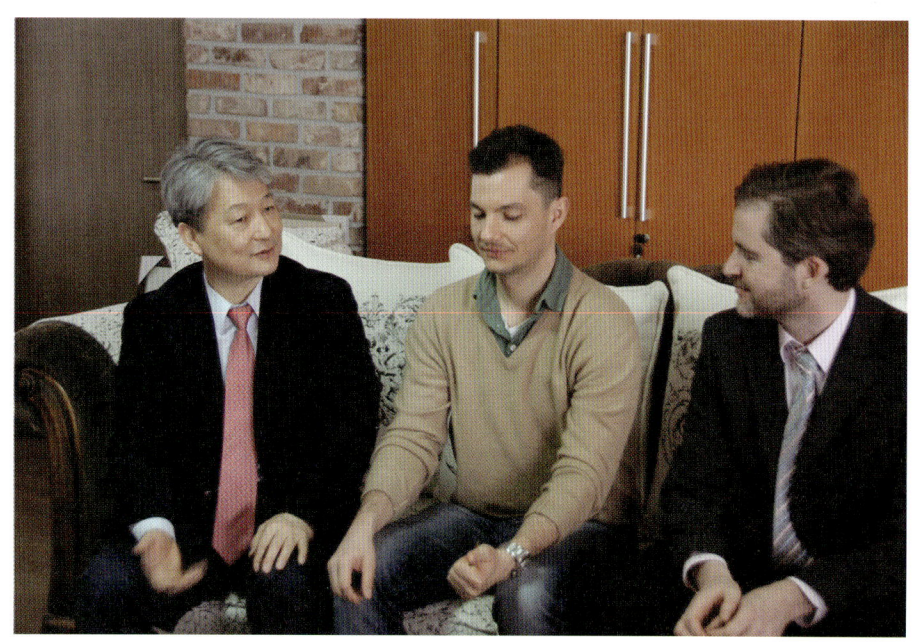

감사합니다
놀랍고 멋진 경험이었습니다.
- 2014년 3월 26일 Mr. Wlaschek

세계적인 부호(The World's Richest People-Forbes)로 손꼽히는
칼 블라셰크(Karl Wlaschek, 사진 중앙)도 빛viit의 힘을 체험하고
감동적인 인사말을 전해주었다.

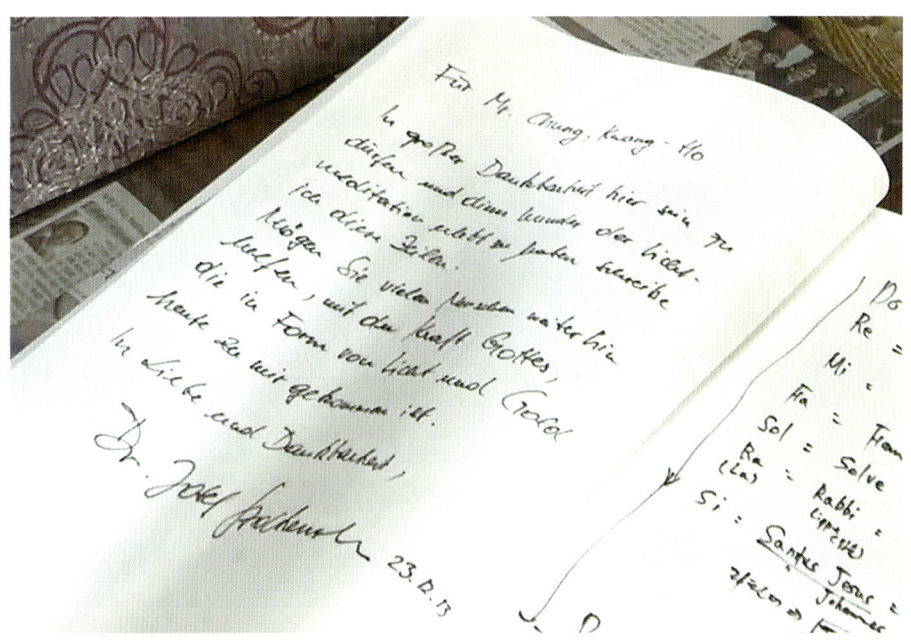

정광호님께

큰 감사함을 이렇게 표현할 수 있게 되어 참으로 영광스럽습니다.
새로운 것들이 더욱더 발전되어가길 바라며,
당신은 앞으로 수많은 사람들에게 행복을 줄 것이며
신으로부터 온 것과 같은 큰 힘과 빛viii을 나에게 전해준 것에 대해 감사합니다.
사랑하고, 감사하며.

- Dr. Josef Stockenreiter

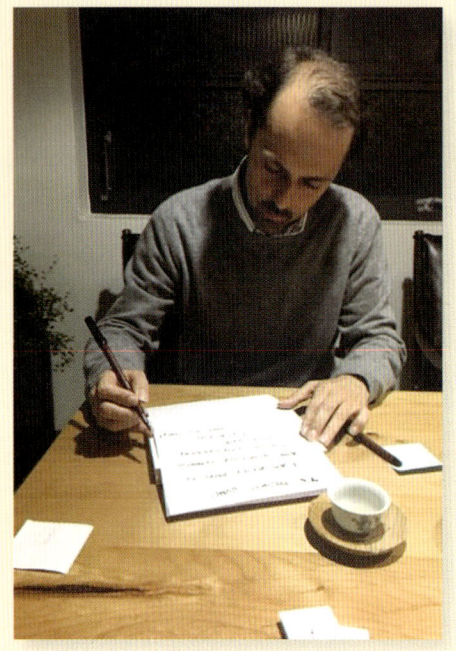

정 회장님께

오늘 이 특별하고 빛이 가득한 만남에
깊은 인상을 받았고 진심으로 감사드립니다.
우주 근원의 힘과 하나가 되어 그 안에서 일어나는 치유!
당신의 진실한 벗으로부터

- Dr. Karl 2014. 11. 3

    암 전문의 칼 포스트바우어(Dr. Karl Postlbauer) 박사는 빛viit을 체험하면서 "Miracle"이라고 연발하며 경이로움을 표현했다.

다음은 박우현 박사 측이 제공한 빛패치 임상 결과를 사진과 함께 기록한 것이다.

무릎인대

축구 선수들이 많이 다치는 무릎 인대에 빛패치를 처방하니 매우 효과가 좋았다(왼쪽). 오른쪽 사진은 같은 증상을 가진 다른 환자의 경우이다.

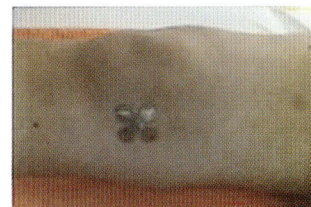 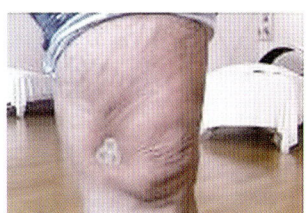

류마티스 관절염

류마티스관절염에 물이 차서 온 환자에게 빛패치를 처방하여 효과를 보았다.

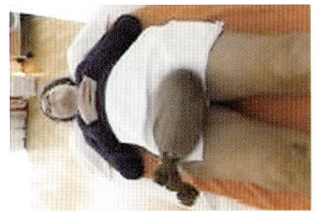 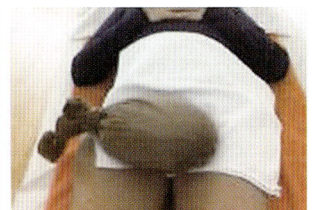

손목(신경, 근육)

악기 연주자인 환자가 손이 올라갈 때 손목이 안돌아가서 빛패치를 처방하여 효과를 보았다.
오른쪽 사진은 손목을 못 돌리던 엔지니어 환자인데 빛패치를 붙인 후 좋아졌다.

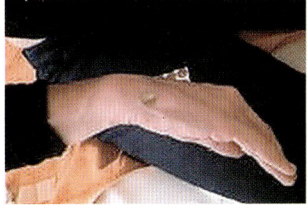 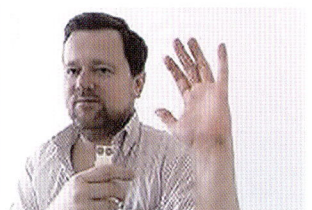

통증(발바닥, 팔꿈치)

발바닥 통증으로 고생하는 환자에게 빛패치를 처방하여 효과를 보았다.
오른쪽 사진은 빛패치를 붙이고 바로 그날 저녁에 팔꿈치 통증이 사라진 사례.

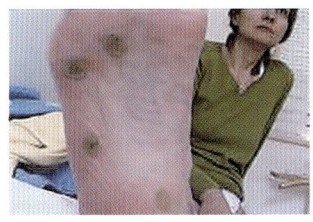 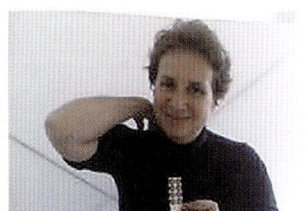

이명증상

억만장자인 환자는 중이염을 앓고 있었고 극심한 스트레스에 이명 증상이 와서 무척 고생하고 있었다. 빛패치를 처방하자 금방 효과를 보았다.

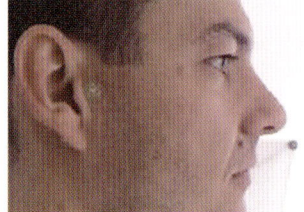 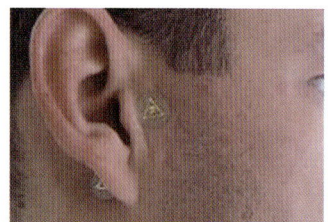

안면마비(입 돌아감)

입이 비틀어지는 안면마비에 빛패치를 처방하자 금방 정상으로 돌아왔다. 이 환자의 경우 빛패치로 영적 치유가 추가적으로 필요하다.

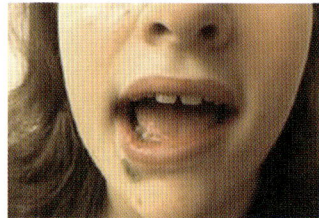 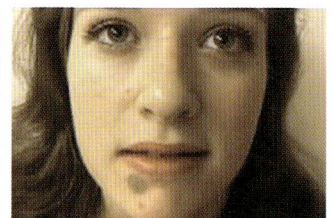

대장암 수술 회복

디자인회사 대표인 여성 환자는 대장암(항문) 수술을 했다. 같은 수술을 7명의 환자들이 받았고 상처가 아무는 속도가 보통 2~3개월이 걸리는데 반해 빛패치 처방을 받은 이 환자는 7일~10일 만에 빠르게 아물었다.

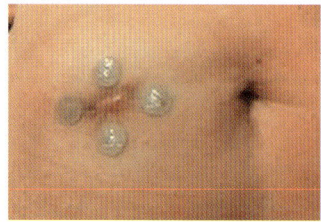 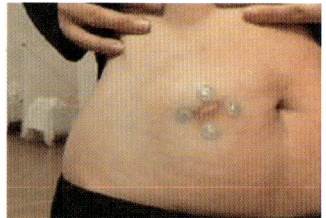

간질

간질을 앓고 있는 어린 환자는 하루에 5번 정도 발작을 일으켰는데 빛패치 처방 후 간질 증상이 멈췄다.

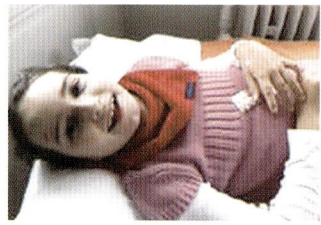 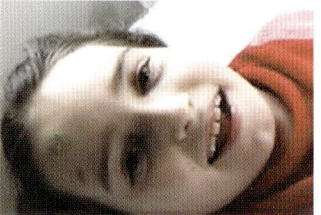

아킬레스 염증

독일의 국회의원으로 활동하고 있는 환자는 아킬레스 염증으로 4개월간 고생하다 발목 바깥쪽 부위를 수술했고 발목 안쪽에 빛패치를 처방하자 붓기가 가라앉았고 염증이 거의 없어졌다.

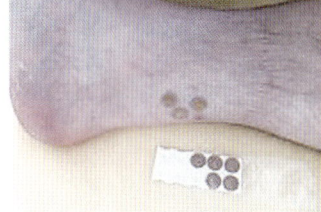 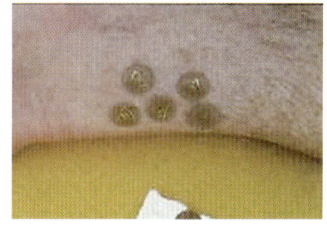

기관지 천식

대학교수인 환자는 기관지 천식으로 계속 기침을 했다. 천돌 쪽에 빛패치 처방 후 심한 기침이 많이 사라졌다

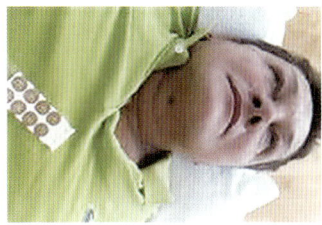 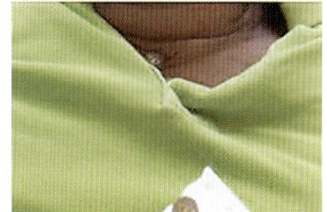

당뇨

몸무게 140kg이 되는 이 당뇨환자는 백혈구, 적혈구, 혈소판을 조절하는 의학적인 자리에 빛패치를 붙인 후 당화혈색소(HbA1c)가 떨어졌다.

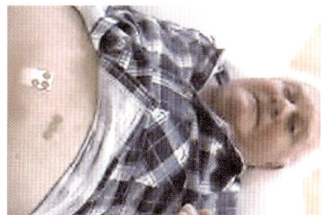 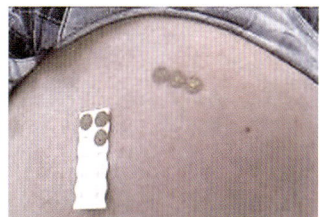

류마티스 관절염

대형 기계 엔지니어인 환자는 오른손 3, 4, 5 손가락을 거의 못 움직였다. 빛패치 처방 후 그 다음 날부터 손가락이 움직여져서 작업을 계속 할 수 있었다.

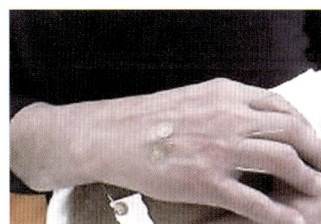 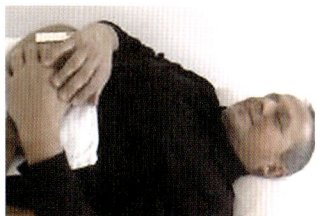

근육 신경통(어깨)

영화배우인 환자는 수영을 하다가 어깨를 다쳐 전혀 팔을 들지 못했다. 빛패치 처방 후 개미가 기어 다니는 듯한 느낌을 받았고 한 달 만에 상당한 효과를 보았다. 오른쪽 사진은 같은 경우의 다른 환자의 어깨.

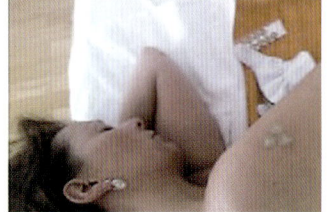
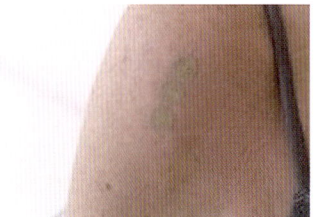

림프염증

림프가 굳어 함몰이 되면서 그 안에서 염증이 발생했다. 빛패치 처방 뒤 3일째 되던 날 염증이 사라졌다.

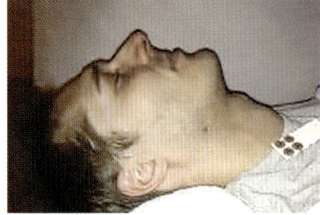
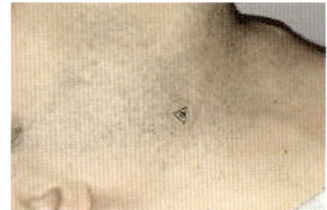

외전(外轉)

팔다리를 밖으로 내뻗는 동작, 즉 외전이 안되는 환자의 환도혈 부분에 빛패치를 처방하자 외전이 되었다. 오른쪽 사진은 다른 외전 환자.

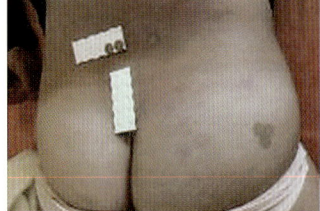
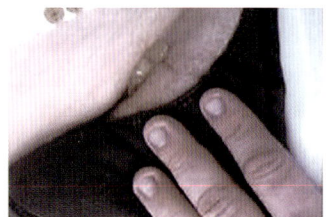

상처회복

연합신문사 회장이자 신문방송학과 교수인 환자는 서로 다른 다리 길이로 인해 수술을 했다. 수술 부위에 빛패치를 비교 처방하였는데 빛패치를 붙인 부위가 3배 이상 빠른 속도로 아물었다.

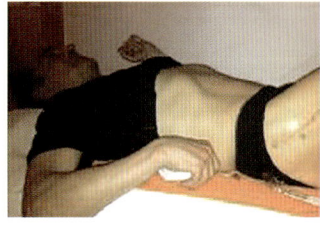
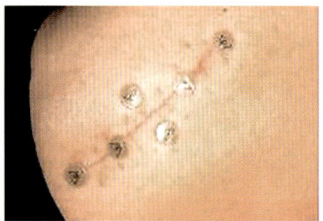

부기(浮氣)

영화배우 지망생인 환자는 손이 많이 부어서 움직이지 못했다. 빛패치 처방 후 금새 회복되었다.

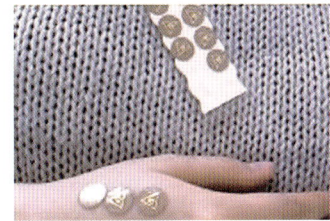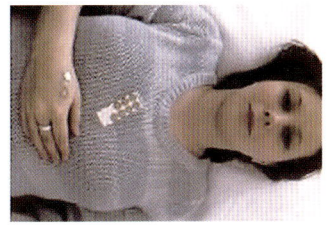

안구건조증

초등학교 교장인 환자는 안구건조증으로 고생하다가 방광경락의 정명혈에 빛패치를 처방하자 개선되었다.

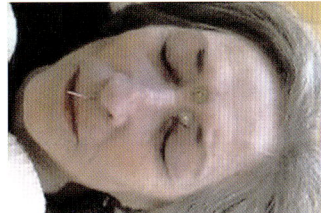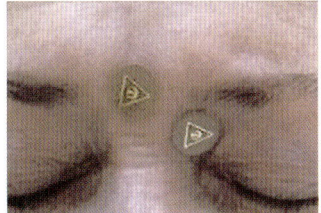

유방암 수술 회복

유럽의 한 국가의 왕족인 환자는 유방암으로 시술을 받았고 수술 시작 지점부터 마무리한 자리를 따라 빛패치를 붙이자 항암 치료로 검게 변해있었던 수술 부위가 원래의 상태로 돌아왔다.

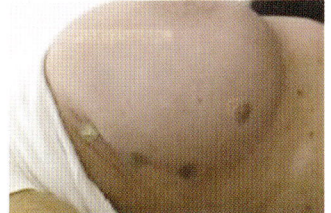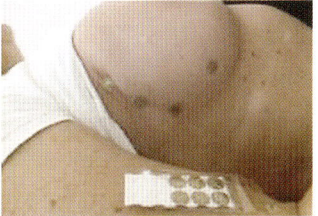

손가락 마비

손이 많이 부어서 움직이기가 힘들었는데 빛패치 처방 후 손가락을 많이 구부릴 수 있게 되었다.

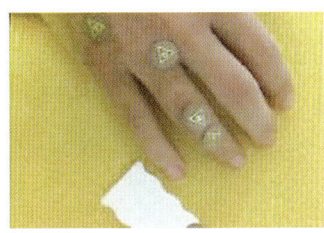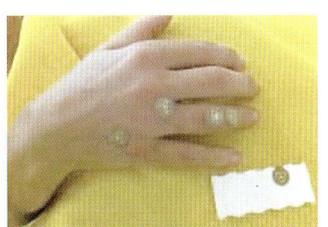

허리신경통

허리쪽 4,5번 요추와 천장장골이 있는 부분에 빛패치 처방을 하여 좌골신경통에 아주 큰 효과를 보았다. 오른쪽 사진은 같은 증상 다른 환자의 경우.

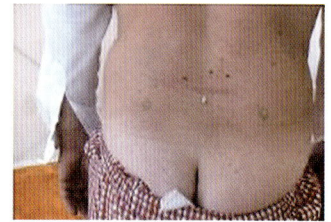 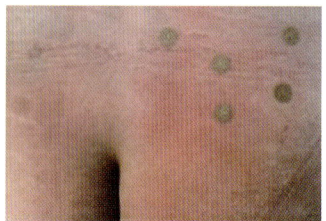

발목 염좌

스키를 타다 발을 접질러 물이 차 퉁퉁 부은 다리에 빛패치를 처방하자 많이 좋아졌다. 오른쪽 사진은 항상 발이 부어 있던 국가대표 선수

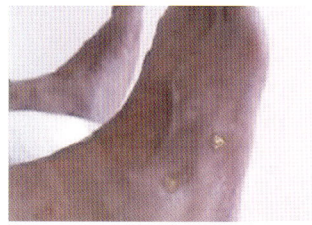 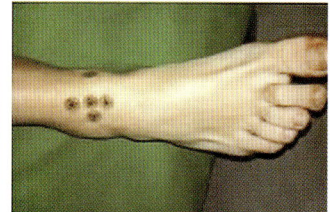

허벅지 염증

여성 변호사인 환자의 허벅지 부위에 염증이 없어지지 않고 늘 그 부위 주변이 습했는데 빛패치를 처방하자 차츰 건조해지더니 염증이 사라졌다. 오른쪽 사진은 교통사고 환자 종아리의 염증을 처방한 경우.

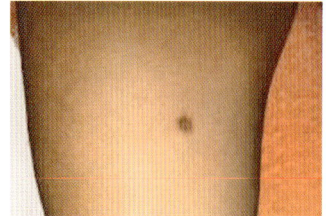 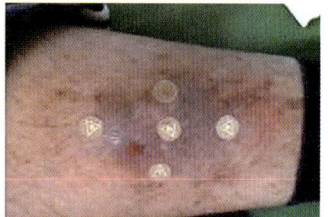

발가락 염증

왼발 엄지발가락 발톱이 퉁퉁 부어 걷지 못하던 상태로 2달을 고생하다가 빛패치를 붙인 바로 다음날 자고 일어났는데 걸을 수 있었다.

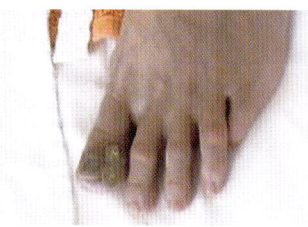 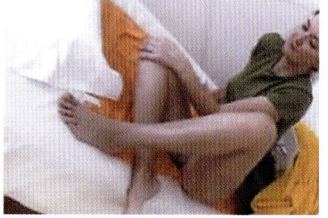

손 염증

손에 염증이 있었는데 빛패치를 붙이고 나서 이틀 지나자 편해졌다고 한다. 오른쪽 사진은 자동차 경주왕 크베스터 교통사고 처방 모습.

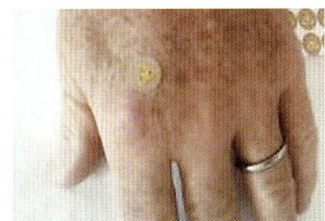
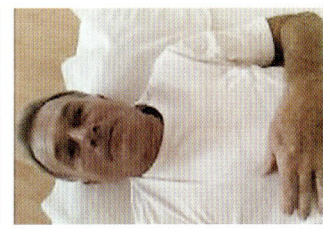

기타 빛패치 처방 사진들

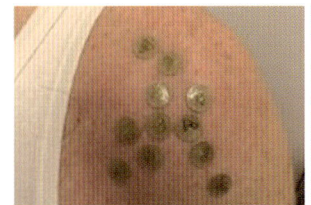 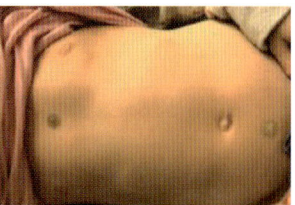 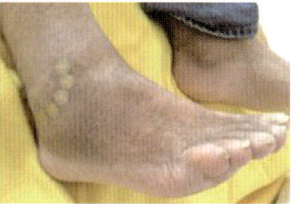

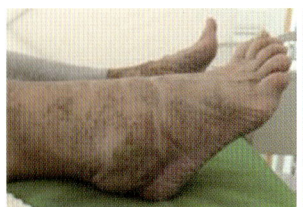 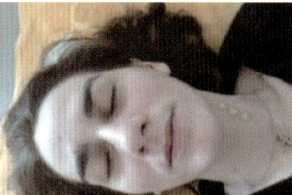 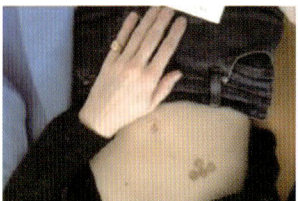

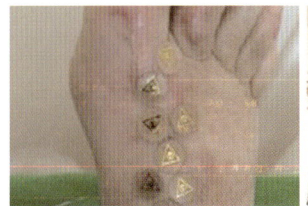 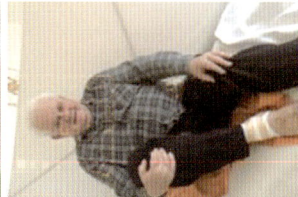 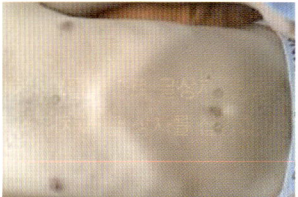

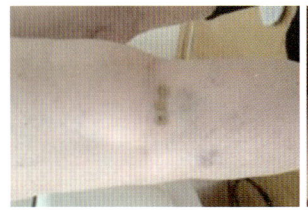 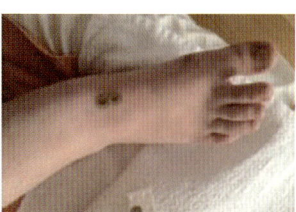 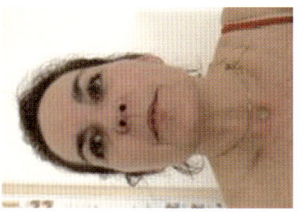

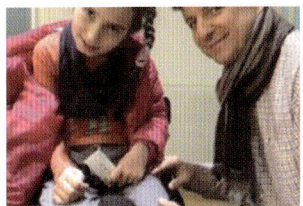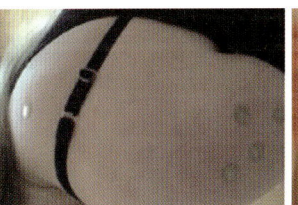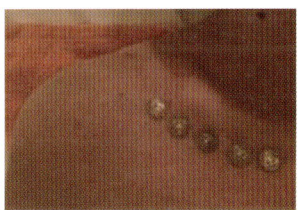

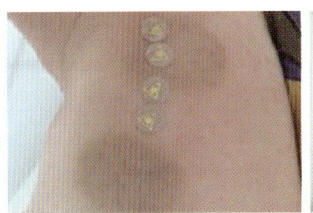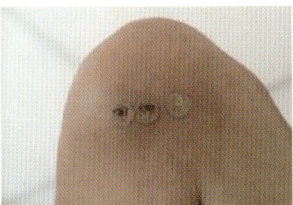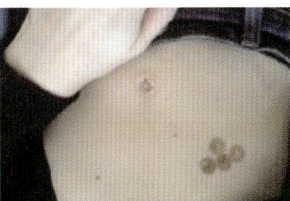

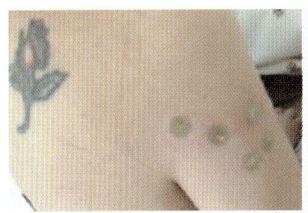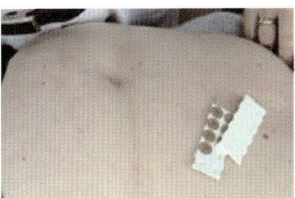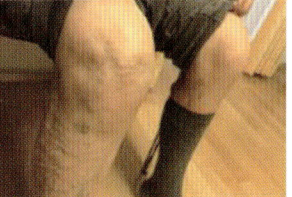

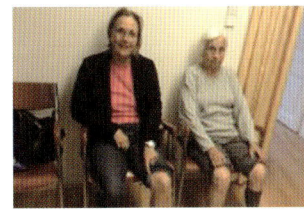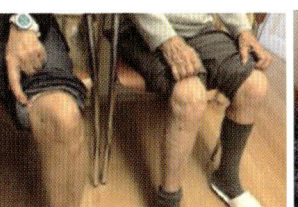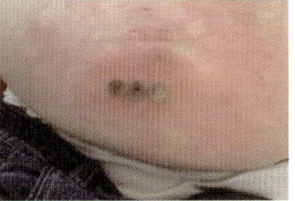

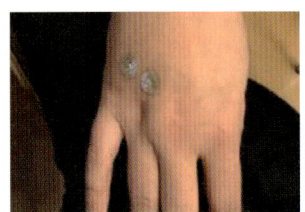
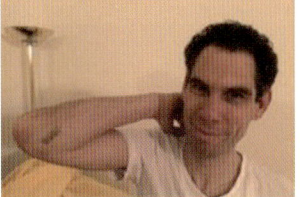
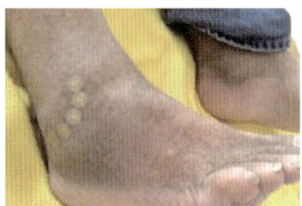
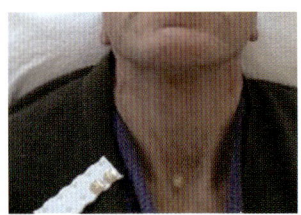
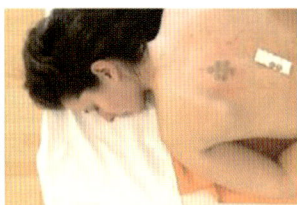
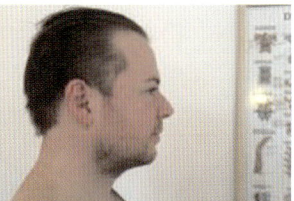
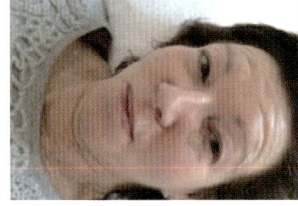
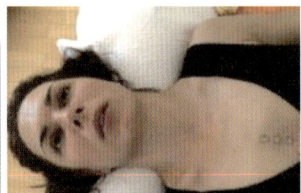
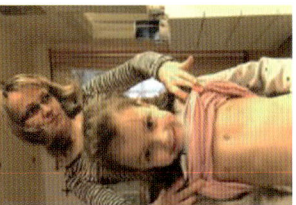
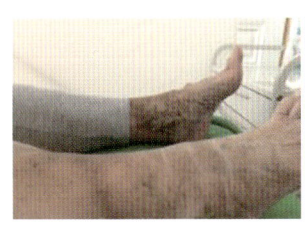
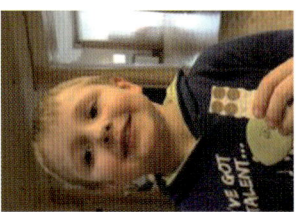
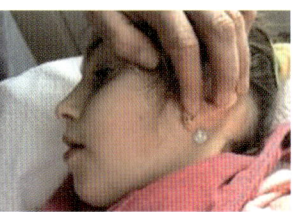

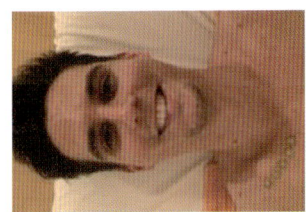
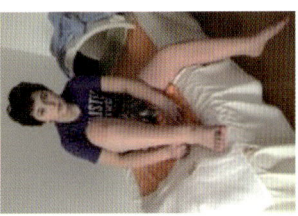
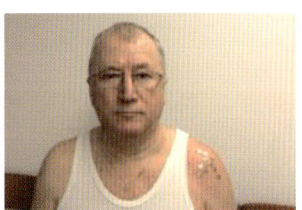

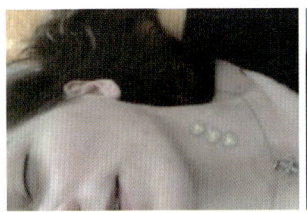
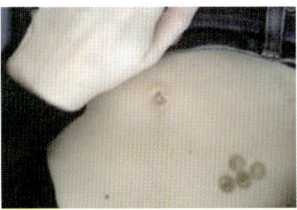
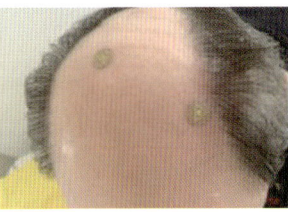

유럽 동서의학병원 박우현 교수의
빛패치 임상 테스트 결과를 참관하고

유영수 화백

　박우현 교수님은 경희대 한의대를 나와 독일에서 유럽동서의학병원을 오랫동안 운영하고 계십니다. 어느 날 그분으로부터 서양에서는 이미 태양광으로 치료하는 빛 치료시스템이 구축되어 있어 그에 대한 연구가 활발하고 많은 진전이 있다는 이야기를 들었습니다. 본인의 손에서도 빛이 나오며 그것으로 치유 효과도 있고 어두운 데서 보면 손에서 나오는 빛이 보인다는 거였습니다.

　빛으로 치료한다는 소리에 바로 초광력이 생각났습니다. 그래서 "한국에는 태양광이 아닌 우주의 빛viit을 직접 컨트롤하는 분이 계신다."했더니 빛viit에 대해 크게 관심을 보였습니다.

　지난여름, 독일에서 날아온 박 교수님과 함께 빛명상센터를 방문했습니다. 학회장님과 박 교수님 두 분이 장시간에 걸쳐 빛viit에 관한 많은 이야기를 나누었고 저는 그것을 옆에서 들었습니다. 어느 부분은 이해가 되고 어느 부분은 이해가 안 되었지만, 신기한 이야기들이 많았습니다.

　학회장님은 빛viit의 힘과 그 효과를 이야기 하던 중 빛패치를 언급하셨습니다. 빛패치를 환자의 아픈 부위에 붙이면 빛viit을 쏘는 것과 동일한 치료 효과가 있다는 말씀을 하셨고 '동일한 치료 효과'라는 말에 의사인 박 교수님의 귀가 솔깃한 듯 했습니다. 박 교수님은 자신의 환자들에게도 한 번 빛패치를 적용하여 효과를 보고 싶다는 의사를 표현했습니다.

　저는 이러한 약속이 이루어지는 것을 옆에서 보았습니다.

- 1차로 독일 환자들에게 붙일 100개의 빛패치를 제공하겠다.
- 임상실험결과를 들은 후 2차로 300개를 제공하겠다.

그해 12월, 연말이라 모두들 바쁜 시기였습니다. 박 교수님은 임상실험결과를 갖고 한국으로 날아와 다시 대구를 방문했습니다. 이번에는 독일인 동료 의사 요셉이라는 분도 함께 했습니다. 박 교수님은 USB에 입력해온 자료를 보여주며 프레젠테이션을 해나갔습니다. 빛패치를 붙이기 전과 붙인 후의 환부 변화를 일일이 꼼꼼하게 사진으로 찍은 것들이었습니다. 100개의 빛패치를 자신의 환자들에게 직접 붙인 임상 실험은 의학의 한계를 뛰어넘는 소중한 결과였습니다. 그렇게 비교하며 설명을 들으니 빛패치의 효과를 참으로 확연히 이해할 수가 있었습니다.

다음은 그날 들었던 적용사례 중 특히 기억나는 것들입니다.

- 유럽의 유명 운동선수들이 운동하다 다친 부위에 빛패치를 붙였더니 그 치료 효과가 50% 이상 빨랐다는 설명과 함께 다양한 적용 실례를 사진으로 보여주었습니다.
- 유방암에 걸린 환자에게 빛패치를 붙였더니 증세가 호전된 사례도 있었습니다.
- 특이한 것은 어린 간질 환자에게 빛패치를 붙이면 심하던 간질발작이 그 자리에서 멈추더라는 것이었습니다.

염증 부위에 빛패치를 붙였더니 염증이 사라지고 부은 것이 줄어든 케이스도 여러 건이었습니다. 박우현 박사님 말씀이 염증 제거에 빛패치의 효능이 탁월하다는 것이었습니다.

학회장님께서는 박우현 교수 일행에게 약속한 빛패치 300개에서 추가로 200개를 더 증정하고 박우현 교수님 일행은 2차 임상 실험은 더욱 상세하게 직접 인터뷰까지 만들어서 2014년 3월말 경에 다시 방문하기로 하였습니다. 그 외에 많은 사례를 사진을 통해 설명하며 장시간에 걸쳐 이야기를 나누었습니다. 빛패치를 가지고 박 교수님이 얼마나 열성적으로 임상 실험을 했는지 눈에 선했습니다.

그날 빛패치에 대한 제 생각도 변했습니다. 그 전에는 막연하게 '빛패치를 붙이면 효과가 있겠지 뭐'하는 정도였는데 이제는 "아, 빛패치가 정말 우주 근원에서 오는 빛viit과 같은 효과가 있는 것이구나." 하는 확신이 서게 된 것입니다. 동행했던 독일인 의사도 이날 빛viit을 듬뿍 받고 손에 나타난 빛분을 보며 어린아이처럼 좋아했습니다.

한국의 빛명상과 유럽동서의학병원의 인연을 계기로 "빛viit"에 대한 많은 연구가 유럽에서도 이루어져 인류의 고통을 줄이는 데 크게 이바지하기를 기대해 봅니다.

※ 유영수 화백

20년간 대기업에 근무하며 작가로 활동했다. 〈조선일보〉, 〈중앙선데이〉, 〈전자신문〉, 〈메트로〉, 〈스포츠신문〉 등에 작품을 연재했으며, 법정 스님의 〈무소유〉 및 최초 죽염 보급자인 도인 인산 김일훈의 일대기를 3부작 만화로 제작했다. 정신수련에 관심이 많아 마인드 컨트롤, 초월명상, 단전호흡, 국선도, 참선 등 동양적인 정신수련에 관한 다채로운 경험을 바탕으로 〈행복 마에스트로〉 시리즈 작업을 하게 되었다.

빛패치의
주요 원리와 사용법

통증 제거, 스트레스 해소, 집중력 향상, 멀미 예방, 건강 증진 및
일상생활에 활력을 불어넣어 몸과 마음을 상쾌하게,
가볍고 개운하게 해주는 원적외선 방출 91.2% 에너지팩, 빛패치!
목·어깨·허리·무릎·손목·발목·단전·용천 등의 주요 통증 부위에
간편하게 붙여 강력한 통증흡수소멸효과를 보인다.

통증 잡는
개운한 빛패치

　　　　　　　얼마 전 세상을 떠나 사람들을 안타깝게 했던 행복 전도사 최윤희 씨. 그녀가 이 세상에 마지막으로 남긴 편지에는 700가지가 넘는 통증을 견딜 수 없었다고 적혀 있다. 통증[痛症, pain]! 그 자체가 질병은 아니지만 일상생활의 불편을 초래하고 심신을 지치게 만들어 불안과 공포로 삶의 의욕을 상실시킨다. 이렇듯 통증은 삶 자체를 포기하게 만드는 원인이 되기도 한다.

전 세계적으로 매년 600억 개 이상 소비되며 '현대판 만병통치약'이라 불리는 아스피린과 빛패치는 유사한 효능을 나타내는 것으로 밝혀졌다. 빛패치는 진통 효과면에서 아스피린을 대체할 수 있으면서 부작용 없이 통증을 다스릴 수 있다는 점에서 특히 큰 의의가 있다.[1]

1　아스피린과 서금요법·금경술의 효과사례 비교 – 월간 서금요법 2010년 9월호 참조

빛패치는 건강 파장인 원적외선과 생명에너지, 빛viit이 통증 부위에 직접 방출되어 통증 파장을 흡수하여 소멸시켜버리기 때문에 효과가 매우 빠르게 나타나며 약물에서 보이는 후유증이나 중독성이 없다.

일반 제품에 비해 빛패치의 원적외선 방출 효과가 3~8배 정도로 월등히 높고 일반적인 침술과는 달리 찌르지 않고, 압을 주는 방식이기 때문에 많은 사람들이 편리하게 사용하고 있다.[2]

원인 모를 질병, 유해파장 잡는 빛패치

원인 모를 질병이나 통증에 시달리는 사람들이 많다. 병원에서도 상당수 '신경성'이란 말로 설명할 뿐 정확한 병명을 알려주지 못하고 있는 실정이다. 동양적 관점에서 보면 '신경성'으로 표현되는 현상은 '기氣'와 '신神'의 작용인 경우가 거의 대부분이다.

기氣, 신神의 작용엔 종교적인 개념을 떠나 좋은 파波(긍정적인 에너지, 기운)와 좋지 않은 파(부정적인 에너지, 기운)가 공존한다. 사람에게 해로운 파(오염파[3], 오염파장, 오염파동)의 경우, 사람이 살아가면서 풍수적, 지리학적으로 피하거나 비켜가야 한다. 어쩔 수 없는 환경 속에서 이 파장을 맞이했을 때 생겨나는 일들은 의과학적으로는 그 원인을 알 수 없는 고통이나 아픔을 동반하게 된다. 이 유해파를 소멸 내지 소실시키는 힘, 빛viit이 빛패치에는 담겨 있다.

서구에서는 '기氣', '선禪', '명상冥想' 등을 대체의학으로서의 가능성을 인지하고 활발한 연구와 상당한 진척을 이루고 있지만 유해파장에 관해서는 뾰족한 해답이 없다. 그 파장을 소멸할 능력이 없기 때문이다. 필자가 빛패치보감을

2　자세한 사용 방법과 효과는 www.viitcafe.com 에서 확인할 수 있다.
3　오염파汚染波란 ①수맥파 ②전자파(휴대폰 등 각종 전자제품으로부터 발생되는 파장) ③충염파(해충, 뱀, 진드기 등에서 발생되는 파장) ④풍염파(바람, 미세먼지 등으로부터 발생되는 파장) ⑤목염파(화학비료, 농약 등 오염된 땅에서 자란 나무와 같은 식물 등에서 발생되는 파장)

집필하게 된 이유이기도 하다.

    빛패치는 두통 등 원인 모를 통증이나 유해파장에 의한 통증에 효과를 보여 단순 생활건강명품에 그치지 않고 의과학적으로도 활용 가치가 높은 자산이다.

빛패치 효과의 핵심, 빛^{viit}의 결정結晶

    빛패치에는 삼각형 모양의 "빛^{viit}의 결정結晶" 마크가 그려져 있다. 이 마크는 빛패치의 핵심 에너지인 빛^{viit}과 교류하는 안테나 역할을 한다. 빛패치의 강력한 통증 정화 효과가 발휘되는 원천지인 셈이다.

    이 마크에서 어떻게, 어떤 원리로 엄청난 정화의 힘이 발생하는 것인지 그 원리는 알 수 없다. 빛패치의 효능을 익히 알고 있는 기관에서 태극 문양 등 여러 마크를 만들어 패치를 만들어보았지만 88%의 원적외선 방출 결과를 결코 흉내낼 수 없었다고 했다. 애초부터 단순히 인공적으로 합성한 마크에서 그런 생명 에너지의 발생이란 불가능한 일이다. 생명의 모든 비밀을 현대 과학이 밝혀낼 수 없듯이 빛패치에서 발생되는 빛^{viit}의 힘이 어디서 어떻게 발휘되는지 우리는 결코 알 수 없을지도 모른다. 빛^{viit}은 유한이 아닌 무한의 영역이기에 우리의 머리(과학과 이성)로 다가가기엔 한계가 있기 때문이다.

    다만 빛^{viit}의 힘의 일부라고 할 수 있는 원적외선이라는 에너지, 즉 우리 과학이 확인할 수 있는 영역에서 우리는 이해하고 다가갈 수 있을 것이다.

원적외선의 알려진 효능

    원적외선이란 적외선에서 파장이 3.5μ이상, 1,000μ까지의 전자파를 말한다. 1876년부터 의학계에서 질병 치료에 활용되기 시작하여 국내에서도 신경통, 암 치료 등에 활용되고 있다.

원적외선은 40℃ 정도의 비교적 저온에서 피부 속 깊숙이 침투하여 세포를 자극하여 체내 노폐물의 중화배출, 지방분해 효소의 작용과 신체 내부의 효소 작용을 활성화, 신진대사 강화, 조직의 재생력 향상, 혈관 내 혈전 분해 및 혈액순환 촉진, 인체 자기방어 능력 강화 등 생체학적 효과가 두드러진다.

특히 원적외선의 온열 작용은 몸에 직접 전달되어 자율신경계, 내분비계, 면역계, 근골격계 등 인체의 제반 생체기능을 활성화시키고 신진대사를 활발하게 한다. 또한 지방세포의 용해와 체외배출 작용이 원활하게 이루어지도록 하기 때문에 비만 관리에도 도움이 된다.

원적외선(Far Infrared Ray)은 하나의 열선으로서, 사람 피부표면에 복사된 원적외선은 인체 중 물의 진동 파장과 거의 비슷하여, 공명(共鳴 : resonance) 또는 공진(共振 : vibration) 작용으로 일반 열이 도달할 수 없는 부위까지 도달하는 특징이 있다. 인체에 가장 유용한 파장으로 알려져 있으며 세포의 활성화, 성장 촉진, 혈액의 증가 등의 효과가 있으며 장기간 사용해도 나쁜 영향이 없는 에너지이다.

원적외선은 피부를 통해 피하의 내부 30mm~50mm까지 침투하므로, 신체의 표면 근육층이나 혈관 림프관, 혹은 신경을 비롯하여 모든 세포에 작용하여 발열효과를 나타낸다. 빛패치를 붙인 뒤 환부에서 어떤 열기를 느끼는 것은 이 때문이다. 그 결과, 체액의 순환장애를 제거하는 동시에 조직의 재생력을 높여 성장 촉진에 도움을 주며, 발한작용, 피로회복, 어깨 뻐근함, 요통 개선, 혈액순환촉진, 체내 유해물질 배설 효과를 가진다.

원적외선의 효능은 인체뿐만 아니라 동식물에도 미친다. 원적외선처리로 활성화된 물은 생물의 성장을 촉진한다. 물분자는 원적외선을 받으면 표면장력이 커지므로 모세관 현상이 좋아지고 대사활동이 촉진되어 성장 속도를 높인다. 꽃의 발아력 증진으로 꽃잎의 생육도 좋아져서 꽃잎도 오래 간다. 양돈 시에는 원적외선 조사로 성장속도 증진뿐만 아니라 악취제거 및 위생적인 사육이 가능해진다. 달걀의 부화가 단축되며 병아리의 성장 속도도 빨라진다.

식품의 경우, 원적외선은 식품에 붙어 있는 박테리아의 활동을 억제해서

빛패치에 부착된 "빛viit의 결정(結晶)" 마크.
단순 스티커 재질에 빛viit이 교류된 빛viit의 결정 마크에서
88.3%의 높은 원적외선 방사율이 확인되었다.
(시험기관:KIFA 한국원적외선협회)

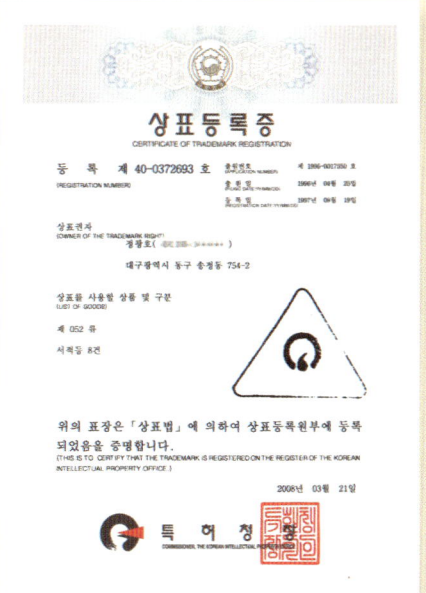

상표등록이 되어 법적 보호를 받고 있으므로 무단 전재나 복사, 모방할 수 없다.

빛viit과 교류하는 안테나 역할을 하는 "빛viit의 결정(結晶)" 마크.

빛viit의 결정結晶은 우주 근원에서 보내준 빛viit과 교류하는 손바닥을 통하여 내려준 빛viit의 결정체로 사단법인 빛명상의 심벌 마크(센스씰)로 사용하며 빛viit과의 안테나 역할을 하는 우주마음과 저자와의 약속으로 국내외 상표등록이 되어 있다. 자신을 낳아주신 어머니를 어떤 누구도 대신할 수 없듯이, 혹여 외형은 복제할 수 있을지 모르나 그 안에 있는 원천의 우주 에너지, 빛viit은 결코 모방할 수 없다. 이를 모방하거나 도용 및 흉내를 금한다. 무단 사용시에는 부작용이나 역작용이 일어나는 구조이기 때문이다.

원적외선 활용 분야

① 석고보드, 벽지, 바닥재, 벽돌 등 각종 건축자재 분야
② 인쇄, 약품, 식품, 제빵, 난방 등의 각종 산업 분야
③ 사우나, 온열치료기, 찜질기 등 건강의료 분야
④ 조리기구, 구이판, 제빵기구, 레인지 등 주방용품 분야
⑤ 양말, 내의, 이불, 시트 등 섬유 분야
⑥ 항균 세라믹, 액상 세라믹 등 합성원료 분야 및 광물, 숯, 알루미늄 등 천연원료 분야

박테리아 침식에 의한 부패(단백질 분해)를 막는 선도유지의 힘을 발휘한다. 곰팡이의 발생이나 박테리아의 번식을 막아 항균항취 작용 또한 뛰어나다.

이러한 원적외선의 효능을 실생활에 응용하는 분야는 전방위적이다. 건축자재, 산업, 의료, 주방, 섬유, 자동차용품 등 모든 실생활 분야에 걸쳐서 원적외선이 활용되고 있다. 각종 밴드나 벨트, 안대, 깔창, 패드, 목걸이, 팔찌류, 빛패치와 같은 패치류나 파스 등 건강 용품 분야에도 각광을 받고 있다.

우리 선조들은 이미 오래전부터 이 원적외선의 효능에 대해 인지하고 생활 곳곳에서 원적외선을 지혜롭게 활용하였다. 예를 들어 식생활 용기로 도기·자기·옹기 등을 사용하거나 김치를 땅에 묻는 것, 그리고 숯불구이·돌구이 등의 방법으로 고기를 구워 음식의 맛은 물론 건강에도 유익하게 한 일들이 이에 해당한다.

빛패치에서
원적외선만 방출되는가

보통 패치라고 하면 근육통 등에 붙이는 파스를 생각한다. 그런 종류의 파스에는 약물이 도포되어 있어 몸에 붙이면 피부를 통해 약물이 체내로 전달되는 원리이다. 반면 빛패치에는 약물이 아닌 생명근원의

에너지, 빛viit이 흐르고 있다.

과학 실험을 통해 빛패치에는 원적외선이 방출되는 것을 확인할 수 있다. 그러나 좀 더 정확히 말한다면 빛패치에서 방출되는 고도의 순수 생명에너지를 제대로 검출할 수 있는 측정 장비가 없으며, 현재 과학기술로는 원적외선만 감지할 뿐이다. 방출되고 있는 빛viit에너지를 비록 현대 과학으로는 검출하거나 인식하지 못하지만 우리의 몸은 그 에너지를 느끼고 그 에너지에 반응한다. 생명근원의 빛viit에너지는 우리의 몸이 태어난 처음 그 순간의 순수하고 건강한 상태로 정화해주는 힘을 가지고 있기 때문이다.

옛날 우리 어머니들이 설명하진 못했지만 본인이 가지고 있던 경험적인 요법으로 자식들을 건강하게 길러 주신 것처럼, 현재 빛패치에서 방출되는 빛viit에너지에서 현대과학은 원적외선밖에 확인하고 있지 못하나, 모든 생명의 어머니인 대우주가 주시는 무한한 생명의 힘을 온몸으로 느낄 수 있다.

빛패치의 작용원리

금속이 인체의 기氣 흐름에 미치는 영향을 이용한 기존의 압봉제품에 고도의 순수 생명에너지인 빛viit에너지를 접목, 교류시켜 기氣 흐름을 마치 펌프로 물을 시원하게 뿜어내듯이 순환될 수 있도록 고안한 새로운 개념의 패치가 바로 '빛패치'이다. 통증을 무통 내지 완화시키고, 스트레스 해소, 집중력 향상, 각종 멀미 예방(비행기·배·자동차 등 탑승 시), 건강증진 및 일상생활에 활력을 불어 넣어주어 몸과 마음을 상쾌하고 가볍고 개운하게 해준다.

빛패치 사용법

① '빛패치'를 붙인 부위에 심한 충격을 주지 마십시오.
② 노약자나 임산부, 심신허약자는 '빛패치'를 불편한 부분에 2~3개 내외로 붙입니다.

개운한 '빛패치'의 강력한 순환 펌핑(Pumping)작용으로 어지럽거나 메스꺼운 증상이 나타날 수 있습니다. 이런 경우는 즉시 떼어내면 괜찮습니다.

③ 피부알레르기, 피부병, 상처가 있는 부위에는 '빛패치'를 붙이지 마십시오.

④ 금속 알레르기가 있는 분은 사용하지 마십시오.

⑤ 시중에 출시된 압봉(패치)제품들은 압봉에 사용한 금속(순금, 순은, 스테인리스, 티타늄, 알루미늄, 동, 합금 등)이 신체에 미치는 자연적인 효과를 이용한 것이나, 개운한 '빛패치'는 제품에 사용한 금속의 효과뿐만 아니라 인체에 유익한 우주 빛viit 에너지를 접목, 교류시켜 인체의 원활한 기氣순환을 극대화한 제품입니다.

⑥ 일반적인 경우 보통 1~2일 후 떼어내고 동일한 부위를 피해 주변에 사용하시기 바랍니다.

⑦ 어린아이의 손에 닿지 않도록 하고, 특히 유아가 삼키지 못하도록 안전한 곳에 보관하십시오.

빛·패·치·보·감

【 제 2 장 】

빛패치
실제 활용과
인체 상응도

추천의 글

신침神針을 넘어서

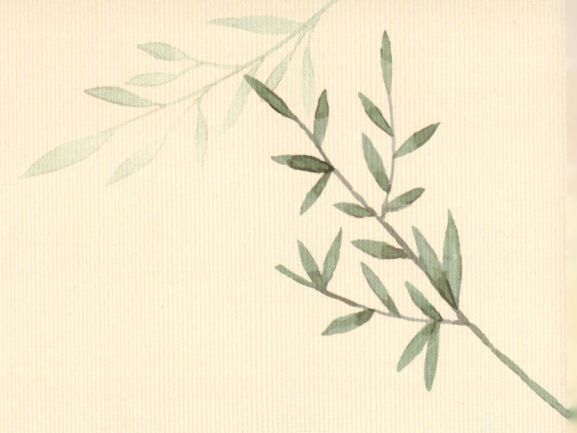

이진아 한의사

　오랜 시간의 인연과 영감과 연구, 실험을 거쳐 드디어 빛명상의 정광호 학회장님께서 빛패치와 빛패치보감을 세상에 탄생시키셨습니다. 2017년은 정광호 학회장님께서 큰빛을 만나신지 31년이 되는 시기라, 세상에 건강과 행복을 나누고자 하시는 정광호 학회장님의 마음이 녹아있는 우주마음의 선물이라 생각됩니다.

　20년 전 중국의 유명 신침 기공사가 한국의 한 대형병원과의 협력제안을 포기하며 정광호 학회장님을 찾아와 겸손하게 자신의 신침 도구에 빛viit을 넣어 주시기를 청한 일이 있었습니다. 그리고 명상 중 정광호 학회장님의 손바닥에 그려졌던 삼각형 불꽃 모양을 빛viit의 안테나로 받으시고, 이후에 빛viit의 안테나에 빛viit을 넣어 빛패치로 활용하게 되었습니다.

　이제 빛패치 사용의 사례들을 부위별, 증상별로 정리하고, 침구처방에서 사용되는 경혈들을 표시하여 누구나 빛패치의 사용이 편리하도록 만들어 주셨습니다. 경혈을 아시는 분이라면 경락의 유주방향을 따라 붙이면 더 좋겠고, 경혈을 모르는 분이라면 손으로 눌러보아 아픈 곳에 붙여도 효과를 볼 수 있을 것입니다.

　빛viit은 우주근원의 생명, 창조의 에너지로 이해하고 있습니다. 빛viit을 모르고 있는 분도 효과가 나타나는 것을 저도 임상에서 경험하였고, 체험사례에서도 확인할 수 있습니다. 많은 분들의 빛패치 체험사례에서 보듯이 빛패치를 붙인 후 즉각적인 통증의 소실 및 호전반응이 나타나고 있습니다. 타박상의 심한 고통 속에서 빛패치를 사용하여 통증이 즉각 소실되는 경험을 한 저는 많은 빛패치 사례 중 엄선된 이 책의 사례들을 읽어보는 것만으로도 큰 치유에너지를 받는 느낌입니다.

인간의 질병이란 에너지 부족이 원인이라 생각합니다. 질병뿐 아니라 모든 문제의 원인은 에너지의 부족일 것입니다. 에너지가 부족한 곳에 에너지를 채워 주고, 에너지 고갈이 예상될 때 미리 에너지를 보충해준다면 질병 뿐 아니라 모든 일이 순조로워질 것입니다. 에너지보충에 근원의 생명에너지, 빛viit보다 더 좋은 것은 없을 것입니다.

그동안 빛viit으로 동-식물에 다양한 실험을 해 오신 정광호 학회장님께서 빛viit에너지를 보충할 수 있는 빛패치와 효과적인 사용을 위한 안내서인 빛패치보감을 주셨으니, 누구나 쉽고 간편하게 사용하여 큰 병으로 발전하는 것을 예방하고, 부족한 에너지를 보충하여 건강한 삶을 살게 되기를 바랍니다. 이러한 도구를 주신 우주근원과 정광호 학회장님께 감사하는 마음으로 사용한다면 그 효과는 더욱 커질 것입니다. 의료인들도 조금 더 폭넓게 수용을 하게 된다면 진료현장에서의 빛패치의 활용은 큰 도움이 될 수 있을 것입니다.

빛패치와 빛패치보감을 사용하여 새로운 체험사례들이 더 많이 나오기를 기대하며, 이 도구들이 사람들의 심신을 치료하여 건강하고 행복한 세상을 만드는 큰 밑거름이 되기를 바랍니다. 또한 국내 뿐 아니라 세계인들이 빛패치의 효능을 경험하고 빛viit을 찾는 기회가 되기를 바랍니다.

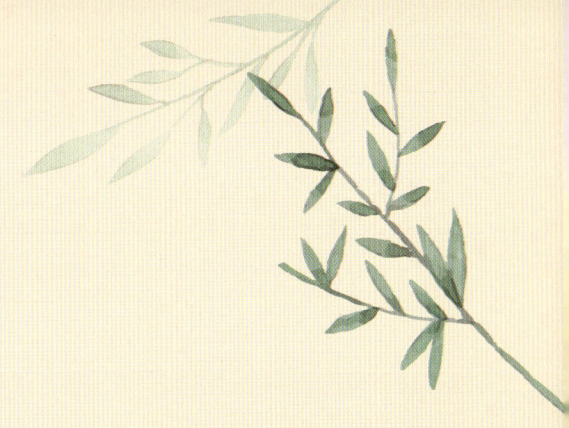

추천의 글

빛패치는
현대의학의 돌파구

허남연 재활의학전문의

우선, 정광호 학회장님께서 큰빛을 만나신지 31년이 되는 2017년, 〈빛패치보감〉의 탄생을 진심으로 축하드리며 추천의 글을 감히 올릴 수 있게 되어 영광으로 생각하고 감사를 드립니다.

솔직히, 처음 빛viit을 알고 빛명상을 시작할 때 빛viit에 대해 반신반의하는 마음이 있었습니다. 지금까지 과학적인 것, 논리적인 것, 합리적인 것만을 추구하고 진실이라고 굳게 믿으며, 이러한 정신과 태도로 무장되어 살아온 저에게, 빛viit이란 공상과학 소설이나 만화에 나오는 허무맹랑한 것으로 비춰져 보였습니다.

단순한 호기심으로 시작하여 빛명상 카페를 가입하고, 〈빛명상-눈덩이처럼 불어나는 행복순환의 법칙〉을 읽어가면서, 여러 가지 기적적인 체험사례, 특히 환자를 보는 일을 하다 보니 아무래도 의학적인 내용에 더 눈길이 가게 되었습니다. 김대중 전 대통령과 자월스님 등 이러한 유명한 분들뿐 아니라, 여러 수많은 일반인들의 체험사례들이 점점 나 자신을 당혹스럽게 만들기 시작하고 호기심은 더욱 커져만 갔습니다.

그 중, 빛viit을 봉입하여 치료적 목적으로 사용할 수 있다는 '빛패치'라는 것을 읽었을 때에는 호기심을 넘어 한 번 사용해 보고 싶다는 생각이 들었지만, 쉽게 구할 수 있을 것 같지 않아 생각으로만 묻어두었습니다. 하지만, 이 또한 우주마음의 인도인지, 처음 빛viit에 대해 얘기해주시면서 추천해주셨던

분께서 빛패치를 한 번 사용해 보라면서 주셨습니다.

 갑자기 빛패치를 얻게 되어 어디에 써 볼까 생각하다가, 문득 무릎통증 때문에 고생하시는 어머니가 생각났습니다. 약 8년 전 횡단보도를 건너시다가 차에 치이셔서 무릎 연골손상을 당하시고 수술까지 하셨지만, 그 후에도 걸으실 때 마다 무릎이 시큰거리고 아프다고 하신 어머니. 통증을 잡기위해 몇 차례 제가 직접 무릎에 주사도 놓아보았지만, 효과는 잠깐 뿐이어서 후유증으로 어쩔 수 없다고 생각하고 항상 죄송스럽고 안타까운 마음이 있어왔는데, 빛패치를 보니 제일 먼저 떠올라 어머니께 드리고 한 번 무릎에 붙여보시라고 권해드렸습니다.

 어머니께서는 반신반의하시면서 받으시고, 그 후 며칠간 병원일이 바빠 잠시 잊고 있었습니다. 얼마 뒤 갑자기 빛패치가 생각나 어머니께 안부전화를 드리며 별다른 기대없이 슬쩍 빛패치를 써 보셨는지 여쭤보았는데, 갑자기 어머니께서 그게 도대체 뭐냐고 물어보시는 것이었습니다. 전 당황하여 왜 그러시냐고 물었더니, 외출하기 전에 한 번 시험 삼아 통증이 있는 무릎부위에 빛패치를 붙였더니, 평소에는 무릎통증이 생겨서 걷다가 쉬어가는 거리를 별다른 통증없이 걸어 다니셨다고 하시는 것이었습니다. 신기하다고 좋아하시는 어머니의 목소리를 들으면서 눈물이 핑 돌 정도로 기쁘고 빛viit에 대한 의구심이 사라져 버리게 되었습니다.

 암이나 에이즈 등 여러 가지 불치병을 정복할거라는 현대의학의 시대이지만, 현대의학의 발원지인 서양에서조차 점점 현대의학의 한계점을 인식하고 동양의학이나 여러 가지 대체의학에서 돌파구를 찾으려고 연구하고 있습니다.

 물론 최선을 다해 현대의학적인 치료를 하는 것이 바탕이 되어야 하겠지만, 현대의학으로서도 한계를 보이게 될 때, 우주마음께서 이 한계를 극복하라고 빛패치를 학회장님을 통해 인류에게 선물하신 것이라는 생각이 듭니다.

 앞으로 빛패치와 빛패치보감을 통하여 더욱더 많은 체험사례와 이로 인한 행복이 점점 많아지길 기원하며 우리나라뿐 아니라 전 세계 모든 인류의 건강과 행복이 눈덩이처럼 불어나는 시대가 도래하기를 진심으로 바랍니다.

일러두기

　빛패치보감의 가장 큰 특징은 가정에서도 빛패치요법만으로 누구나 쉽게 치료할 수 있는 질병이나 증상을 그림과 함께 게재하였다는 점이다. 특히 인체에서 중요한 경혈을 찾아 손쉽게 빛패치를 붙여 효과를 볼 수 있도록 했다. 본인의 통증에 해당하는 항목을 찾아 인체 그림에서 까맣게 표시된 부분을 보고 통증 부위에 빛패치를 붙이도록 한다. 단, 통증 부위에 참조할 그림이 없는 경우는 본인이 느끼는 통증 부위, 아시혈에 붙이면 된다.

　인체 상응도에서 경혈명이 없는 부분은 생명 근원-"빛viit"의 느낌에 따라 저자가 표시해둔 것으로 따로 경혈명을 붙이지 않는다. 인체를 비롯한 생명의 모든 신비를 풀 수 없듯이 유해파장에 의한 통증은 현대의학으로는 찾아낼 수 없는 초의학超醫學, 신침神針을 넘어선 광침光針의 영역에서 풀 수밖에 없는 성질의 것이기 때문이다.

　1부는 〈신체 부위 통증별〉로 2부는 〈증상 및 질환별〉로 본인의 통증과 질환에 따라 손쉽게 찾아볼 수 있도록 '가나다순'으로 엮었다. 무엇보다 그 어떤 곳에서도 모방할 수 없는 실질적인 빛패치 활용 사례가 해당 통증 및 질환별로 게재되어 있다. 이 책에 수록된 사례는 인터넷 빛명상 카페(www.viitcafe.com)에 게시된 3,100건의 빛패치 체험 사례 중 대표적인 것들로 선별하였으며, 빛패치를 직접 사용하여 효과를 체험한 분들의 순수 사례임을 밝혀둔다.

　건강을 지키기 위해서는 빛패치 활용을 생활화해야 한다. 단, 본인의 진단이 잘못되었을 경우, 가벼운 통증 이상으로 큰 질병을 갖고 있을 경우가 있으므로 이 때는 전문의의 진단 및 조치와 함께 병행하길 권장한다. 또한 이미 현

1　아시혈阿是穴. 즉 통증이 느껴지는 부위 내에서 눌렀을 때 더욱 민감하게 느껴지는 지점을 말한다.

대의학에서 중증으로 진단한 질병에 대해서까지 의학을 외면하고 맹목적으로 빛패치에만 의존하는 행동은 절대로 하지 말아야 한다. 그런 질병은 전문의의 진단 및 치료와 함께 빛패치를 통증 완화 등의 보조적 수단으로 사용하기를 권장한다. 현대의학으로는 부족하거나 다루기 힘든 신경성 질환 부분을 빛패치로 보완하거나 함께 병행하면 더 빠르고 좋은 효과를 볼 수 있다.

신체 부위별
통증

1
Regional Body Pains

두통
Headaches

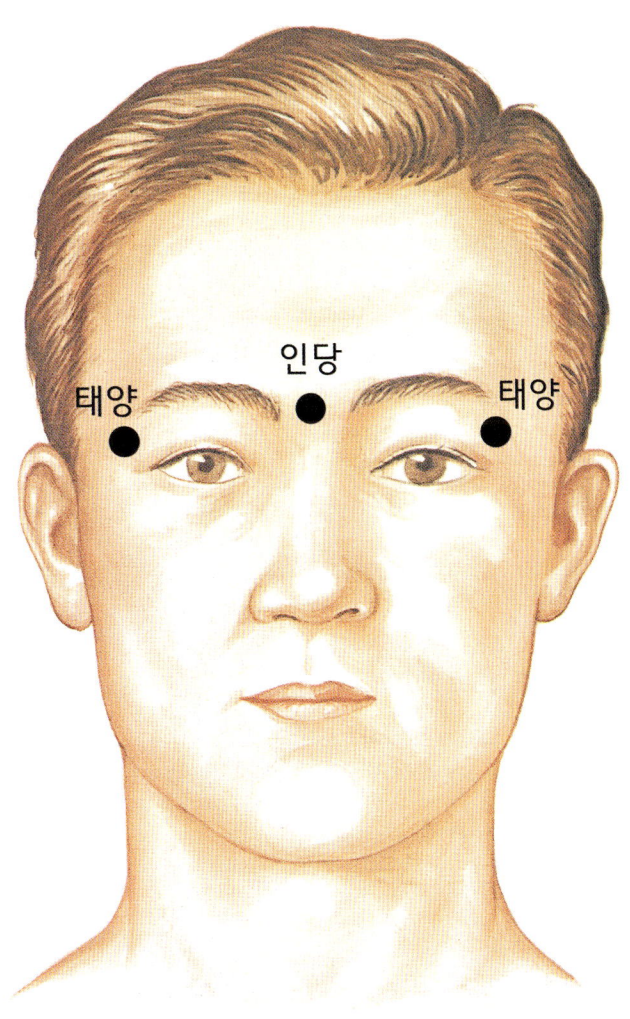

두통-편두통 | **고금희**

며칠 전 업무 중 편두통이 심해서 집중이 안 되어 진통제를 먹을까 하다 갑자기 생각난 게 빛패치였습니다. 빛패치를 붙이고 5분쯤 지나서 말끔하게 머리가 맑아졌습니다.

두통 | **강병현**

며칠 전부터 머리가 얼마나 아팠는지 모릅니다. 하도 아픈 나머지 인상을 써대니 그 무서운 마누라가 제 눈치를 보고 다녔습니다. 도저히 안 되겠다 싶어 목덜미에 빛패치 하나를 붙이고 그 왼쪽을 눌러 아픈 곳에 하나를 더 붙이고 잠이 들었습니다. 아침에 일어나니 마누라가 물었습니다. "머리 좀 어때요?" 갑자기 묻는 마누라의 질문에 생각해보니 아침 6시에 눈을 떴을 때부터 통증이 전혀 없었습니다.

두통 | **김지현**

며칠 전부터 오른쪽 머리가 지끈 지끈 아파 오기 시작했습니다. "시간이 지나면 괜찮아지겠지"라고 생각했던 마음과는 달리 통증은 더욱 심해졌고, 오른쪽 눈까지 압박이 오기 시작했습니다. 두통이 이렇게 심한 적이 없었기에 많이 당황하고 놀랐습니다. 급히 지갑 안에 고이고이 모셔둔 빛패치 하나를 꺼내어 오른쪽 눈 옆에 붙이고 아픈 부위의 두통이 말끔히 사라질 수 있도록 간절한 마음으로 빛명상을 하였습니다. 그 후로 정확히 1분 뒤 – 진짜 언제 그랬냐는 듯이 두통이 말끔히 사라졌습니다.

두통 | **염미혜**

오후부터 머리가 지끈거렸습니다. 그냥 그런가 보다 하고 넘겼는데 결국 저녁에 사달이 나고 말았습니다. 갑자기 머리 전체에 통증이 밀려들어 왔습니다. 난생처음 느껴보는 강한 아픔이었습니다. 그러면서 속이 메스꺼웠습니다. 몸에서 식은땀이 나고 정신이 몽롱해 져서 순간 당황스러웠습니다. 양쪽 관자놀이에 빛패치를 붙이고는 누웠습니다. 너무 아파 어찌해야 할지 몰랐습니다. 살짝 잠이 들었다가 딸아이 전화를 받고 잠을 깼는데 찌를 듯이 아팠던 통증은 가시고 그냥 아프기만 했습니다. 그대로 더 자고 일어나 평소대로 움직였는데 지금은 머리에 따뜻한 열만 남아 있네요. 정말 대단합니다.

두통 | **손경욱**

친구들과 만나서 저녁을 먹고 헤어지기 전 한 친구가 머리가 아프다고 했습니다. 며칠 전에도 머리가 너무 아파서 MRI까지 찍었다고 했습니다. 그런데 아무 이상이 없다고 했다 합니다. 머리가 아프기 시작하면 겁이 난다면서 또 머리가 아프다고 해서 빛패치를 찾아서 친구의 양쪽 관자놀이에 붙여주었습니다. 친구에게 아주 귀한 것이니 잘 붙여두라고 했더니 10여 분이 지난 뒤 머리가 덜 아픈 것 같다고 하면서 좀 더 시간이 지난 뒤에는 머리가 아프지 않다고 했습니다. 친구는 신기해했습니다.

두통 | **정병국**

연말이 되면서 한 달 정도 예산 문제 때문에 전쟁을 치렀습니다. 두통이 오고 심장에 계속 무리가 가 너무 힘들다 생각이 들었습니다. 빛패치 두 개를 얼른 목 주위에 붙였습니다. 집에 도착했을 때 목과 허리 등이 쑤시고 아팠는데 전처럼 힘들지 않았습니다. 다음 날부터 바쁜 업무에 두통이 올라오면 빛패치를 붙였습니다. 그러면 신기하게 마음의 평화가 오고 두통이 말끔히 없어졌습니다.

두통 | **김성규**

평소 두통이 오면 꼭 진통제를 먹어야 할 정도로, 아무것도 못할 만큼 심한 편이었습니다. 그런데 두통 있을 때 빛패치를 붙이고 나면 진통제보다 더 빠른 효과가 생깁니다. 또한 약을 자주 먹으면서도 부작용에 대해 고민했는데 빛패치로 그 고민도 사라지니 더욱더 감사합니다.

안면부 통증
Facial Pain

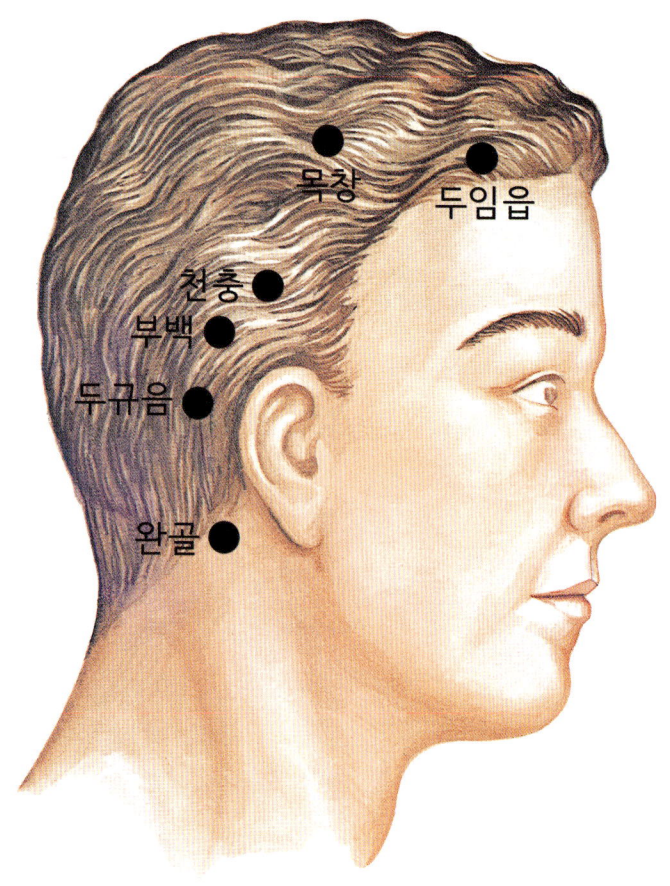

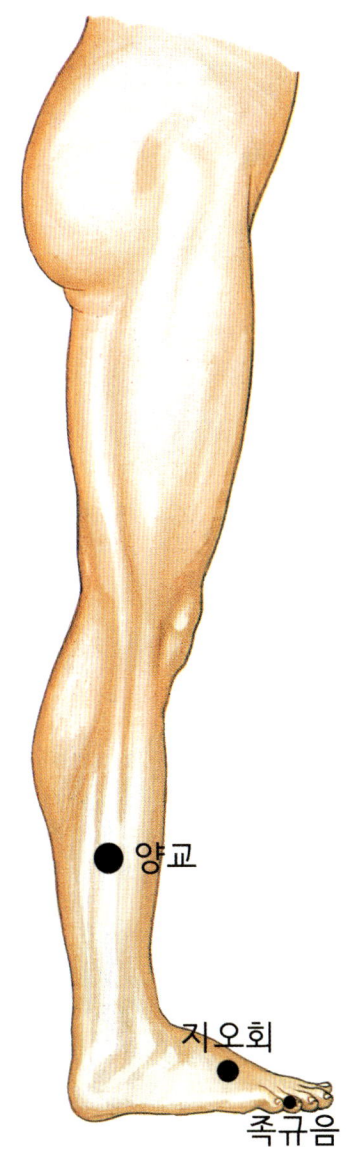

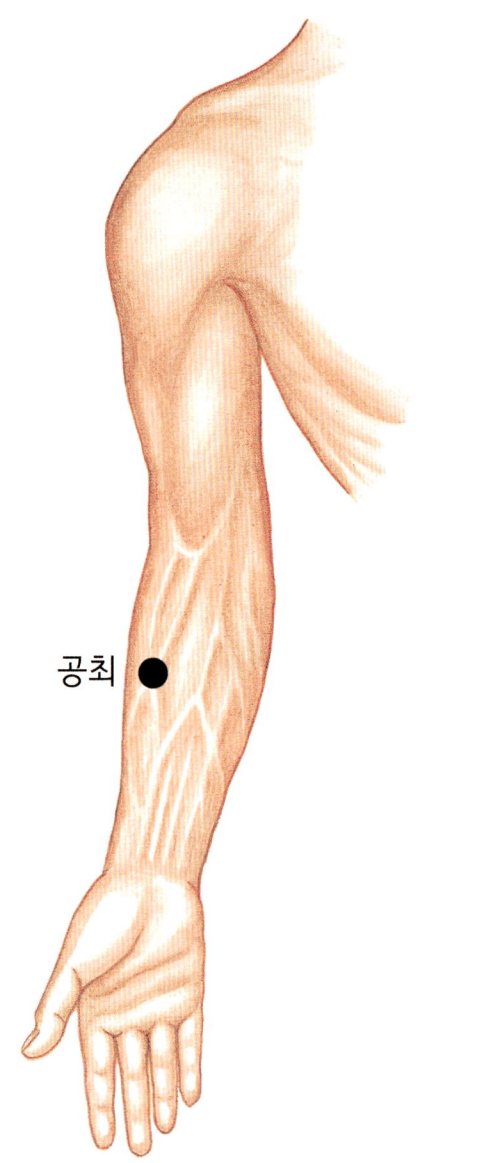
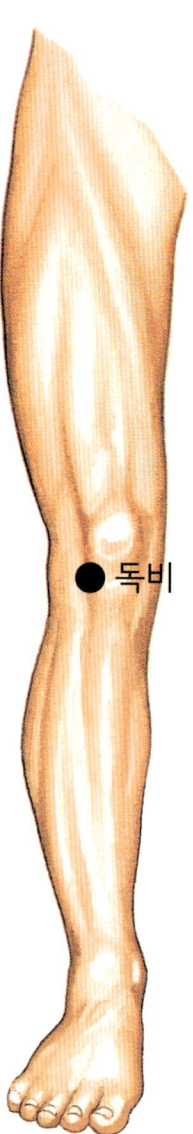

귀통증 | **조옥분**

장거리 여행을 하게 되었는데 장시간 관광버스 안에서 에어컨 바람을 쐬어서인지 그 다음 날 아침에 일어나보니 귓속이 콕콕 쑤셨습니다. 아마도 감기 전조 증상 같았습니다. 가끔씩 몸이 피곤하면 몸이 여기 저기 콕콕 쑤시는 증세가 나타나곤 했습니다. 빛패치를 꺼내어 붙였더니 잠시 후 거짓말같이 통증이 사라졌습니다.

안면통증 – 볼 | **정예옥**

아침에 일어나니 오른쪽 볼이 볼거리에 걸렸는지, 만져보니 몹시 아팠습니다. 빛패치를 붙이고 나아지기를 기도했는데 다음 날 아침 많이 나아졌습니다. 정말 신통하네요.

경부 통증
목, 목 주위의 통증 ; Neck Pain

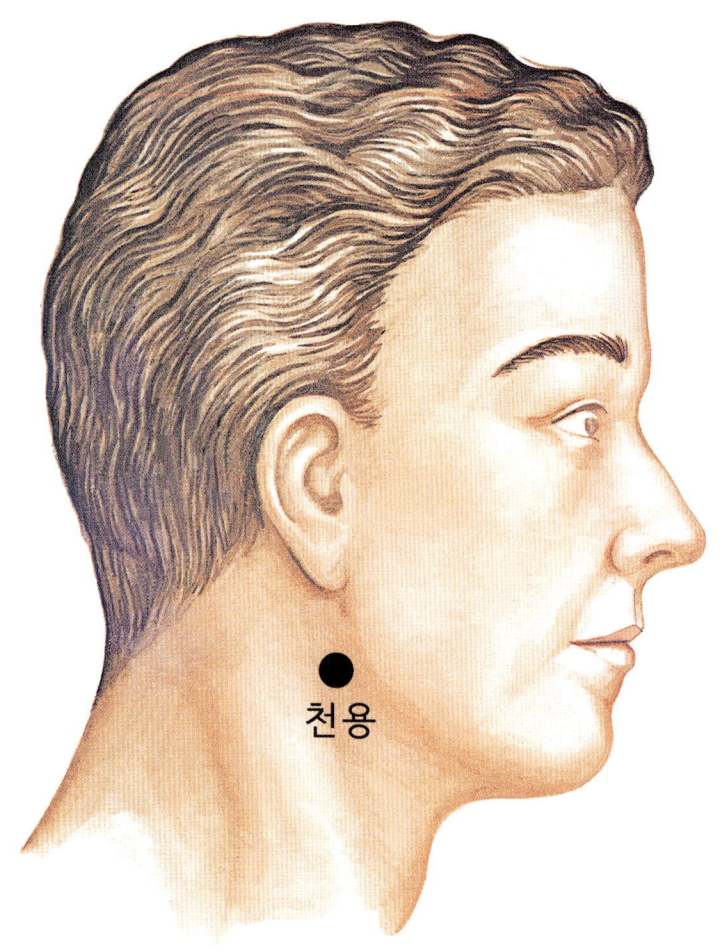

경부통증 | 박상훈

저는 책상에 앉아 대부분의 시간을 보냅니다. 노트북으로 업무를 장시간 보다 보면 고질적으로 생기는 병이 목, 어깨, 손목 등에 생기는 통증입니다. 저는 특히 등과 어깨가 심했는데요. 빛패치를 붙이고 나서는 통증이 사라졌습니다.

경부통증 | 박진영

하루 종일 컴퓨터에 오래 앉아있는 저는 목과 어깨가 늘 뻐근했습니다. 특별한 약이 없어 한동안 쉴 수밖에 없었는데 빛패치를 붙이면 목과 어깨가 굉장히 편해졌습니다. 빛패치가 있어 든든합니다.

경부통증 | 조은실

지난밤, 어깨 통증으로 잠을 이루지 못했습니다. 통증으로 인해, 잠들기에 편안한 자세를 찾지 못해 힘든 시간을 보냈습니다. 그러다 목과 어깨로 이어지는 근육 위에 빛패치 세 개를 붙였습니다. 불과 몇분이 지나고, 통증이 사라져 사라지고 편안히 잠을 청할 수 있었습니다.

경부통증 | 김을선

직장 스트레스로 힘든 일이 많아 어깨가 많이 아팠어요. 목도 잘 돌아가지 않아 빛패치를 목, 어깨 주위로 다섯 개를 붙였더니 어깨가 편해졌습니다. 무릎이나 발목, 위장, 허리에도 통증이 있어서 빛패치를 붙이면 나아졌어요. 우리 고모는 배에 붙였더니 변비가 있는데 변이 조금이지만 나온다고 좋아하세요. 빛패치가 없었다면 고통 속에 있었을 겁니다.

경부통증 | 최성윤

아침에 잠을 잘못 자게 되면 목이 안 돌아 가거나 어깨가 아픈 경우가 있습니다. 그럴 때 빛패치를 붙이면 점점 통증이 엷어지더니 다음 날에는 아무 이상 없이 목과 어깨에 통증이 사라졌습니다. 정말 신기하면서도 감사했습니다.

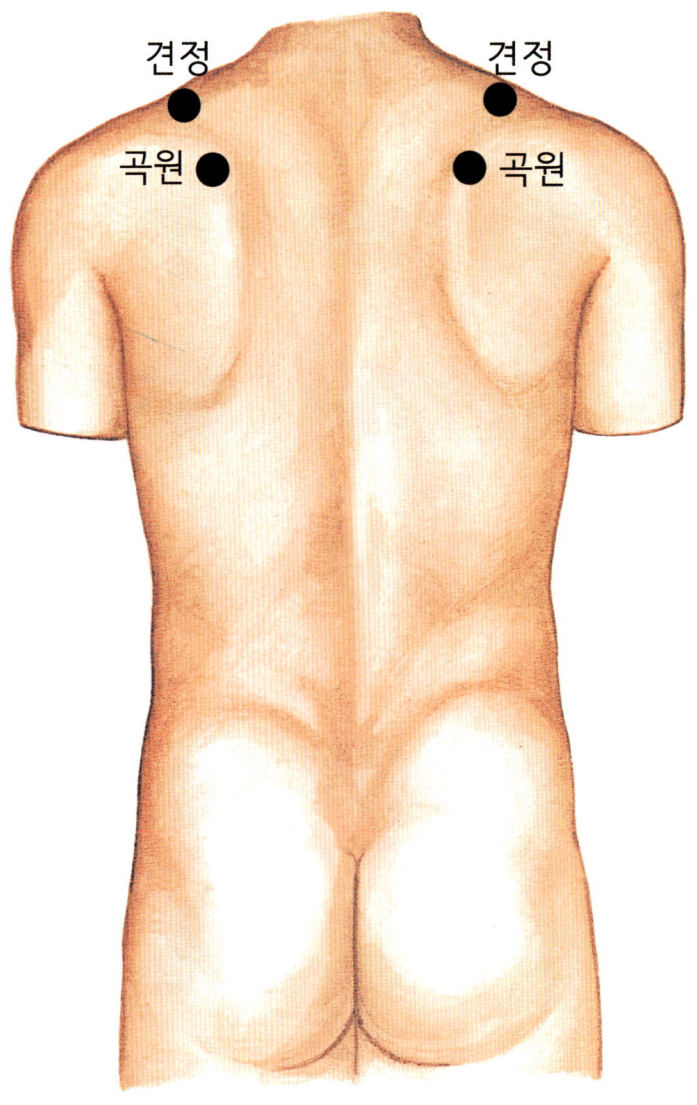

경부통증 | **최지연**

아침에 일어나니 머리가 어지럽고 뒷목이 뻐근하고 너무 아팠습니다. 고개를 옆으로 휜 채 그 상태로 계속 잤나 봐요. 머리도 어질어질하고 속도 울렁거리고 이대론 안 되겠다 싶어 빛패치를 꺼내 목 뒤에 하나 붙였어요. 그리고 잠시 침대에 바로 누워 빛명상에 들었지요. 한 5~10분쯤 지나니 아픈 부분의 묵직한 곳이 사르르 풀리면서 뭔가 편안한 느낌이 들었습니다. 침대에서 다시 일어나니 아까의 어지럼증과 뒷목의 통증이 거의 가라앉아 있었습니다. 1시간 정도가 채 지나기 전에 어지러움, 뒷목 통증 그리고 속의 메스꺼움이 모두 말끔해졌어요.

경부통증 | **최경은**

개강 후 매일 새벽에 일어나고 잠도 얼마 못 자 피곤했습니다. 통학 버스에서 고개를 떨구고 자는 경우가 많았는데 그럴 때마다 목이 결리고 아파서 못 움직이고 몇 초를 기다려야 풀리는 때도 잦았습니다. 안 되겠다 싶어 빛패치를 붙이니 결림이 덜하고 잘 때도 불편하지 않습니다.

경부통증 | **김경석**

날씨가 덥고 습하면 잘 못 자는 밤이 많습니다. 열대야에 덥기도 하고요. 잠을 잘 못 잤는지 아침에 목이 아파서 고개를 돌려 옆 사람을 보는 것도 천천히 움직이거나 몸을 움직여서 봤어야 했는데 빛패치를 목 뒤에 붙이고 나니 훨씬 나아졌습니다.

경부통증 | **김광숙**

거실 의자에서 옆으로 누워 잠깐 잠들었다가 깨어나니 목을 움직일 수 없을 정도로 아팠습니다. 자세가 나빴던 거 같습니다. 주물러봐도 소용없던 차에 아껴두었던 빛패치 생각이 나서 아픈 곳에 거리를 두고 두 개를 붙이고 잤습니다. 아침에 목을 돌려보니 언제 아팠느냐는 듯이 말짱했습니다.

경부통증 | **최우영**

요즘 들어 스트레스가 심해 목덜미와 어깨가 뭉쳐서 잠을 못 잘 정도로 통증이 심했는데 빛패치를 뒷목에다 두 군데 붙였더니 다음 날 아침부터 통증이 사라지고 한결 가벼워졌습니다.

경부통증 | **유화수**

몇 개월째 목이 뻐근해서 병원을 가봐야 하나 하고 있었습니다. 대구에서 빛패치를 목 뒤에 두 개를 붙였는데 서울에 도착하기 전에 놀라울 정도로 통증이 사라졌습니다. 감사드립니다.

경부통증 | **김수진**

가끔씩 찾아오는 목 통증 때문에 아파서 빛패치를 붙이고 잤더니 목에 있던 근육통이 말끔히 사라졌습니다. 정말 빛패치는 대단한 것 같습니다.

경부통증 | **김종명**

블랙박스를 확인하려고 목이 뻐딱한 자세로 보았더니 목에 통증이 와서 빛패치 네 개를 붙였습니다. 시간이 지나고 보니 언제 그랬던가 싶네요.

경부통증 | **김순월**

고개를 뒤로 젖히고 컴퓨터 작업을 하다 보니 며칠째 뒷목이 아팠습니다. 통증이 점점 심해지니 그제야 빛패치 생각이 나서 귀가를 하자마자 빛패치를 붙이자 정말 5분도 안 되어 말짱하였습니다.

견부 통증

어깨 아픔 ; Shoulder Pain

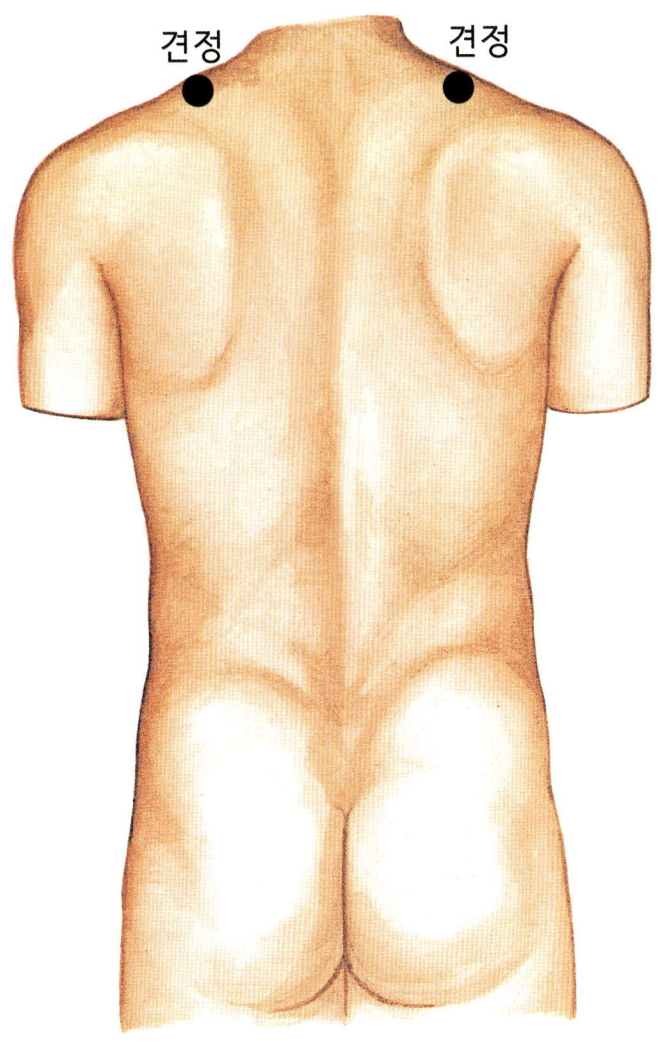

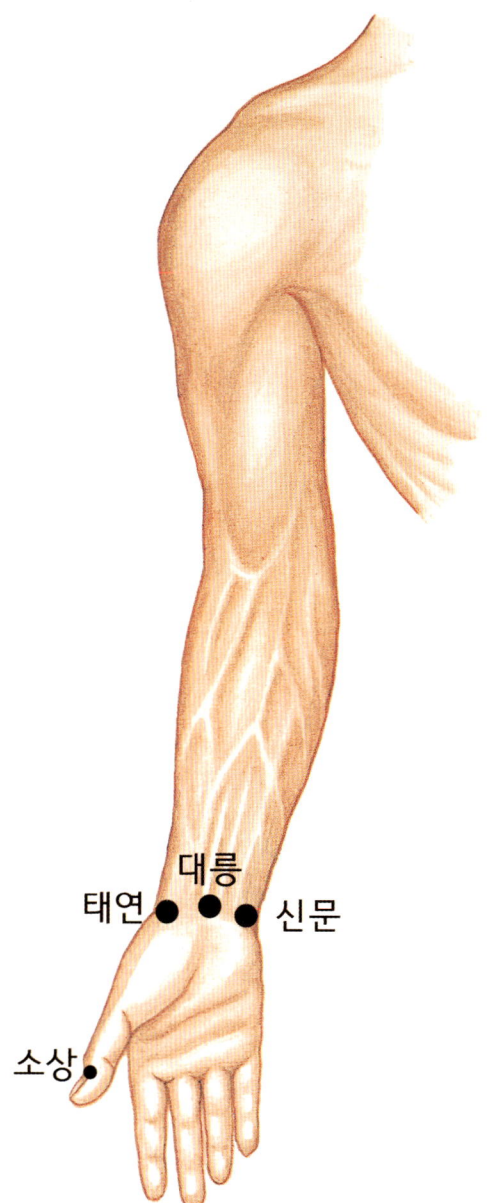

견부통증 | **김명선**

올해 오십견이 오른쪽 어깨에 왔습니다. 증상이 약해 사는 데 지장을 줄 정도는 아니었습니다. 어머니께서 늘 '세탁기를 사용해라. 더 늙으면 골병든다.' 하시지만 저는 환갑을 몇 년 앞둔 나이임에도 항상 손빨래를 고집하고 있습니다. 그러던 어느 날 손빨래를 심하게 하고 잠들었는데 오른팔에서 저릿저릿한 증세가 느껴져 잠이 깼습니다. '이러다가 아침에 힘들어지면 어떡하지?'하는 생각에 빛패치를 꺼내어 2개를 붙이고 다시 자고 일어나니 저릿저릿하던 통증이 사라졌습니다.

견부통증 | **박규리**

풍물에서 북을 치는데 북을 한쪽 어깨로만 들고 뛰어다니고 하니깐 왼쪽 어깨가 너무 아팠습니다. 빛패치를 왼쪽 어깨에 두 개를 붙였는데 첫날이 지나고 이튿날부터 효과가 보이기 시작했습니다. 사흘째 샤워를 하다가 빛패치를 떼는 순간 어깨가 가벼워지는 느낌이 들더니 그 이후로는 원래 상태대로 돌아와 있었습니다.

견부통증 | **김예영**

오른쪽 어깨가 너무 아파서 많이 힘들었습니다. 특히 잘 때 오른쪽으로는 눕지도 못할 정도로 통증이 심하여 한의원에 치료받으러 가야겠다고 생각하고 있는데 빛패치가 생각났습니다. 아픈 부위에 세 개를 붙였더니 한참을 지나고 나니 통증이 싹 사라졌어요. 너무 신기합니다.

견부통증 | **최경애**

일주일 전부터 컴퓨터 앞에서 댓글을 달고 나면은 어깨가 뭉쳐서 그런지 오른쪽 어깨가 따가웠습니다. 계속 방바닥에 앉아서 자세가 나쁜 줄로 생각하고 있다가 빛패치를 오른쪽 어깨에 두 개 붙였더니 며칠 지난 지금까지도 어깨가 안 아픕니다.

견부통증 | **양미주**

하루 종일 긴장하고 마음 졸였습니다. 일과를 마치고 집에 도착하자마자 저녁 7시에 잠이 들어 다음 날 아침 한 번도 깨지 않고 잠을 자고 일어났어요. 몸이 편안했지만 왼쪽 어깨가 심하게 결리고 움직임도 불편하여 빛패치 세 개를 붙이고 하루를 시작했습니다. 그랬더니 집에 도착했을 땐 아침에 아팠던 곳이 언제 아팠는지 모를 정도로 어깨결림이 좋아졌어요.

견부통증 | **박희진**

이틀 전 서울에서 있었던 도서전에 갔다 온 후 오른쪽 어깨 뒤쪽의 날개뼈가 만져지는 부분이 정말 많이 아파서 어깨를 한 바퀴 돌리는 것도 표정이 일그러질 정도였습니다. 그런데 아침에 빛패치를 붙이고 다녔더니 아무렇지 않게 잘 생활하게 되었습니다. 학업 성취도 평가도 있었는데 평소 어깨가 결리는 것도 많이 좋아져서 정말 편하게 친 것 같습니다.

견부통증 | **최현수**

무리하게 오른손을 사용하다보니 오른쪽 어깨가 통증이 심해서 움직일 때 고통스러웠는데 빛패치를 붙이고 나서는 일하는 데 지장이 없도록 나았습니다.

견부통증 | **현혜정**

남편이 어깨와 목, 팔이 아프다면서 오십견 같다고 한의원에 가봐야겠다는 걸 가장 아픈 부위에 빛패치 두 개를 붙여주었습니다. 퇴근 후 남편에게 아픈 데는 어떠냐고 물으니 다 나았다고 하네요.

견부통증 | **조미연**

아기가 18개월이 되니 아기띠를 해서 오래 안고 있게 되면 어깨가 많이 아픕니다. 그때 아픈 어깨에 빛패치를 붙이면 언제 아팠냐는 듯 통증이 사라져요. 정말 신기합니다.

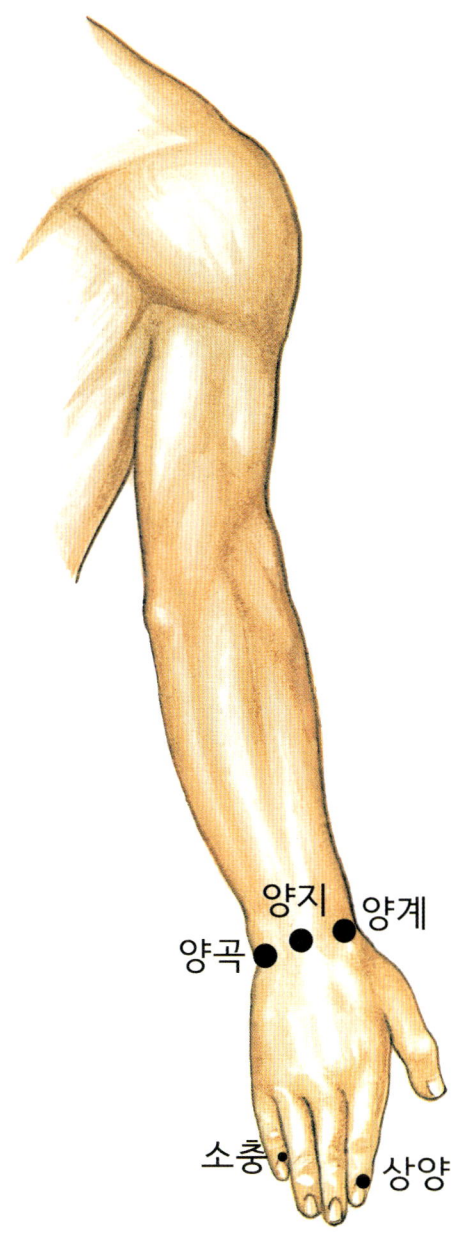

견부통증 | **금나경**

양쪽 어깨가 팔을 올릴 수 없을 정도로 아팠어요. 아픈 곳에 빛패치를 붙이고 건강하게 해달라고 했더니 이내 아픈 곳에 통증이 사라졌습니다. 그 뒤로 팔을 쉽게 올리며 자유자재로 활동할 수 있었습니다.

견부통증 | **김계자**

온 몸이 뻐근하고 개운치 않았습니다. 손목과 어깨에 통증까지 있었습니다. 빛명상 체조로 몸을 풀고 어깨와 손목에는 빛패치를 붙였습니다. 1분 정도 지나서 혹시 빛패치가 떨어질까 싶어 다시 눌렀는데 통증이 감쪽같이 사라졌습니다.

견부통증 | **조미화**

요즘처럼 비가 오락가락하는 날씨가 되면 가끔 왼쪽 어깨 통증에 기분이 좀 나빠요. 빛패치를 붙여보았는데 어느새 통증이 사라졌는지 모르고 있었어요.

견부통증 | **김진수**

언제부터인가 왼쪽 팔을 위로 올리면 아픈 증상이 있었습니다. 아마도 2년 이상은 되었을 것 같군요. 평상시에는 크게 느끼지 못하기 때문에 그냥 지내고 있었지만 인터넷 빛명상을 알게 되고 빛패치 체험 사례들을 읽고 세종 로하스에서 빛패치를 주문하여 받고는 어깨를 고쳐야겠다고 생각했습니다. 팔을 위로 올리고 아픈 곳을 잘 만져 보아 제일 아픈 곳 세 군데를 보아 빛패치를 붙였습니다. 2-3일 지나서 팔을 위로 이리저리 돌려 보니 감쪽같이 나았습니다. 근육통에 빛패치의 효험이 대단합니다.

견부통증 | **박경륜**

전 보기엔 굉장히 건강해 보이는 체형이라 아프다고 하면 잘 안 믿을 정도입니다. 그리고 전 웬만히 아픈 건 참는 스타일이랄까, 병을 키운다고나 할까. 그러다 언제부터인가 누적된 피로로 양쪽 어깨, 팔에 힘이 없어 가방을 못 들 정도였습니다. 그냥 참고 생활했었지요. 한날 집에 와서 어깨와 팔에 모두 다 빛패치를 붙이고 잠을 잤습니다. 아침에 일어나 똑같은 일상 속에서 어깨와 팔이 그렇게 가벼울 수 없었습니다. 저림도 없었습니다.

견부통증 | **서윤석**
어깨를 많이 쓰다 보니 어깨가 결려서 고생하고 있습니다. 빛패치를 양어깨에 붙이면 통증이 완화되면서 편안해 짐을 느낄 수 있었습니다.

상지 통증, 상지관절통
팔, 손 아픔 ; Upper Limbs Pain & Arthralgia

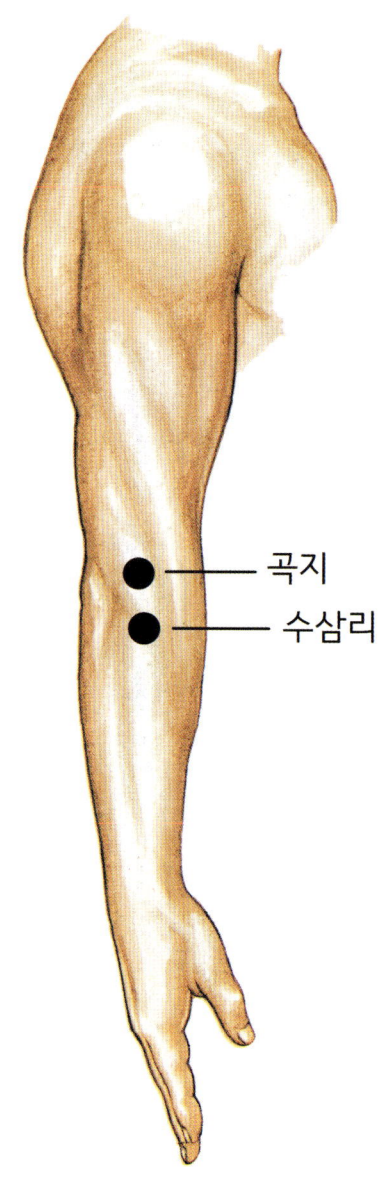

— 곡지
— 수삼리

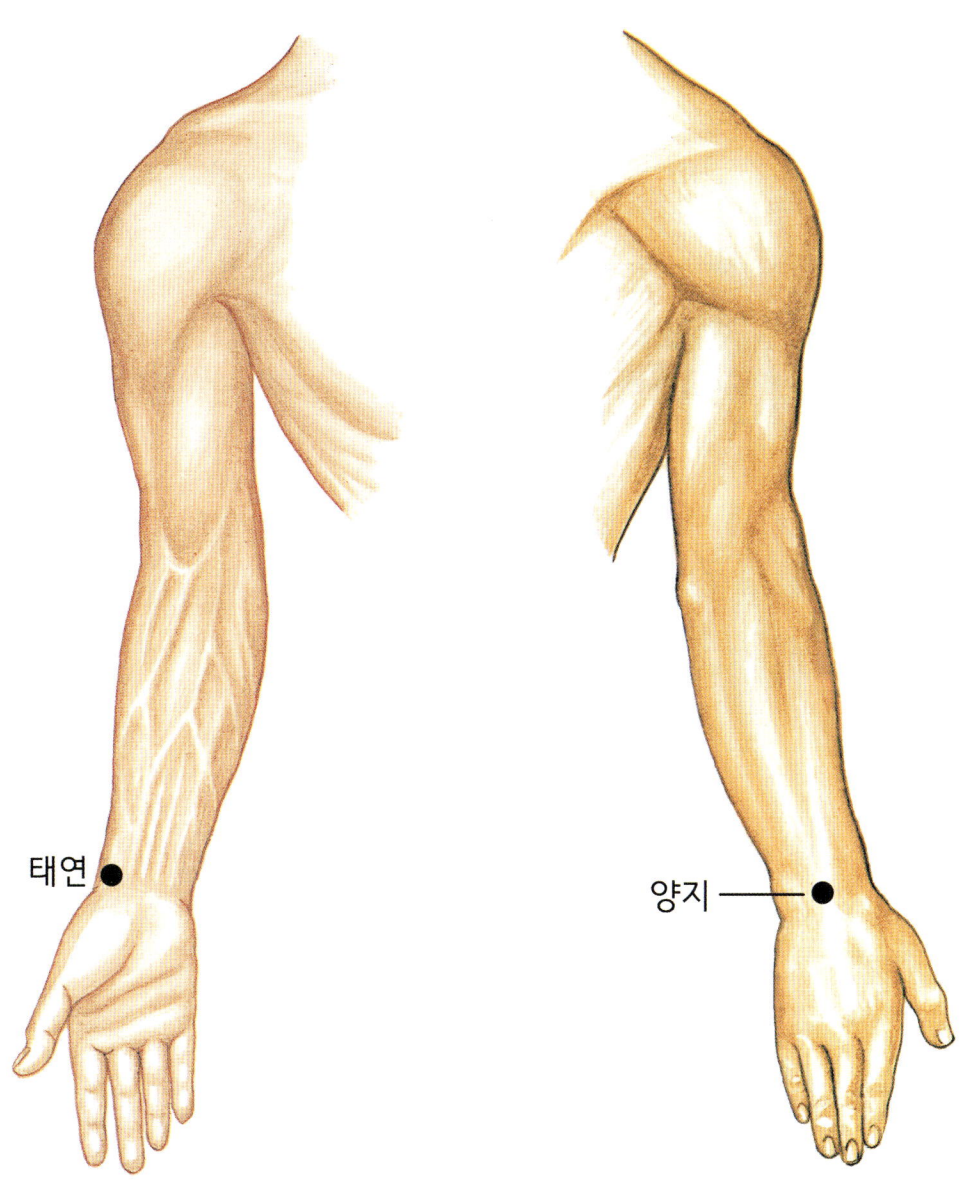

상지관절통-주관절 | **김주현**

각종 스포츠나 레저 활동 중에 생긴 팔꿈치 엘보우 증상에 빛패치를 붙이면 통증이 금방 완화되고, 운동을 잠시 중단하고 계속해서 며칠 붙이면서 팔꿈치를 사용하지 않으면 소염진통제나 주사를 맞는 것보다 더 신속하게 엘보우 증상이 치료되는 것을 느꼈습니다.

상지통증 | **이명자**

근처에 사는 친구가 시골집에서 이것저것 가지고 온 것들을 줘서 조금 무거운데도 가까우니까, 하며 무리를 해서 들고 왔습니다. 그날은 잘 몰랐는데 자고 나니 왼쪽 팔이 끊어질 것처럼 아팠습니다. 빛패치가 생각나서 제일 아픈 부위에 붙이고 10분간 빛명상을 했습니다. 빛명상을 마치고 끊어지는 것 같았던 통증이 거짓말처럼 사라져서 참 신기하다는 생각이 들었습니다.

상지관절통-손목 | **이윤환**

지난 주부터 손목이 꼭 삔 것처럼 아팠습니다. 보통 하루 이틀 지나면 괜찮아지는데 이번에는 3일이 지나도 계속 아프기에 빛패치를 손목에 붙였습니다. 그랬더니 그 이튿날부터 괜찮아졌습니다.

상지통증-손 | **김동철**

요즘 손을 많이 써서 엄지손가락 밑의 부분에 통증이 심했습니다. 빛패치 하나를 붙이고 맑고 밝게 정화해 주십사 청했습니다. 다음 날 아침에 빛패치를 붙인 부위에 통증이 거의 다 사라졌습니다.

상지통증-팔-부위가 불분명 | **정도경**

산책길 나무뿌리에 걸려 아주 심하게 팔을 다쳤습니다. 골절은 아니었지만 두 달 동안 걸레를 짤 수 없었고 생활이 이만저만 불편한 것이 아니었습니다. 정형외과에 다니면서 서서히 괜찮아진 팔이, 일 년이 지나고 두어 달 전부터 조금씩 아파 오더니 무거운 것을 들 때 불편했고 통증도 위아래 퍼져 나가는 것이었습니다. 걱정이 될 즈음 빛패치를 여러 개 붙여 보았습니다. 그 결과, 처음에 많이 좋아 지더니 며칠 간격으로 서서히 좋아지다가 지금은 완전히 좋아졌습니다.

흉통

가슴 아픔 ; Chest Pain

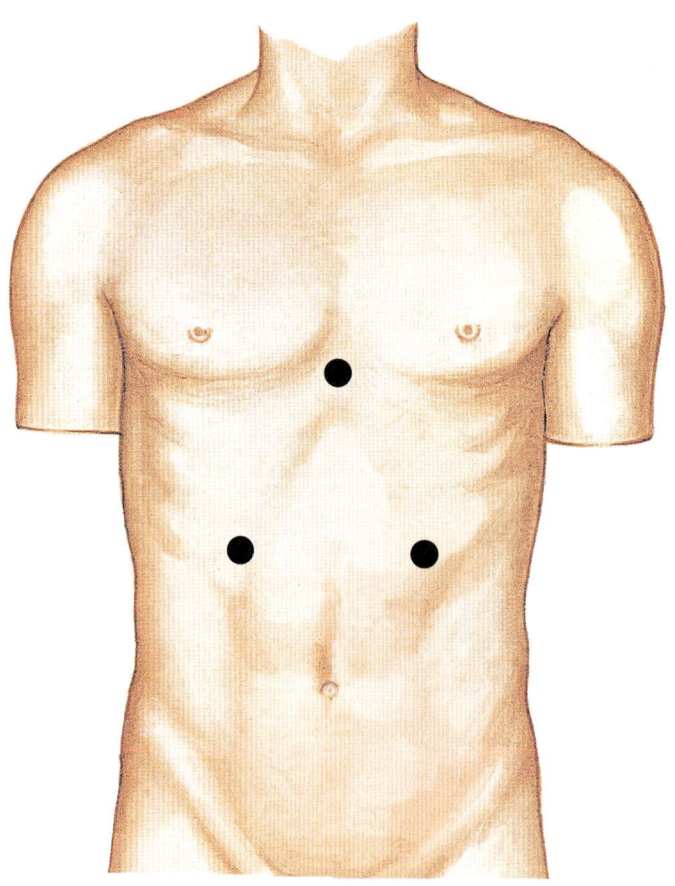

* 고혈압, 심장질환, 뇌혈관질환, 당뇨 등의 기왕력旣往歷이 있거나, 가족력이 있는 경우, 또는 고령, 비만인 경우는 의사의 진찰을 권함.

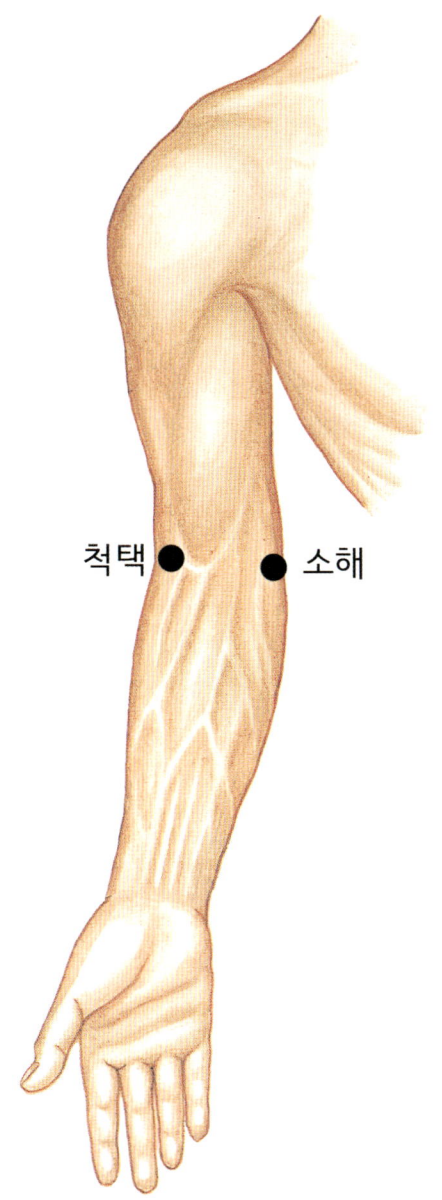

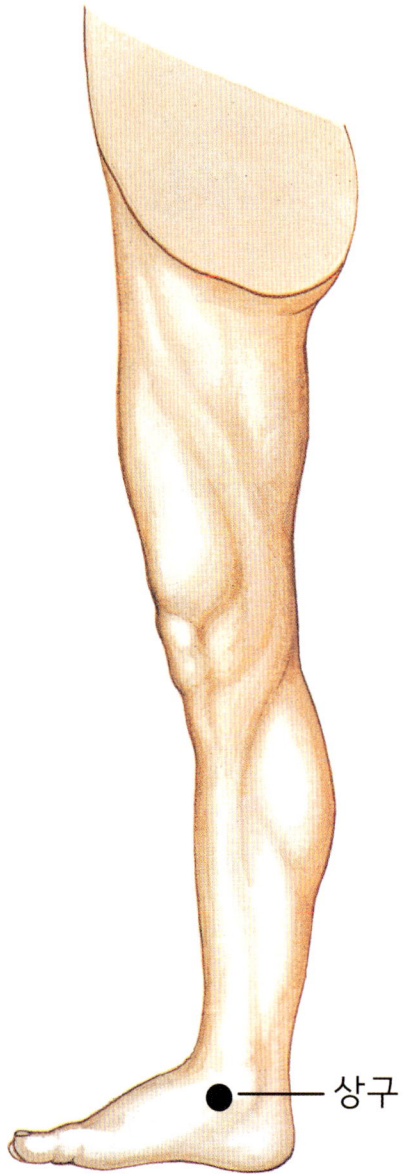

흉통 | **김태형**

지난주 가슴 가로 방향으로 통증을 느꼈는데 그냥 체하거나 어쩌다 한번 지나가는 통증으로 여겼습니다. 그런데 자주 통증이 왔고 걱정이 되기 시작했습니다. 그때 빛패치를 찾게 되었습니다. 가슴 부위 가로 방향으로 빛패치 3개를 5센티미터 간격으로 붙이고 나니 다음 날 통증이 완전히 없어졌습니다. 신기하고 감사했습니다.

흉통 | **이명자**

저녁에 탁구를 한 시간 치고 뒤풀이로 생맥주 한 잔을 먹으러 갔는데 갑자기 가슴에 통증이 심하게 왔습니다. 그렇게 오는 통증은 한 번도 없었는데 놀랐습니다. 급체했을 때는 명치 끝이 아픈데 그런 증상도 아니었습니다. 등을 두드려도 소용없고 가슴을 쓸어내려 보기를 수십 번, 그래도 증상이 가시지 않자 갑자기 빛패치 생각이 났습니다. 빛패치 두 개를 아픈 부위에 붙였더니 언제 아팠냐는 듯이 통증이 거짓말 같이 사라졌습니다.

복통

배 아픔 ; Abdominal Pain

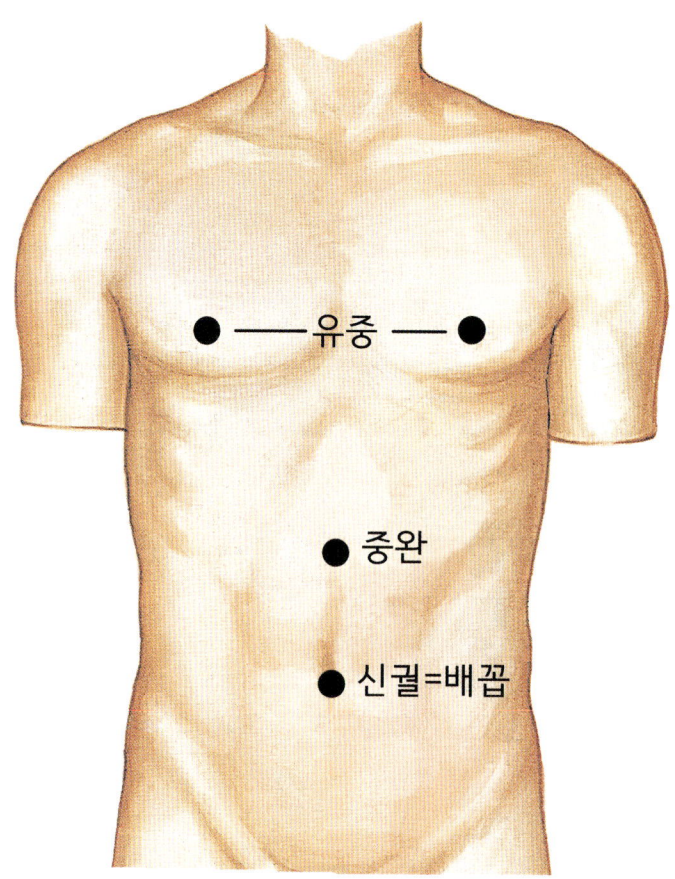

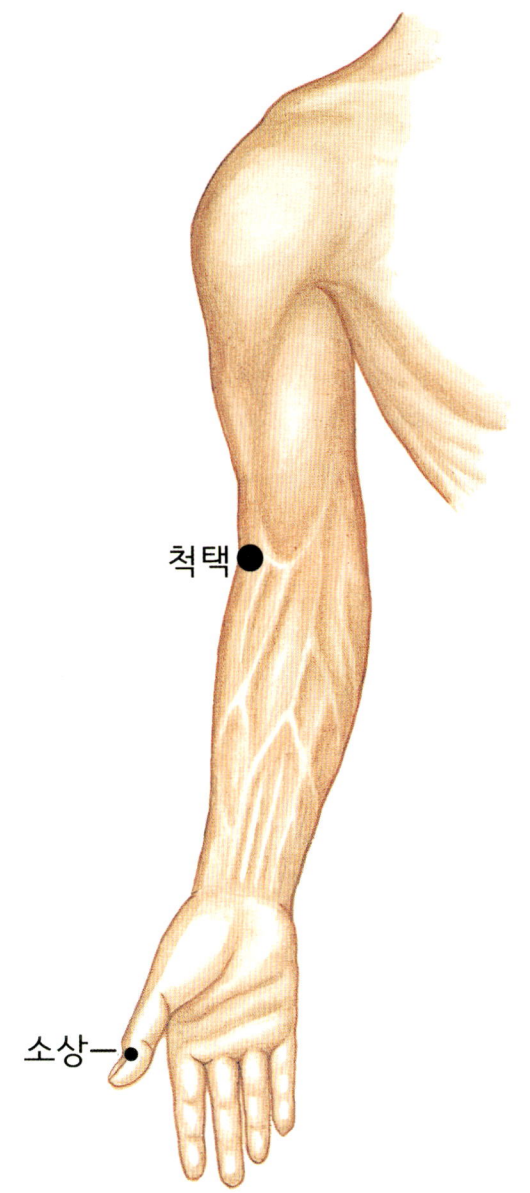

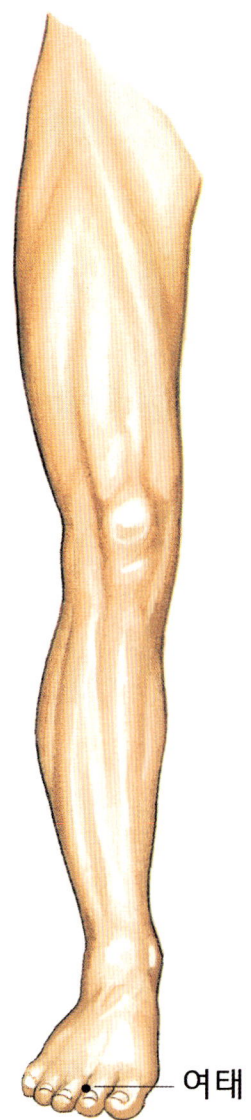
여태

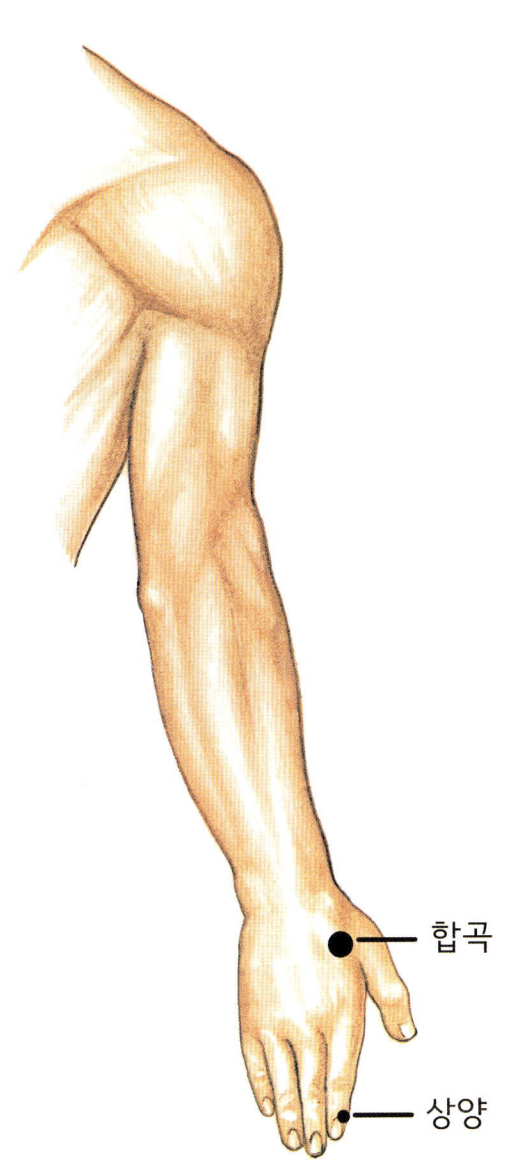

복통 | **박명조**

아침에 지하철 타려고 기다리면서 아랫배가 아프기 시작했습니다. 아침 빈속에 먹었던 오렌지 한 개가 이유였던 것 같습니다. 늘 가방 속에 가지고 다니던 빛패치 한 개를 살짝 붙였고 바로 지하철을 탔습니다. 30여 분이 걸리는 목적지까지 너무 아파 눈을 지그시 감고 빛명상을 하고 나니, 도착 3분 정도 남기고는 심한 복통이 깨끗이 사라졌습니다. 빛패치로 바쁜 아침 출근 시간에 위기를 넘길 수 있었습니다.

복통 | **우진택**

기숙사 생활을 하는 저는 하루 세끼를 급식으로 해결합니다. 뱃속에 먹보 거지가 들어있는지, 끼니마다 배불리 먹지 않으면 채 두 시간이 안 되어 다시 배가 고파집니다. 학교에 매점도 없어 식사마다 배가 든든하도록 많이 먹지만 먹은 것을 잘 소화하지 못해 아랫배가 편할 때가 별로 없습니다. 그러다 며칠 전 찬 음식을 많이 먹고 밤에 갑작스러운 복통이 찾아왔습니다. 빛패치를 단전에 하나, 아픈 부위에 하나를 붙이고 나니 곧 통증이 사라졌습니다. 신기하게도 그다음 날은 빛패치를 붙이지 않은 날과는 달리 배가 너무도 편안했습니다. 빛패치는 복통뿐만 아니라 소화불량도 완화해 주었습니다.

복통 | **김상철**

음식을 잘 못 먹었는지, 저녁 늦게 잠자리에 들려고 하는데 배가 아파서 잠을 제대로 잘 수 없었습니다. 때마침 빛패치가 생각나서 두 개를 배에다 붙였습니다. 빛패치 붙이고 채 5분도 안 되어 고통을 느낄 겨를도 없이 잠이 들었습니다. 유럽에서 그토록 빛패치에 열광하는 이유를 조금이나마 알 수 있을 것 같습니다.

복통 | **양희랑**

배가 살살 아프고 머리가 어지러웠습니다. 최대한 참을 수 있을 때 까지 참다가 안 돼서 약을 먹었는데도 낫질 않아서 빛패치를 머리와 배에 붙였어요. 그랬더니 점차 편해지면서 더 이상 어지럽지도 않고 배도 아프지 않게 되었어요.

배부 통증
등 아픔 ; Upper Back Pain

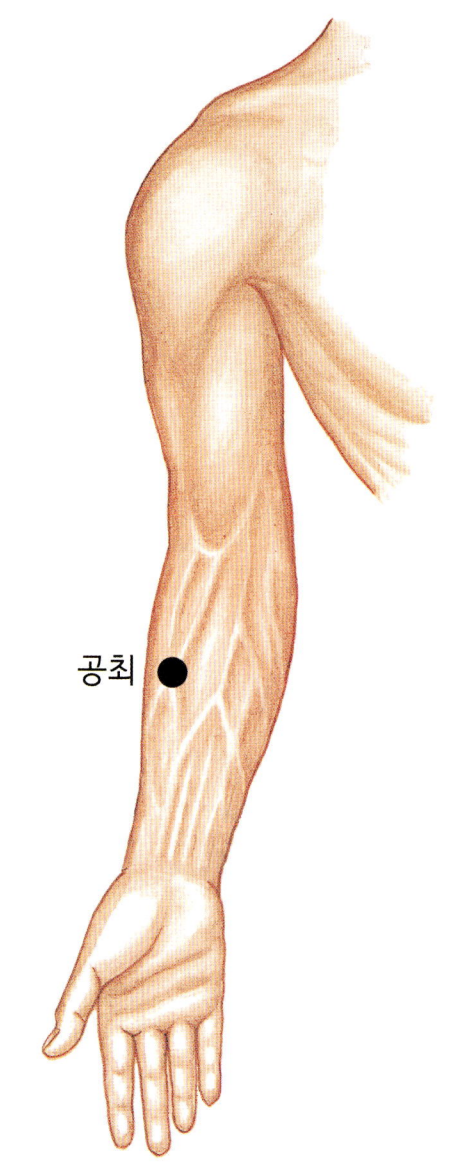

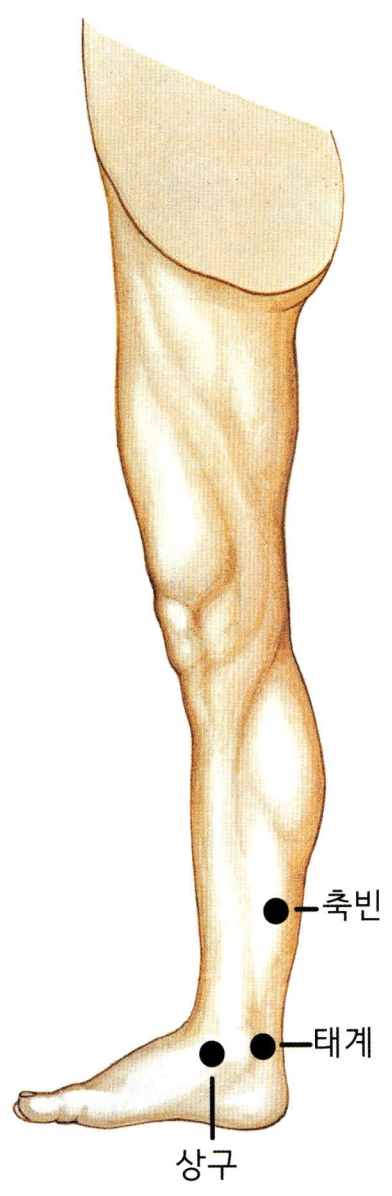

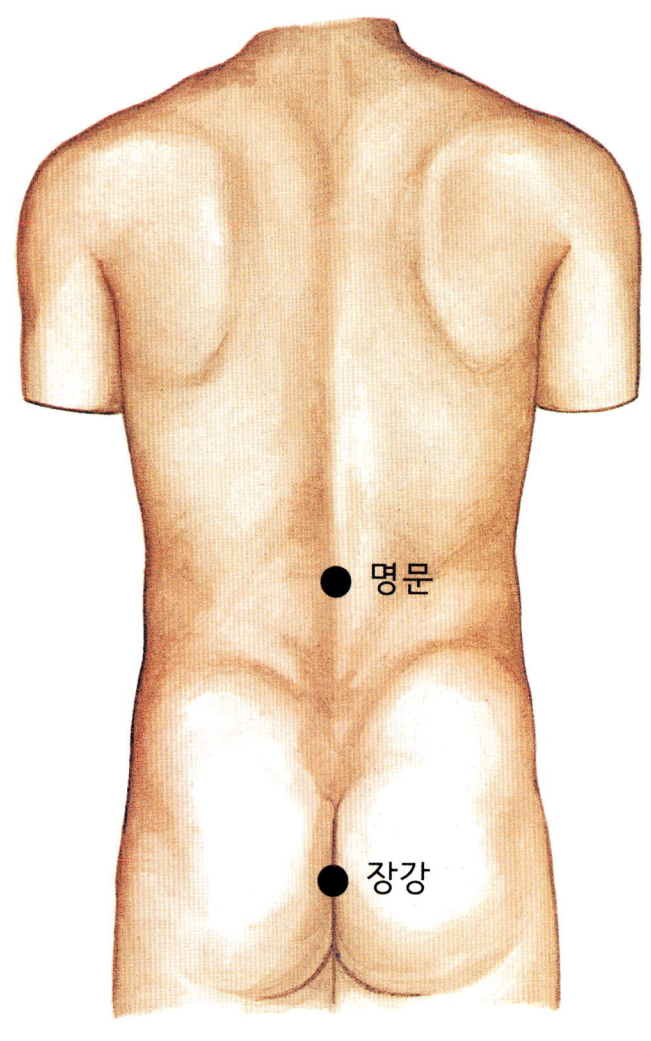

배부통증-척추주위근 | **김우연**

며칠 전부터 어깨 아래쪽으로 가운데 척추뼈가 뻐근하고 아파서 계속 신경이 쓰이고 불편했습니다. 자고 일어나면 낫겠지 했는데 서 있을 때나 앉아 있을 때나 통증이 계속되고, 손으로 만지는 것조차 아플 정도가 되었습니다. 마사지도 해보았지만 차도가 없었습니다. 아껴뒀던 빛패치를 세 군데 나눠 붙였습니다. 아침에 일어나니 빛패치를 붙이고 잔 걸 깜빡 잊을 정도로 뻐근함조차 없었습니다. 언제 아픈 적이 있었나 싶을만큼 아무렇지 않아서 직접 체험하지 않았다면 너무 신기한 빛패치의 효능을 믿기 어려웠을 겁니다.

배부통증 | **조도희**

평소 등이 아파서 파스를 여러 장 붙이고 지내었으나 그때뿐 잘 나아지지를 않았는데, 선물로 받은 빛패치를 아픈 부위에 3-4개를 붙이고 난 후 하루 이틀이 지나자 통증이 더 이상 느껴지지 않았습니다.

요통

허리 아픔 ; Lower Back Pain

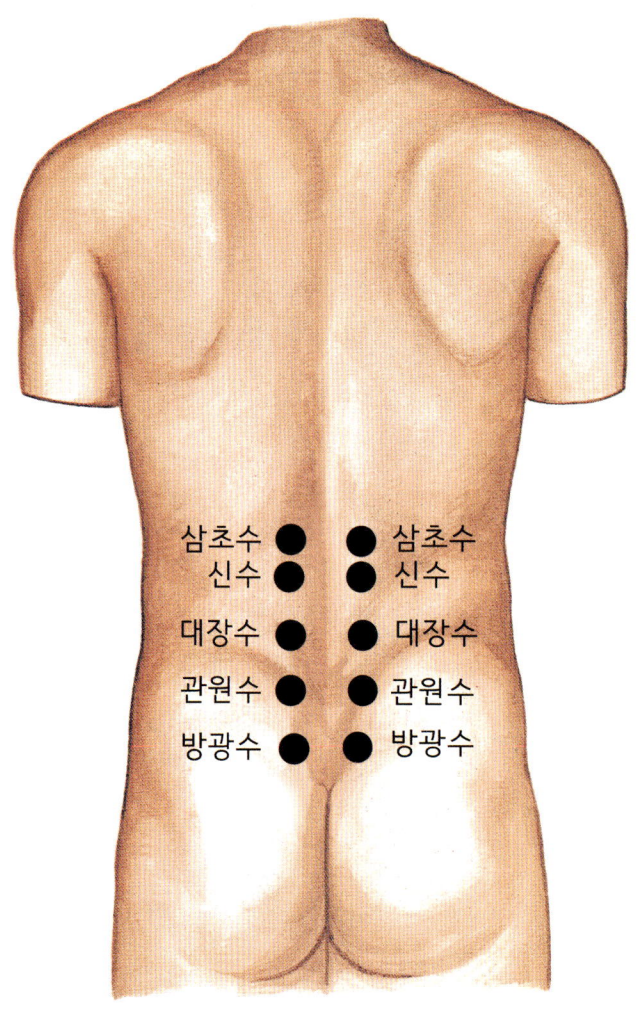

요통 | **이화진**

이불 빨래를 하고 베란다 건조대에 이불을 널다가 건조대의 줄이 끊어지면서 건조대 봉이 밑으로 내려오는 바람에 몸을 휙 돌리면서 급하게 이불을 받았습니다. 저녁을 먹고 자려고 했더니 허리가 펴지지 않고 아파왔습니다. 똑바로 눕지도 못하자 빛패치가 생각나서 얼른 허리에 2개를 붙이고 옆으로 누워 잤습니다. 아침에 일어나보니 똑바로 누워있고 허리도 펼 수 있고 통증도 싹 없어졌습니다.

요통 | **김초연**

지난주 차 안에서 몸을 한쪽으로 기울인 채 잠을 자고 장시간 앉아있다가 일어나니 몸이 뻐근하고 허리가 많이 아팠습니다. 뭉친 근육을 풀어보려고 이리저리 움직여봐도 소용이 없었습니다. 움직일 때마다 느껴지는 통증으로 신경이 쓰였습니다. 마침 가지고 있던 빛패치 하나를 붙이고 두 시간쯤 지나 차에서 내린 후 걸어가는데 통증이 전혀 느껴지지 않았습니다. 너무 빠른 효과에 감탄하며 빛패치를 사용할 수 있어 정말 감사했습니다.

요통 | **이은희**

가끔 오른쪽 옆구리 뒤쪽이 아파왔습니다. 어제 낮에도 갑자기 허리 뒤쪽이 아파 아끼던 빛패치를 하나 붙였습니다. 빛패치를 붙이고 나니 마음이 편안해지는 것 같았습니다. 잊고 있었는데 지금까지도 통증이 없습니다. 허리통증이 사라진 것에 감사드립니다.

요통 | **왕정안**

옆구리가 아프거나 하면 아픈 곳에 빛패치를 붙이고 난 뒤 누워서 디스크 넣는 방법으로 움직이면(추나요법) '뚝'하고 디스크가 들어갑니다. 빛패치를 붙이기 전에는 며칠을 같은 방법으로 해도 안 들어가던 것이 빛패치만 붙이고 나면 바로 들어가니 정말 감사할 따름입니다.

요통 | 김경석

연말이라 이런저런 일들로 몸이 좀 피곤한 상태였습니다. 잠을 자기 위해 침대에 누웠는데 등허리의 통증 때문에 몸을 눕혀도 돌려도 엎드려도 통증이 없어지질 않아 잠도 못자는 상황이 되었습니다. 어떻게든 안 아픈 자세를 하려고 뒤척이다, 일어나 빛패치를 찾았죠. 아픈 부분에 붙이고 나니 바로 효과가 나타났습니다. 몸을 바로 눕히고 잠을 자 피곤한 몸을 쉴 수 있게 되었습니다.

요통 | 오선영

며칠 전 딸 현지가 학교에서 반 아이들 모두 책상에 머리를 박는 원산폭격자세로 벌을 받았다고 했습니다. 20분 정도 그 자세로 있었는데 허리가 너무 아프다고 통증을 호소했습니다. 허리를 손으로 주물러 주면서 가장 통증이 심한 부위에 빛패치를 붙여 주었습니다. 잠시 후, 아이가 공을 바닥에 떨어뜨려 튕기는 느낌이 계속 반복된다고 흥분된 목소리로 저에게 얘기합니다. 다음 날 아침, 허리 통증은 사라졌다고 했습니다.

요통 | 이순화

허리가 너무 아파서 앉았다가 일어설 때는 허리를 펼 수 없었습니다. 조금 걷고 나야만 허리 통증이 조금 가라 앉아서 일어설 수 있었습니다. 인터넷 빛명상하고 빛패치를 붙이고 자고 다음 날 아침에 일어나니 허리의 통증이 사라졌습니다.

하지통증, 하지관절통
다리, 발 아픔 ; Lower Limbs Pain & Arthralgia

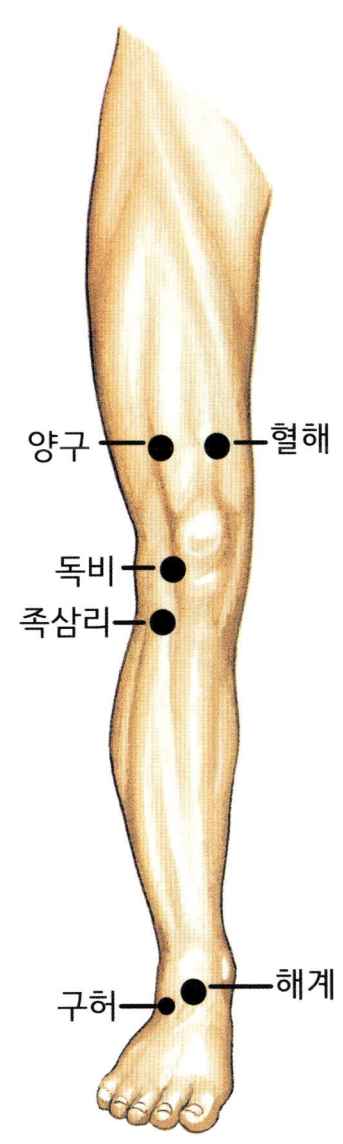

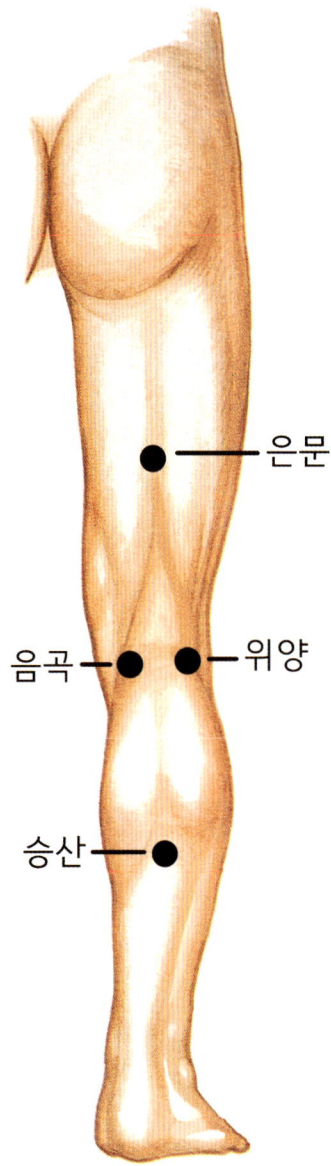

하지통증-다리 | 양은아

저는 허리 디스크로 운동 신경 마비가 왔었던 사람입니다. 아주 가끔 피곤할 때 발가락 뒤틀림이 약간씩 있습니다. 지난 밤 자는 중에 왼다리 옆쪽 신경이 뻗대며 통증이 왔습니다. 바로 빛패치를 세 개 붙였죠. 약간의 통증 끝에 어느새 잠이 들었고 다음 날 말끔히 나아 생활할 수 있었습니다. 빛패치가 있어 너무 감사하고 든든하답니다.

하지통증-발바닥 | 정복희

발바닥이 아파서 장거리 걷는 게 힘들었습니다. 통증이 심해져 병원에 가니 특별한 진단은 나오지 않고 휴식을 취하라며 약만 처방받아 왔습니다. 산행을 좋아하여 매주 산행을 하고 평일에는 걷기 운동 하는데 그것도 발바닥 통증으로 쉬었습니다. 약을 먹어도 별 차도가 없어 다시 병원에 가지 않고 빛패치를 붙이기로 하였습니다. 제일 아픈 발등 주위에 붙이니 점차 아픈 부위가 옮겨졌습니다. 아픈 쪽으로 빛패치를 옮겨 가며 붙여보았습니다. 아픈 곳의 진원지를 찾아가는 느낌이었습니다. 빛패치를 약 2주 동안 붙이니 발바닥 아픈 것이 사라졌습니다.

하지관절통-슬관절 | 김화자

어릴 때 운동하다 무릎을 여러 번 다쳐서 운동을 하거나 오랜 시간 운전을 하면 무릎 통증이 심했는데 빛패치를 붙이면 그 통증이 가라앉습니다.

하지오금 | 이진아

얼마 전 한쪽 오금이 아팠는데, 빛패치 두 개 붙이고도 계속 아팠어요. 장시간 등산을 해야 했기에 빛패치를 하나 더 붙였습니다. 7시간 산에서 걷는 동안 별로 불편하지 않았고, 며칠이 지난 오늘 다리를 움직여보니 아픈 곳이 사라졌네요. 20대 이후로 이렇게 많이 걸어본 적이 없는데, 오히려 아프던 곳이 사라졌으니 신기합니다.

하지통증-이상감각 | 전형열

얼마 전 벌레가 기어가는 것처럼 오른쪽 허벅지가 스물스물 거리며 가려웠습니다. 수지침도 놓고 다른 방법도 해보았는데 일시적으로는 괜찮다가 또 그런 현상이 나타났습니다. 빛패치를 여러 개 붙이고 나서야 지금은 그런 현상이 사라졌습니다.

하지관절통-슬관절 | 최미란

며칠 동안 여러 가지 일들이 겹쳐져 무릎이 아파왔습니다. 사무실에 출근하여 앉아있어도 무릎은 계속 아팠습니다. 빛패치를 사 놓은 것이 생각나서 무릎 아픈 곳을 누르면서 빛패치를 붙여놓고 감사합니다, 라고 했습니다. 업무가 바빠서 잊고 있었는데 점심시간이 되었네요. 아픈 무릎이 괜찮은 겁니다. 신통방통하네요.

하지관절통-발목 | 김태훈

계속된 야근에 불규칙한 식사, 부족한 운동, 언제부턴가 오른쪽 발목이 조금씩 아프더니 걷기도 힘들었습니다. 운전할 때 브레이크 밟기도 어려웠고요, 빛패치가 생각났습니다. 발목 안쪽에 두 개, 바깥쪽에 한 개, 뒤쪽에 한 개, 모두 네 개를 붙였습니다. 빛패치를 붙이고 일을 계속했는데 어느 순간엔가 통증이 사라졌습니다.

하지관절통-발목 | 서기원

학교를 다니게 되면서 운동화를 자주 신게 되었습니다. 그러다 어느날부터 왼쪽 발목 부분에 이유 모를 통증이 생겨서 걱정을 하던 차에 빛패치를 붙이니 다음 날에는 통증이 많이 완화되더니 지금은 통증이 사라졌습니다.

하지관절통-슬관절 | 안인숙

친구와의 약속으로 통영을 가게 되었습니다. 제 차로 가기로 약속이 된 상태인데 설날을 보내며 무리한 탓인지 무릎이 너무도 많이 아팠습니다. 제 무릎의 상태로는 운전할 수 없을 것 같았으나 사전 약속인지라 약속장소로 떠나며 빛패치를 오른쪽 무릎 앞뒤로 네 군데에 붙이고 출발을 하였습니다. 제 무릎이 아픈 줄 알고 있는 친구가 괜찮으냐고 걱정을 하였으나, 5시간 이상의 운전을 하고 돌아온 지금, 무릎 상태가 지난 며칠간의 아픈 상태에서 벗어나 움직이는 데 불편이 거의 사라졌습니다. 빛패치의 효능에 감사합니다.

하지관절통-발목 | **이재숙**
한창 운동에 빠져 사는 고등학교 1학년 남학생이 다리를 불편하게 움직이며 걸어 들어왔습니다. 전날 농구를 무리하게 해서 발목이 아프다고 하길래 빛패치를 가장 움직이기 불편한 발목 부근에 3개 붙여주었습니다. 아침에 붙여두었는데 저녁이 되니 다 나아서 움직임이 편하다고 좋아했습니다. 무리하게 움직여서 생긴 근육통에 효과가 짱입니다. 냄새나는 파스를 뿌려도 하루는 더 지나야 하는데 말이죠.

하지통증-발가락 | **박노을**
어제 레슨을 마치고 집에 와서 잠잘 준비를 하는데 오른쪽 새끼발가락이 정말 부러진 것처럼 아팠어요. 그래서 엄마한테 얘기했더니 바로 빛패치를 들고 오셔서 새끼발가락에 붙이고 잤어요. 레슨 시작할때까지도 분명히 아팠는데 딱 하루 지나니까 바로 나았어요. 정말 물로 씻은 듯이 싹 낫더라고요.

하지관절통-슬관절 | **염미오**
무릎이 시큰거리고 통증이 와서 다리를 가누기가 어려웠는데 빛패치를 아픈 무릎에 붙이고 나서 통증이 완화되었습니다.

증상 및
질환별 분류

2

Symptoms
& Disorders

감기, 몸살
Common Cold, URI

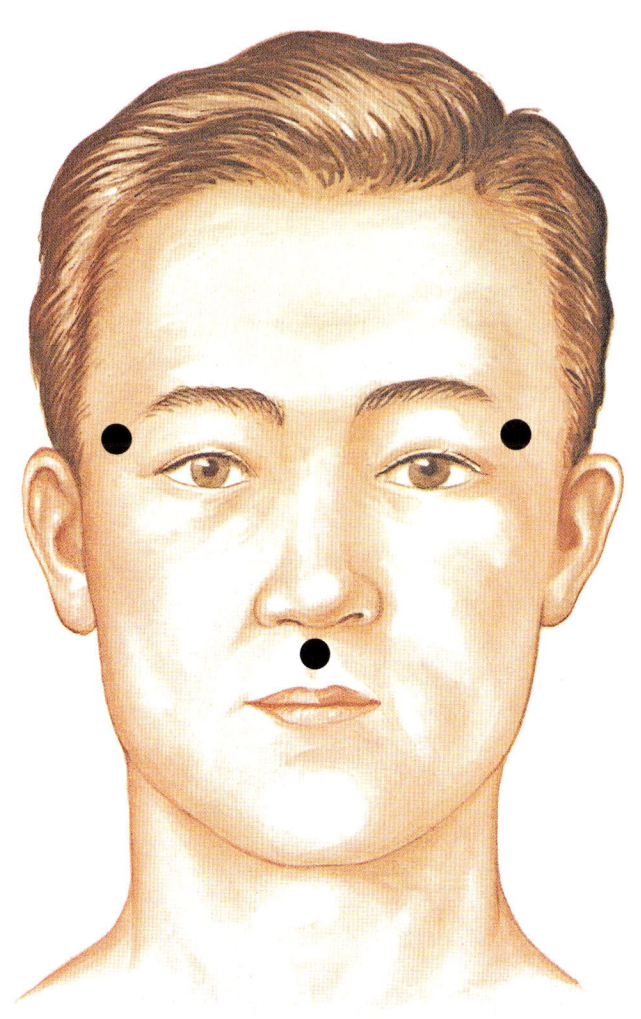

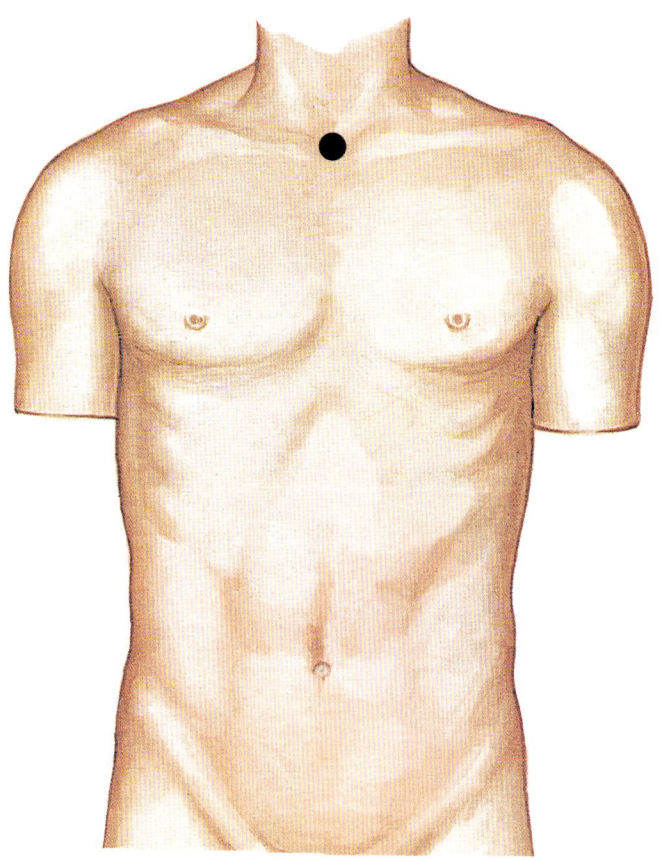

감기 | **박재정**

며칠 전 운동 겸 바닷가를 걸었습니다. 몸에 찬 기운을 느꼈으나 조금 더 걷고 돌아왔는데 갑자기 목이 아프고 기침을 심하게 하게 되었습니다. 따뜻한 보이차를 마시고 빛패치를 목 뒤에 하나 붙이고 목 앞쪽에 여덟 개를 붙였는데 금방 기침이 멈추었습니다. 정말 신기했습니다.

감기 | **박은조**

아침부터 오른쪽 머리가 아프고 코는 따갑고 몸은 으슬으슬해서 기분이 안 좋았습니다. 그래서 빛패치를 귀 뒤쪽에 붙였는데 불편한 곳이 괜찮아졌습니다.

감기 | **박보성**

외출을 다녀왔는데 찬 공기를 많이 쐰 탓인지 목이 아파오면서 감기의 전조 증상이 나타났습니다. 바로 통증이 있는 곳에 빛패치를 붙였습니다. 자고 난 뒤 통증은 없어졌습니다.

감기 | **최아름**

어린 딸 아이가 감기 기운이 있어 빛패치를 등에 하나 붙여줬어요. 딸이 감기에 걸릴 때마다 코감기에 고열이 동반되었는데 이번에는 미열로 계속 버티네요. 열이 심했다면 더 고생했을 텐데 빛패치 덕분에 고열까지 안 가게 해주셔서 감사합니다.

감기 | **민성채**

여러 일로 무리를 했더니 하루는 목 뒤부터 등까지 한기가 들기 시작했습니다. 몸살감기가 시작되는구나 싶었지요. 따뜻한 물을 마시고 뒷목에 빛패치를 두 개 붙였습니다. 다음 날엔 온몸에 힘이 없고 어지러웠지만 병원에 가지 않고 온종일 뜨거운 물을 마시고 땀을 흘리며 잠을 잤습니다. 이튿날부터는 정상적인 생활이 가능할 정도로 회복이 되었지요.

감기 | 한정녀

저는 매우 건강한 편입니다. 웬만해선 약도 잘 먹지 않습니다. 그러나 한 가지 예외가 있으니, 그것은 감기몸살이에요. 감기가 내 옆에 슬쩍 다가오면, 얼른 빛패치를 꺼내 목 뒤에 꾹 붙입니다. 기침으로 목이 간지러우면 그 부위에 또 빛패치를 하나 꾹 붙입니다. 그럼 약을 먹지 않고도 몸살은 그냥 슬금 슬금 물러납니다.

감기 | 서유종

손등과 팔의 피부가 아플 정도의 감기 기운이 있어 잠자리 들기 전 목젖 아래와 뒤쪽, 그리고 이마에 빛패치를 붙이고 잠자리에 들었더니 땀이 흠뻑 나더니 새벽녘 개운하게 일어났습니다. 빛명상을 하고 난 이후 정말 모처럼 느껴보는 심한 감기 기운이라 긴장했지만 주사와 약 도움 없이도 빛패치만으로 감기를 이겨냈습니다.

감기 | 신규태

감기에 걸렸는지 목이 따가웠고 학교 갔다 오니 머리까지 너무 아팠습니다. 머리가 너무 아파 곧 있을 과외 수업을 미루려고 생각했는데 엄마가 빛패치를 관자놀이에 붙여주셨습니다. 그리고 조금 있으니 정말 거짓말처럼 머리가 안 아파졌습니다!

경련
Muscle Spasm

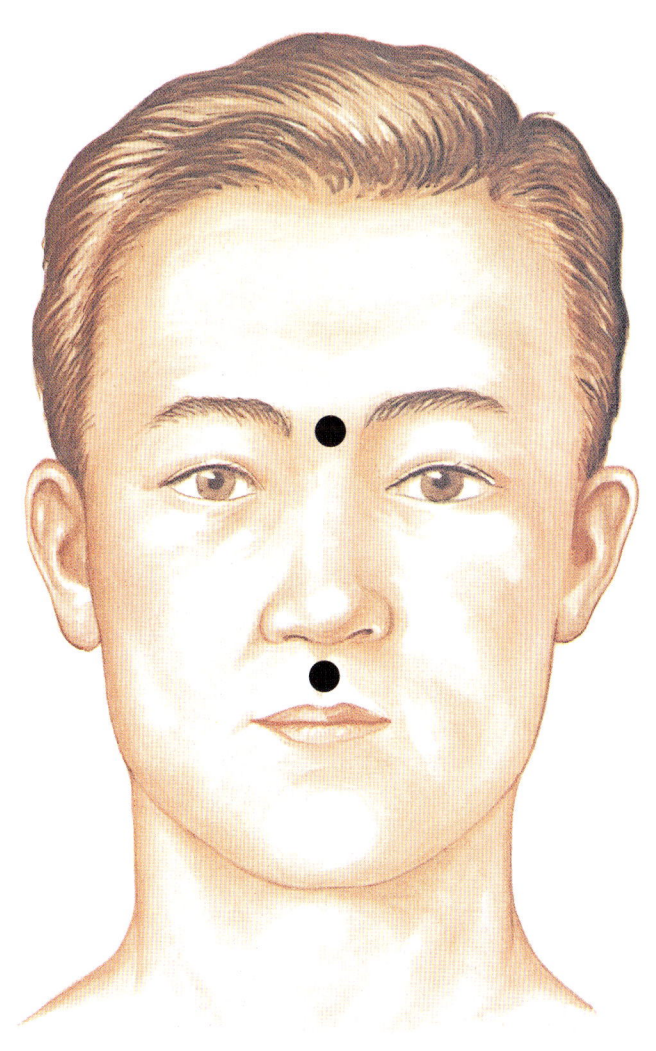

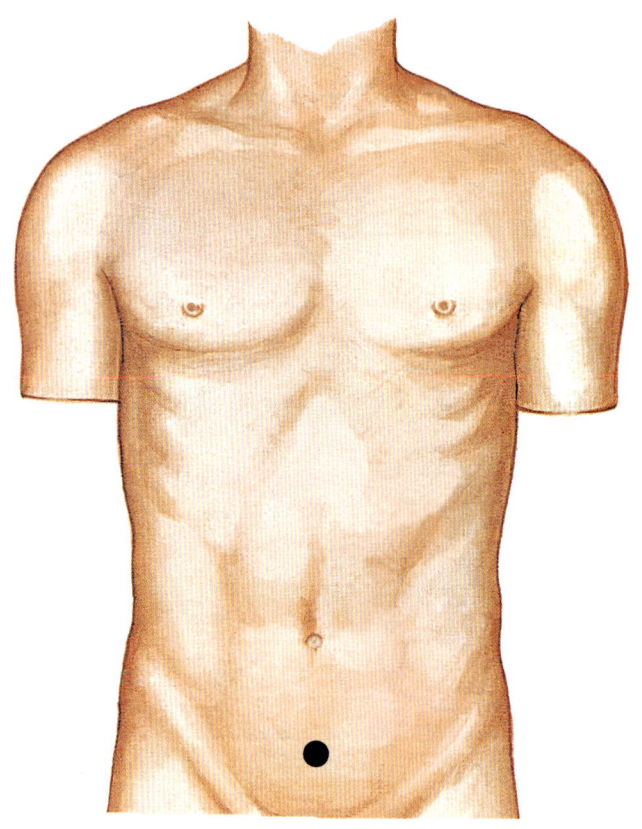
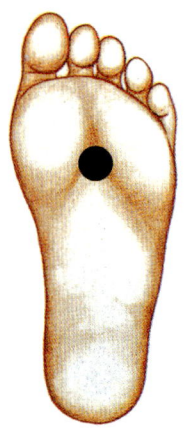

경련 | 이순길

오른손 중지 손가락 끝에 자주 경련이 일어나 빛패치를 붙이니 하루가 지나 경련이 사라진 것을 체험했습니다. 한 번씩 경련이 일어날 때는 물건도 제대로 잡지 못하는 상태였는데, 감사합니다.

경련 | 김욱명

나이가 들어서인지 며칠 전 의자에서 몸을 구부려 물건을 줍는데 순간 뜨끔하면서 왼쪽 갈비뼈 안쪽에 심한 경련이 일어났습니다. 물리치료를 받아야 하나 하고 순간 걱정을 했습니다. '참 빛패치가 있었지!' 하고 떠오르는 것이 아니겠어요. 빛패치를 몇 번씩 갈아 붙이니 통증에 차츰 차도가 있었습니다. 지금 생각하니 언제 내가 아팠는지 깜빡 잊을 정도로 통증이 말끔히 사라졌습니다.

고혈압
Hypertension

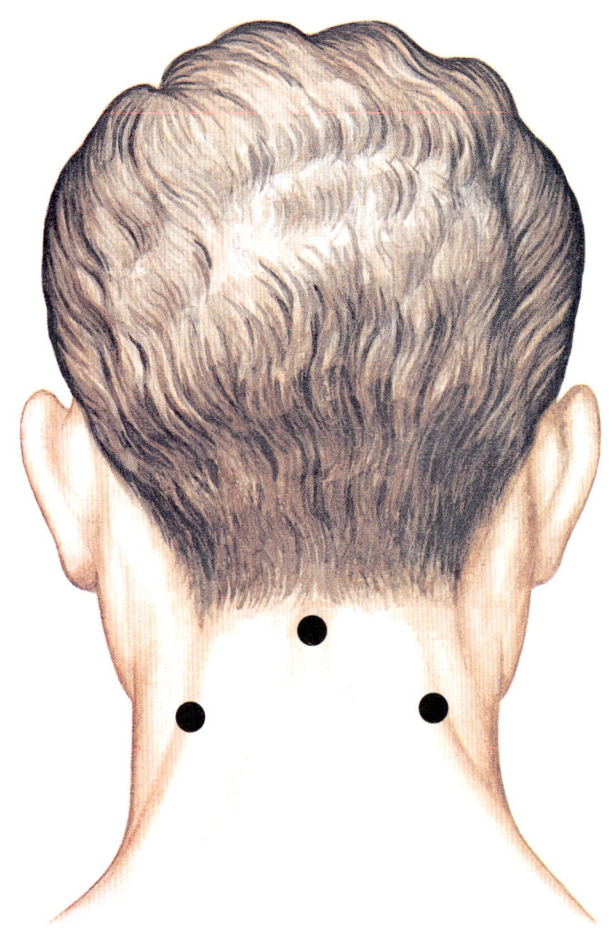

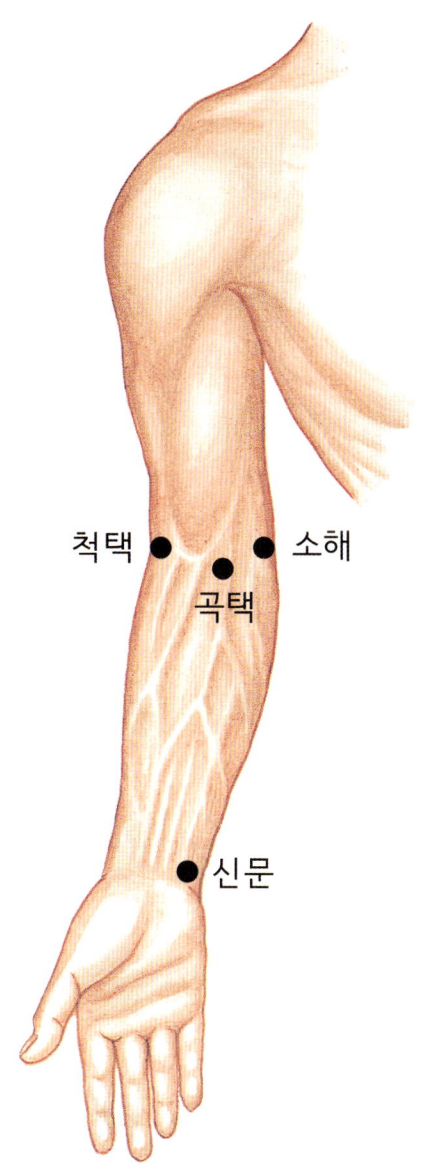

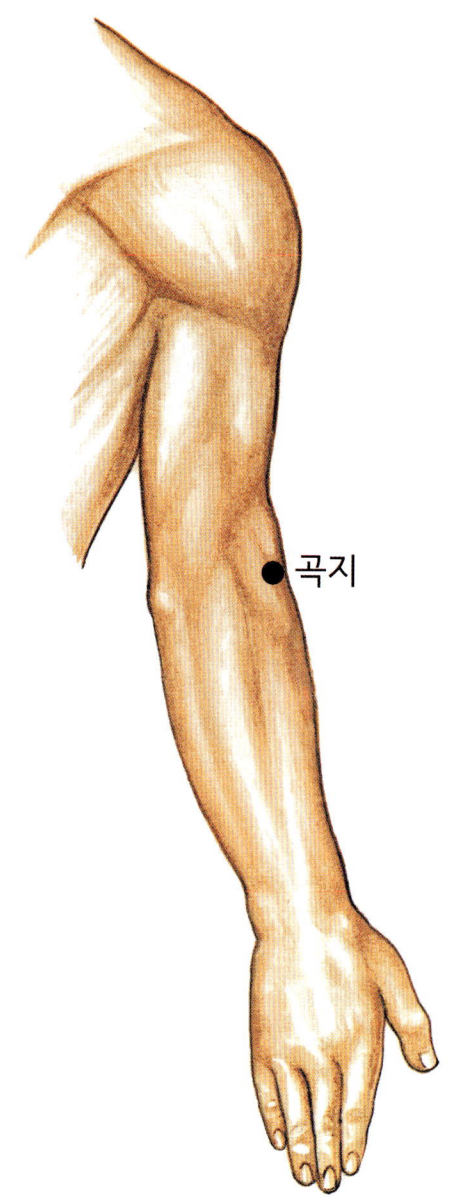

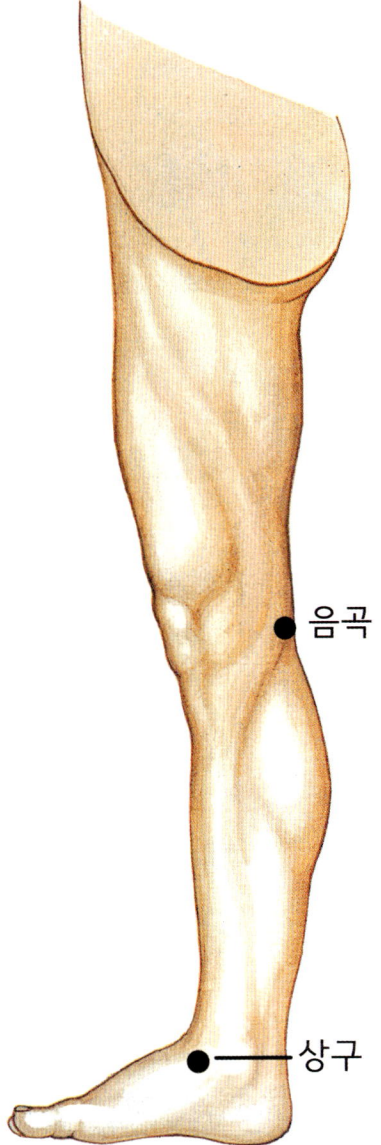

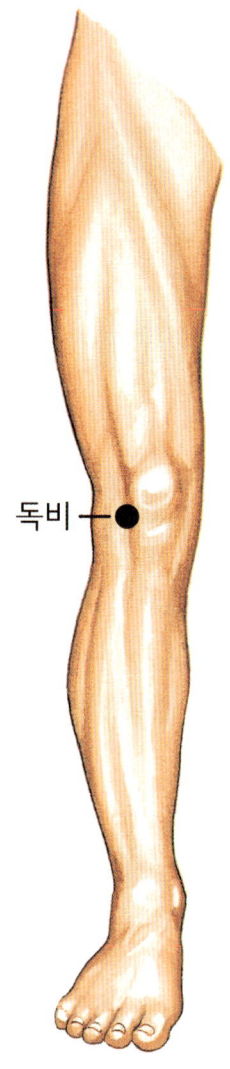

고혈압 | 이명자

혈압이 조금 높은 친정어머니는 가끔 뒷목이 당긴다며 목을 주무르곤 하시는데 그럴 때마다 빛패치를 붙여드리면 괜찮아지신다며 가끔 붙여달라고 하십니다. 고혈압으로 인한 뒷목 당김에도 효능이 좋습니다.

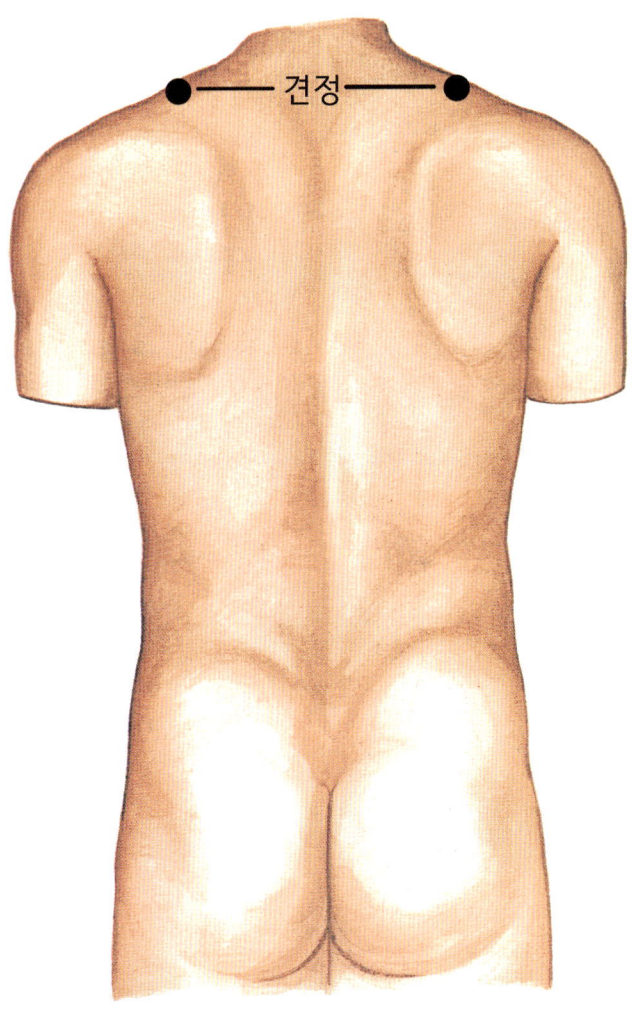

구내염
Stomatitis

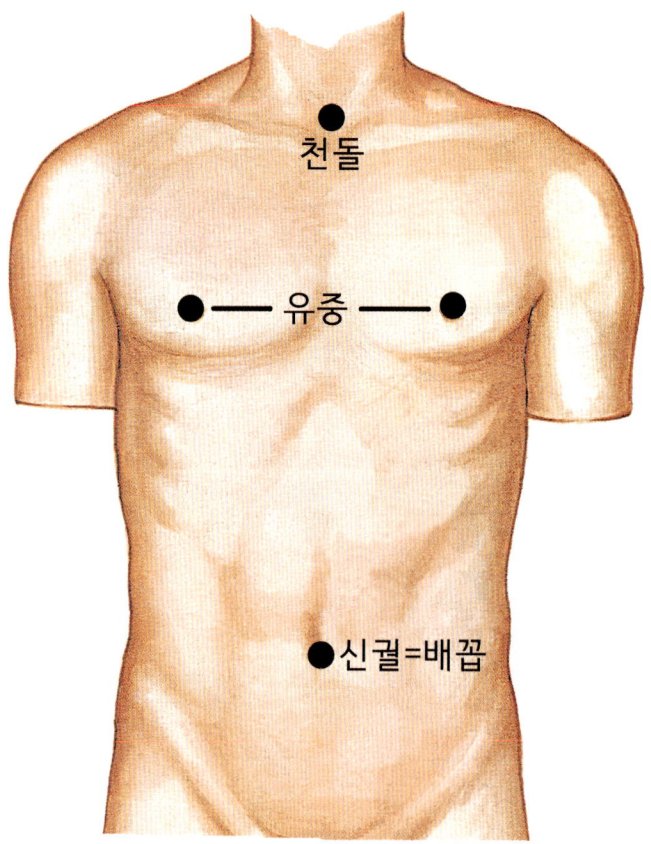

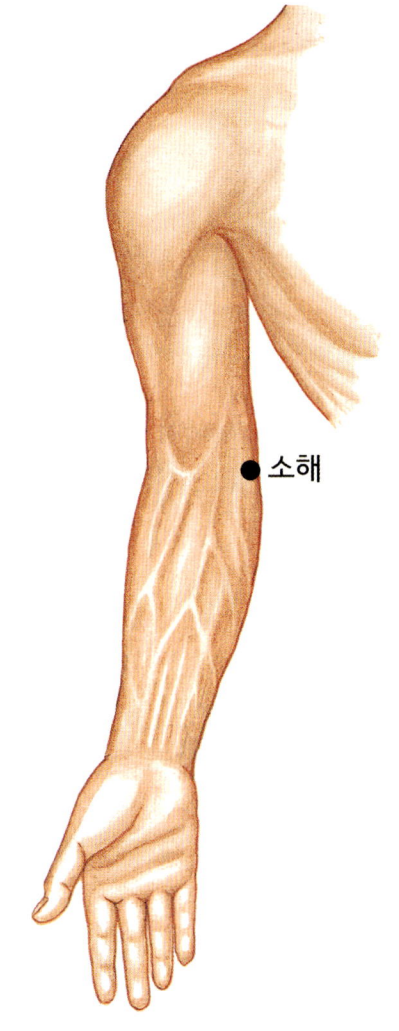

구내염 | 김하은

여름이라 더워서 그런지 잠을 깊게 자지 못했습니다. 그래서 그런지 입 안이 허는 구내염이 생겼습니다. 어제 자기 전에 빛패치를 볼쪽에 붙이고 잤더니 난 적이 없다는 듯이 없어졌습니다.

근육통
Myalgia

다발성 신경염

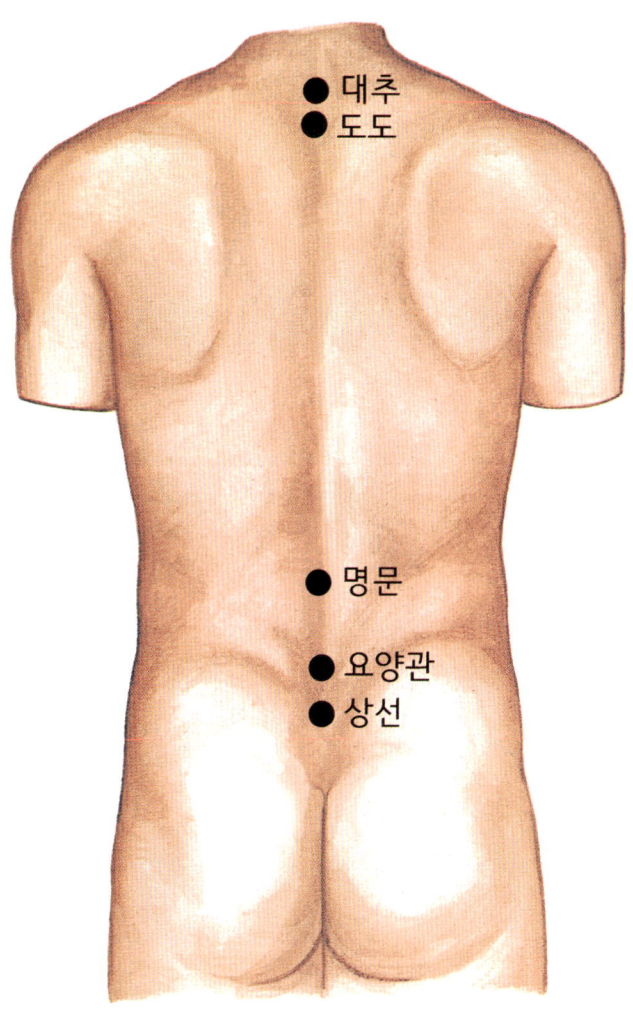

다발성 신경염

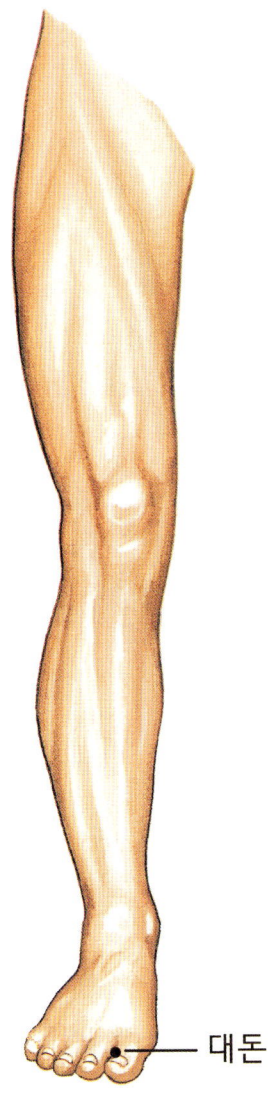

대돈

다발성 신경염

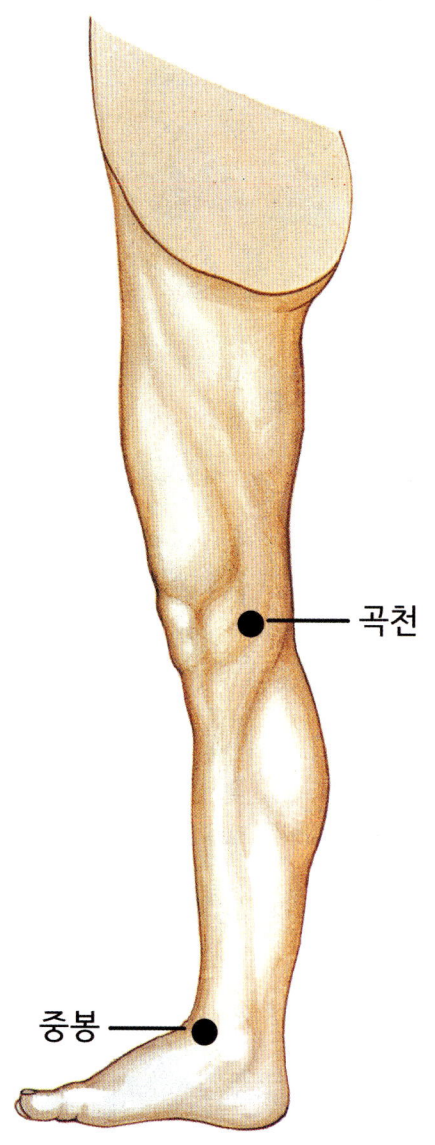

다발성 신경염

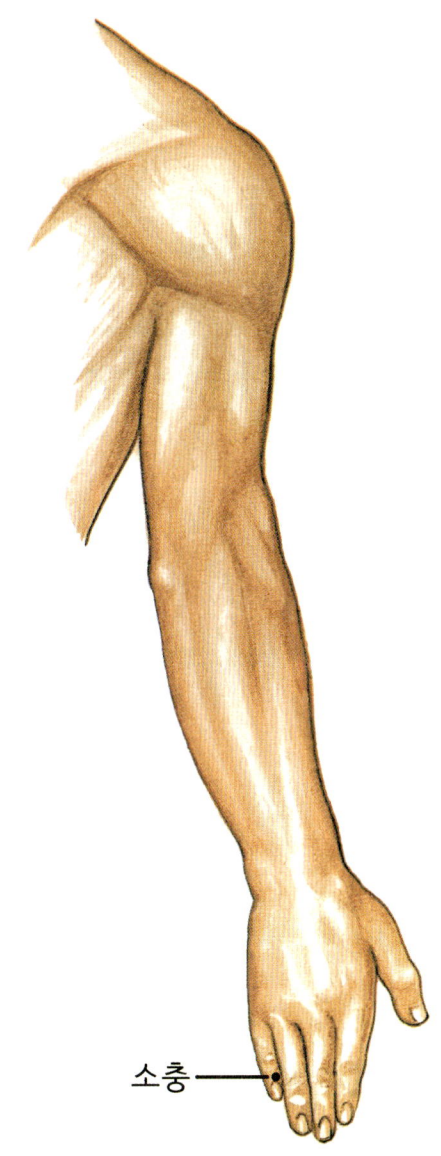

소충

다발성 신경염

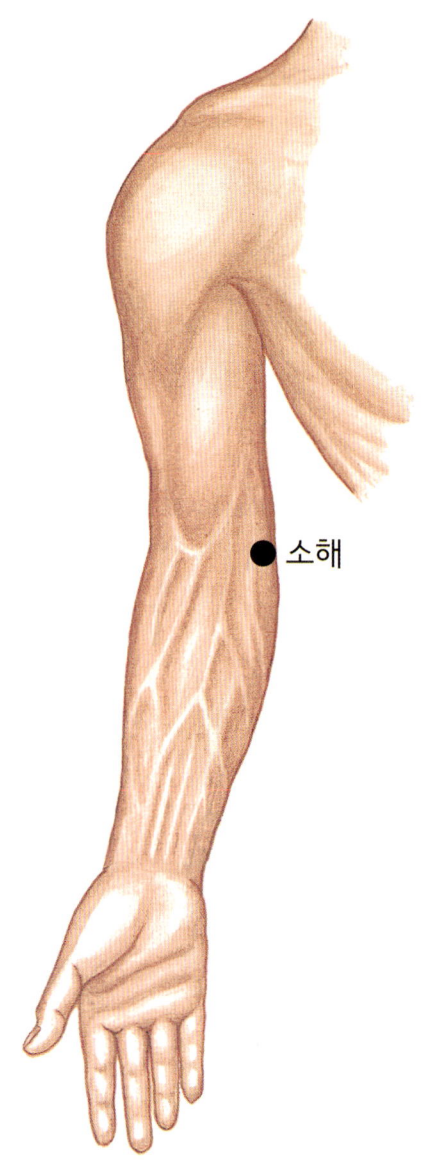

근무력증
Myasthenia

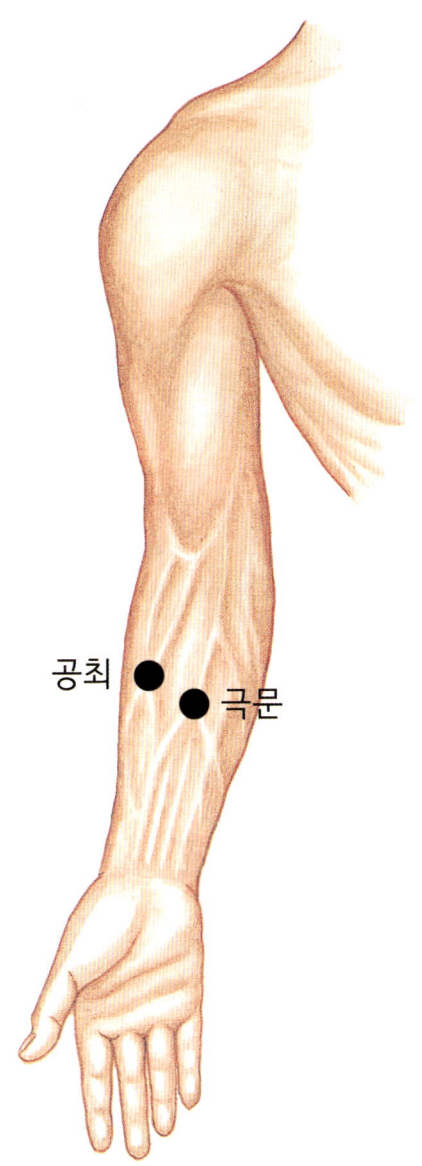

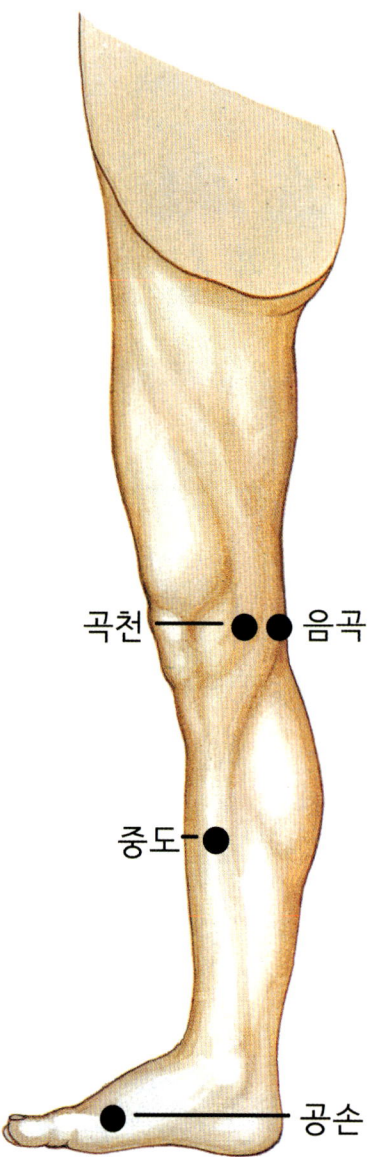

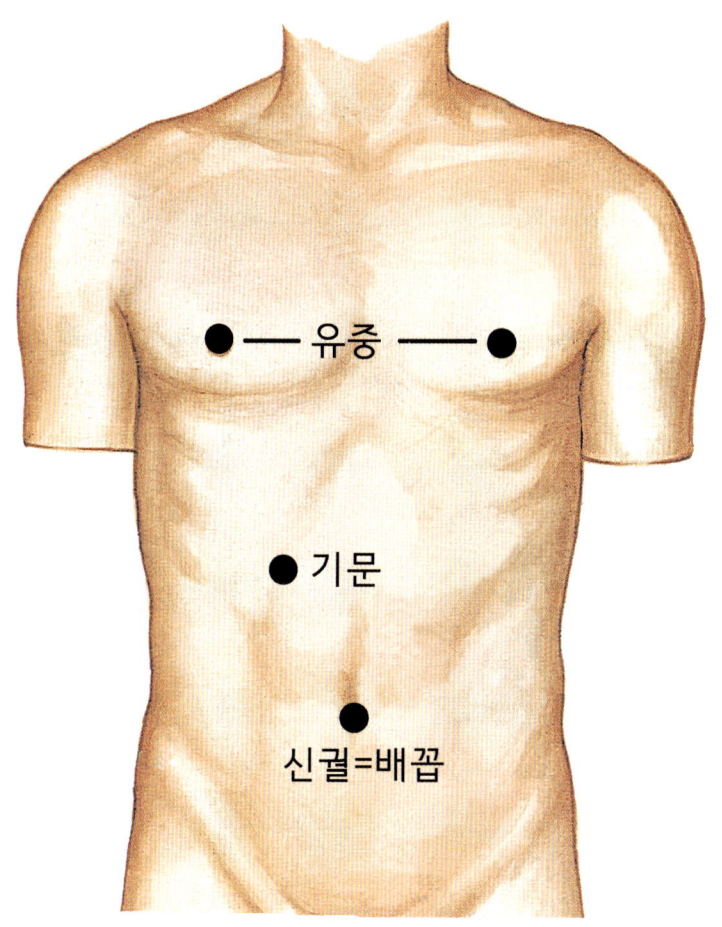

근육통 | 옥영주
요즘 도로주행 연수를 받고 있어요. 미숙한 실력 탓에 어깨와 팔과 다리에 잔뜩 긴장이 들어간 상태로 운전을 하다 보니 근육통이 생겼지 뭐에요! 그래서 빛패치를 아픈 곳에 붙이고 몇 번 손으로 풀어주며 잠시 쉬었더니 언제 아팠냐는 듯 개운해졌습니다. 조금 아픈 건 참는 걸 미덕으로 여긴 미련한 저에게 통증 없는 세상을 만들어준 빛패치입니다.

근육통 | 이소민
운동을 하다 허벅지 근육이 뭉쳐서 움직이기 힘들었습니다. 빛패치를 붙이고 나니 움직이기가 수월해졌고 근육도 거의 다 풀려 일상생활에도 아무런 문제가 없어졌습니다.

근육통 | 배정성
어제 체육시간에 축구를 하다가 허벅지 근육이 뭉쳐서 걸을 때도 아팠고 계단 오를 때도 아팠습니다. 그래서 학교를 마치고 집에 가자마자 허벅지에 빛패치를 붙이고, 자고 일어나자 알이 풀리고 통증이 사라졌습니다.

근육통-하지 | 이경주
둘째 출산 후 온몸이 시리고 아파 일상생활을 하는데 지장이 많았습니다. 잠을 자다가도 불편한 다리 때문에 잠을 뒤척이고 몇 번씩 깨어나고 그러다 보니 불면증도 생겼습니다. 근데 어제는 출근해서 다리가 묵직하고 시리고 아파 문득 빛패치가 생각나서 감사한 마음으로 '아프지 않게 해주세요' 주문을 외우며 많이 아픈 왼쪽 종아리에 두 개, 오른쪽에 한 개를 붙였습니다. 시간이 지날수록 통증도 조금씩 사라지고 물파스를 바른 것처럼 화~한 느낌이 들었습니다.

금연
Smoking

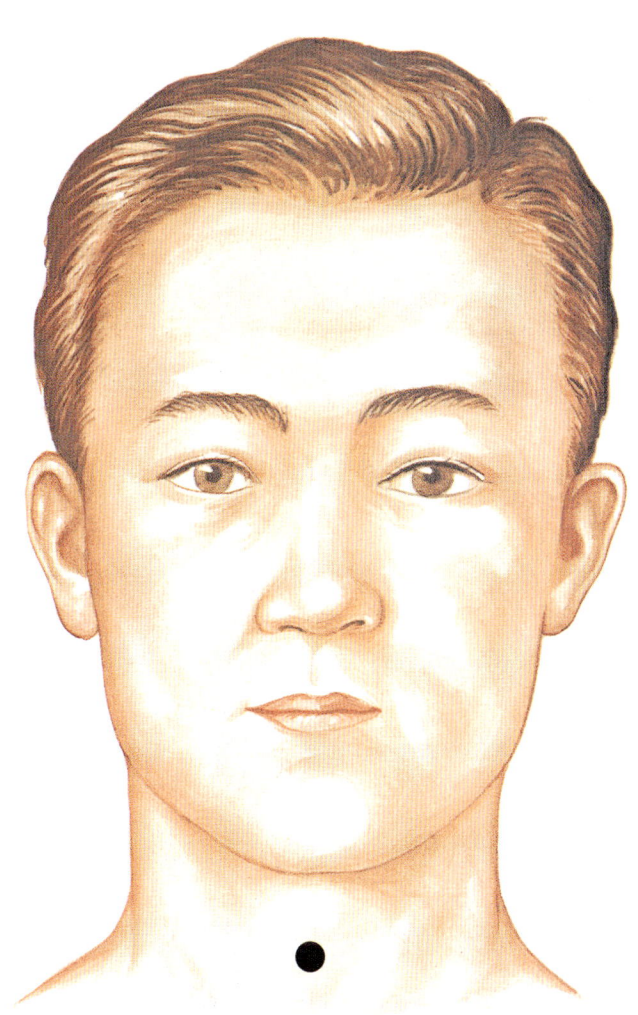

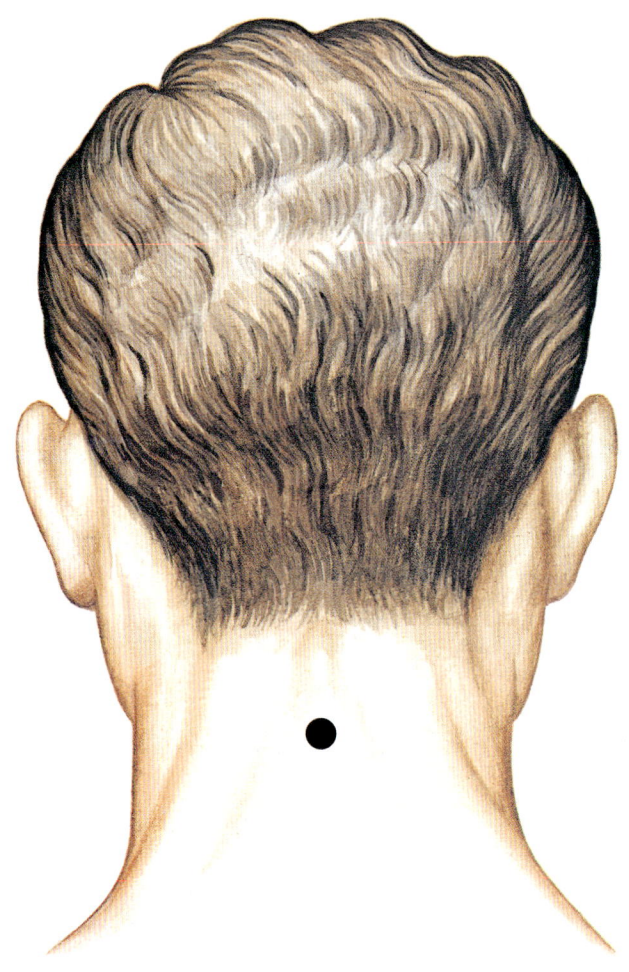

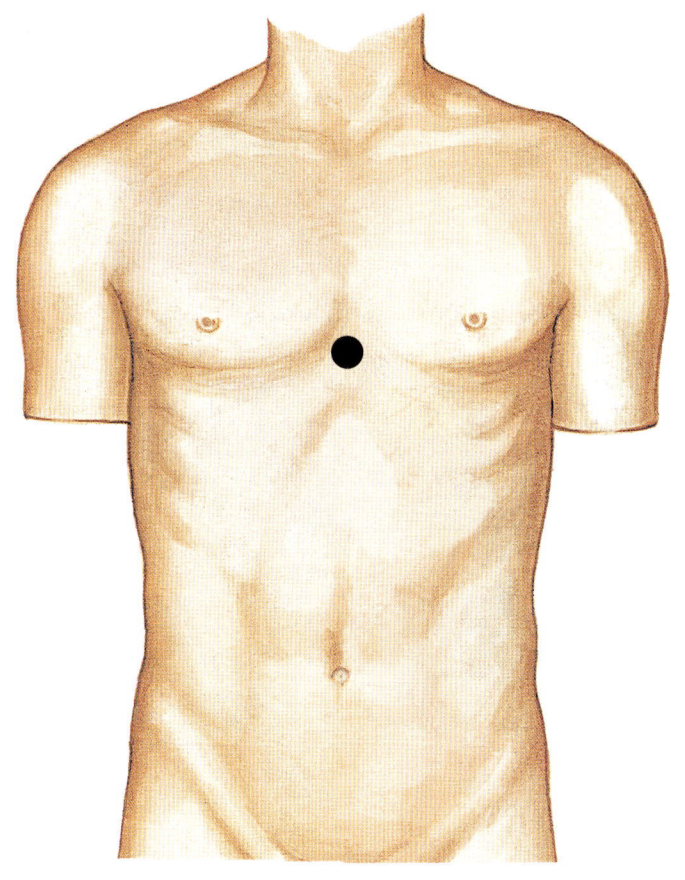

흡연욕구감소 | **최현수**

20여 년간 하루에 두 갑씩 피우던 담배를 끊어야지 하면서 수십 차례 금연을 시도했지만 성공을 못했는데, 빛패치의 도움으로 금단현상을 느끼지 못한지 오늘로 두 달이 지났습니다. 이제야 흡연 욕구가 사라지고 금연에 자신감이 생깁니다. 감사합니다.

*최현수님은 결국 금연에 성공

기관지 질환
Bronchial Disorder

기관지염, 기관지 확장증

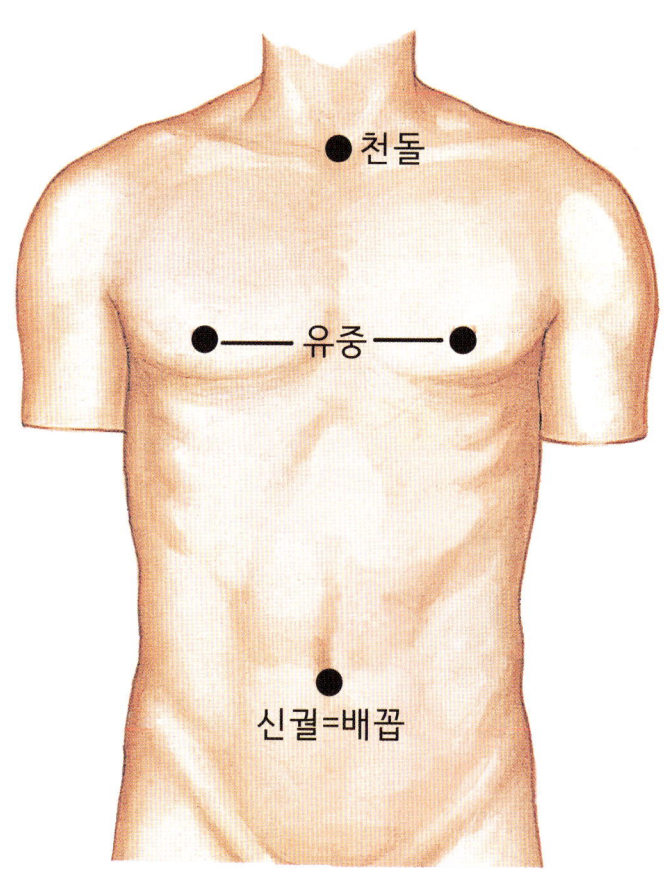

기관지염, 기관지 확장증

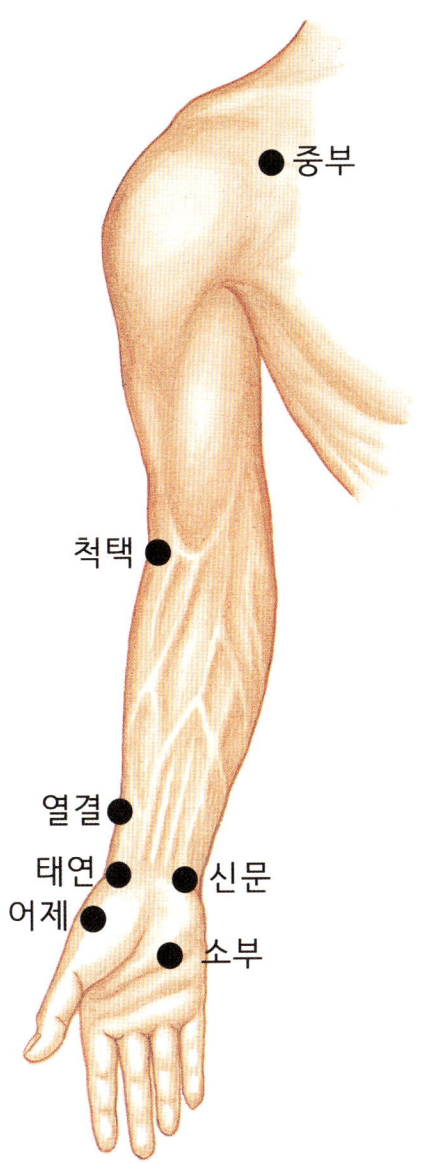

기관지염, 기관지 확장증

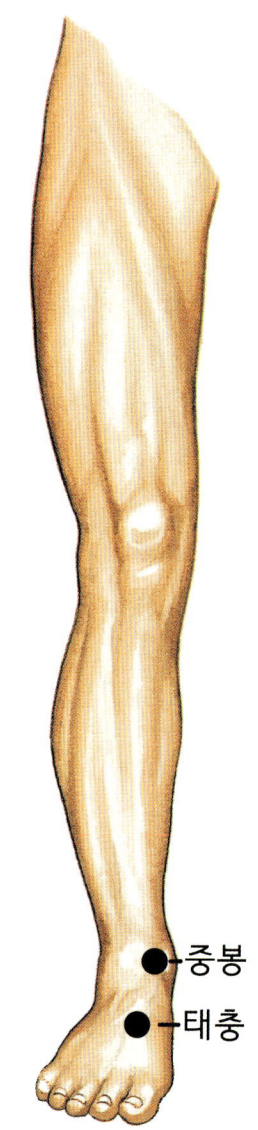

기관지염, 기관지 확장증

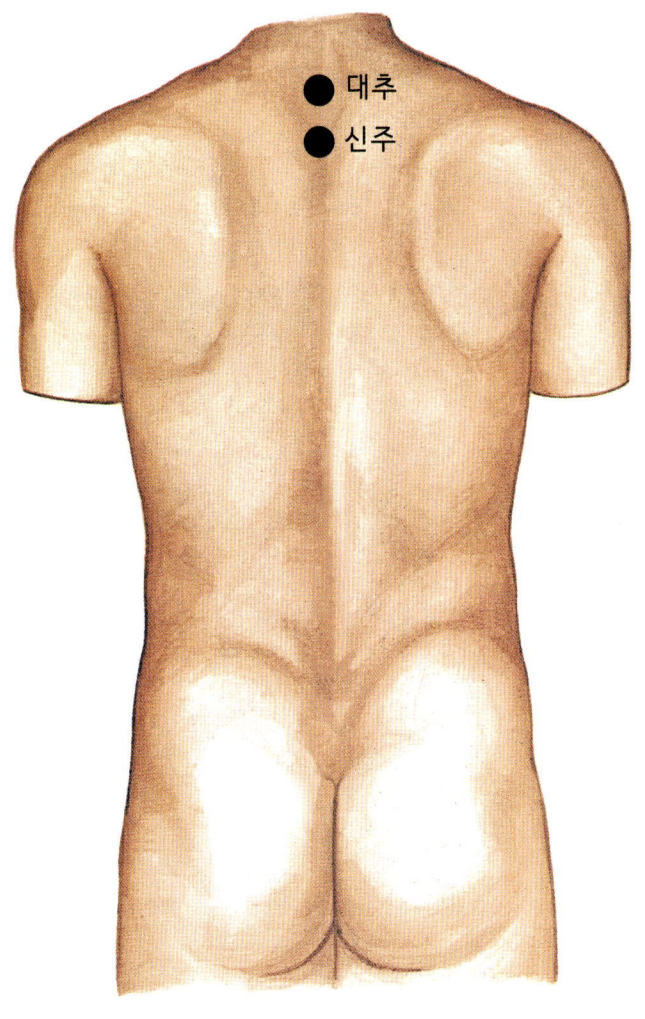

기관지 천식

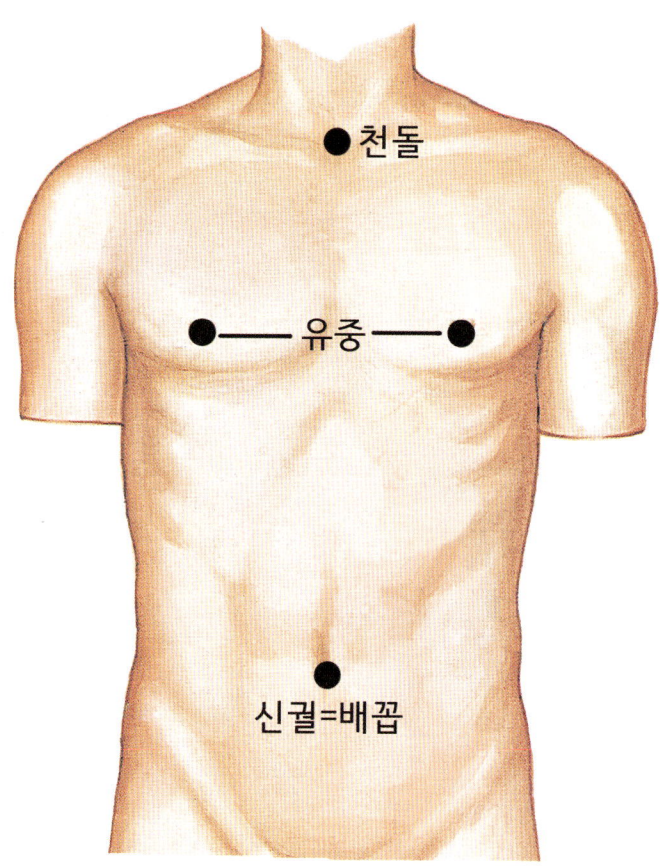

기관지 천식

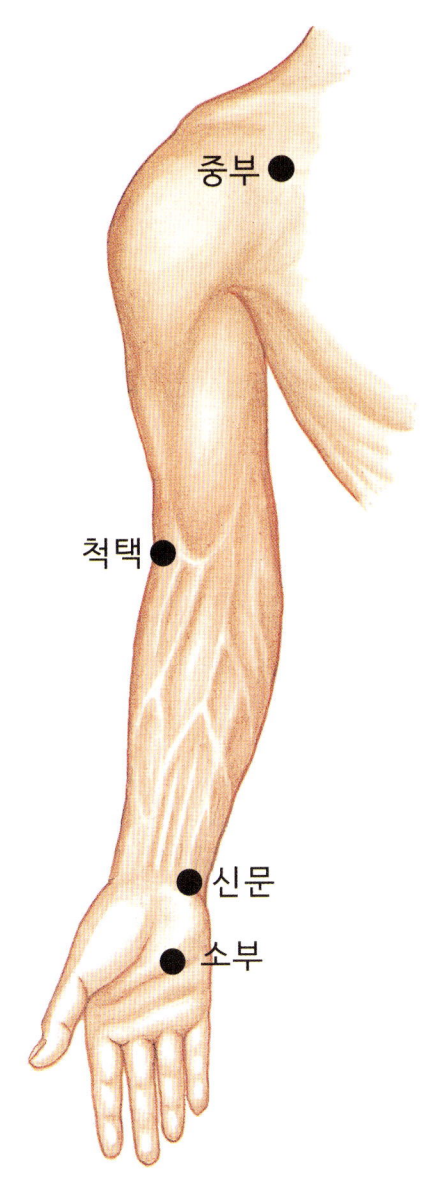

기관지 천식

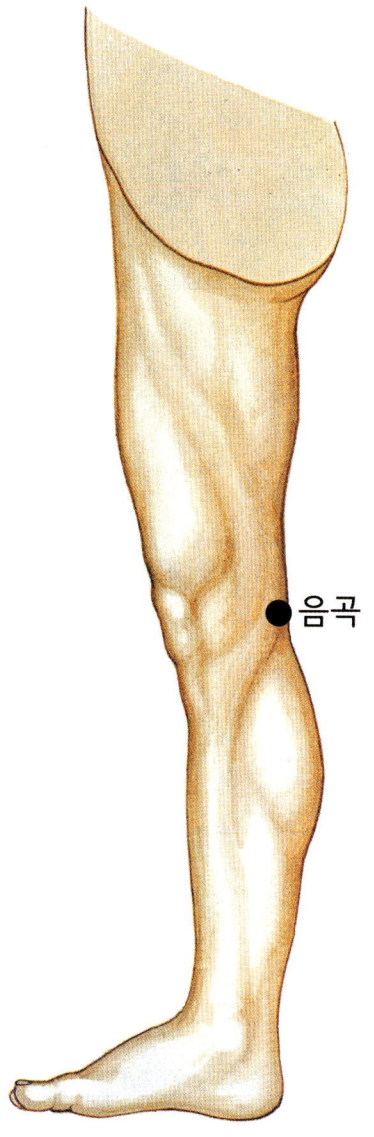

기관지 천식

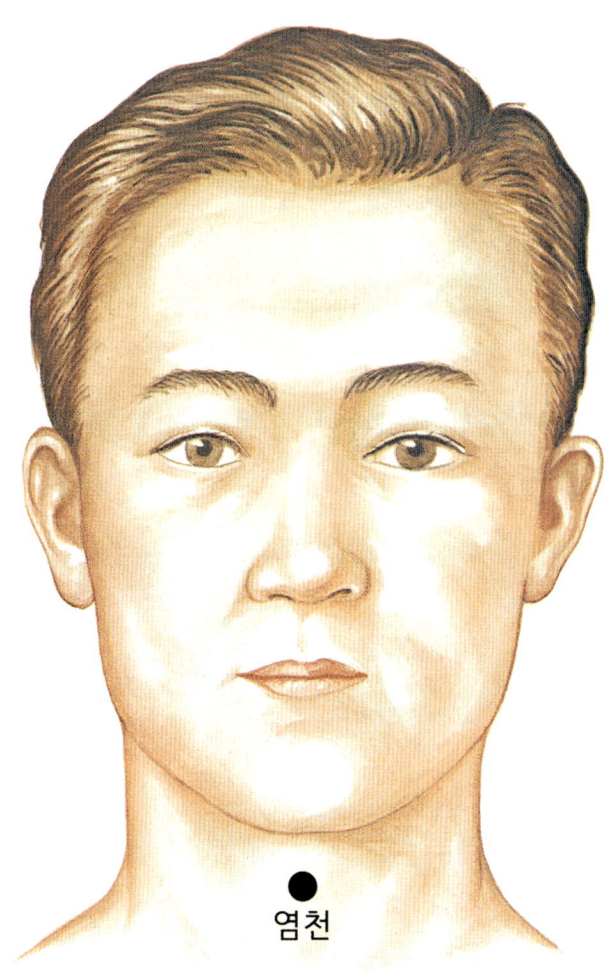

염천

기관지 질환 | **이성택**

얼마 전에 기관지가 안 좋아져 며칠 잔기침을 했습니다. 그런데 빛패치를 목에 붙이고 나니 원상태로 괜찮아졌습니다.

기분 전환, 컨디션 조절
Refreshment, General Conditions

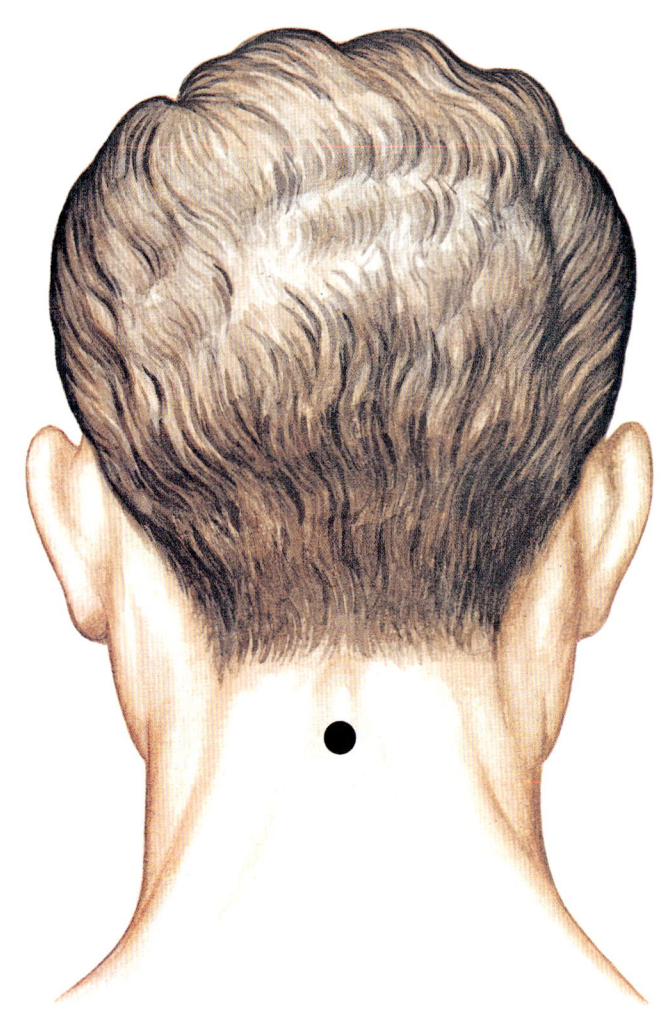

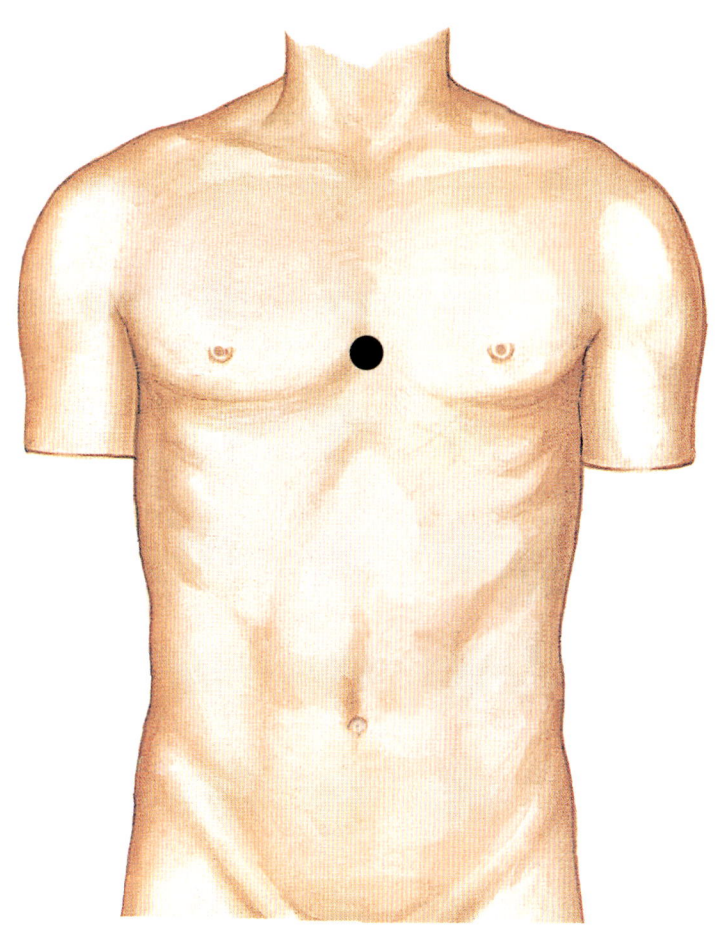

빛패치보감 147

피로

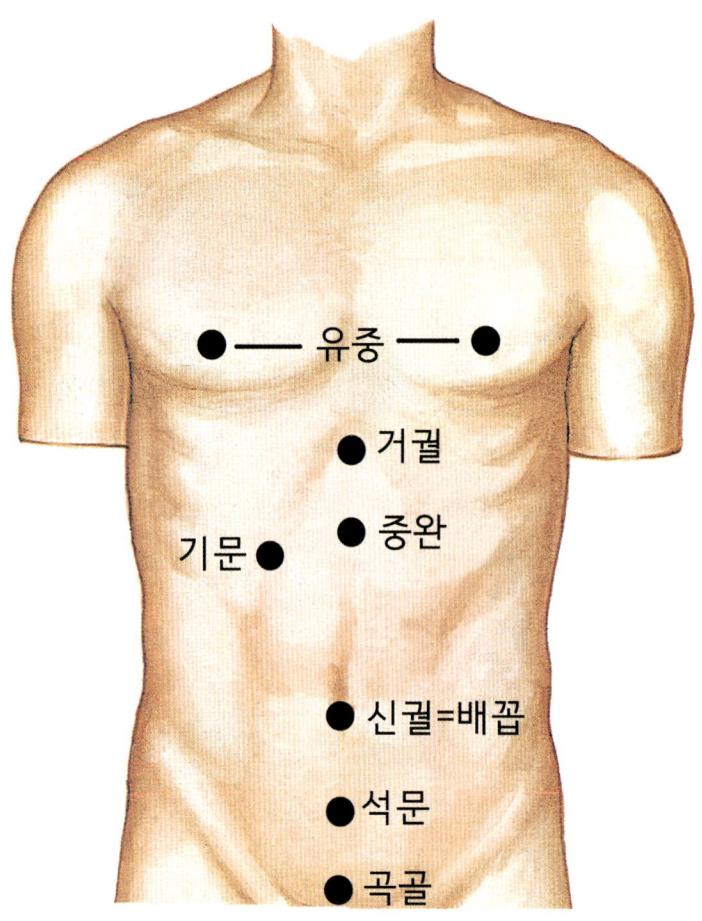

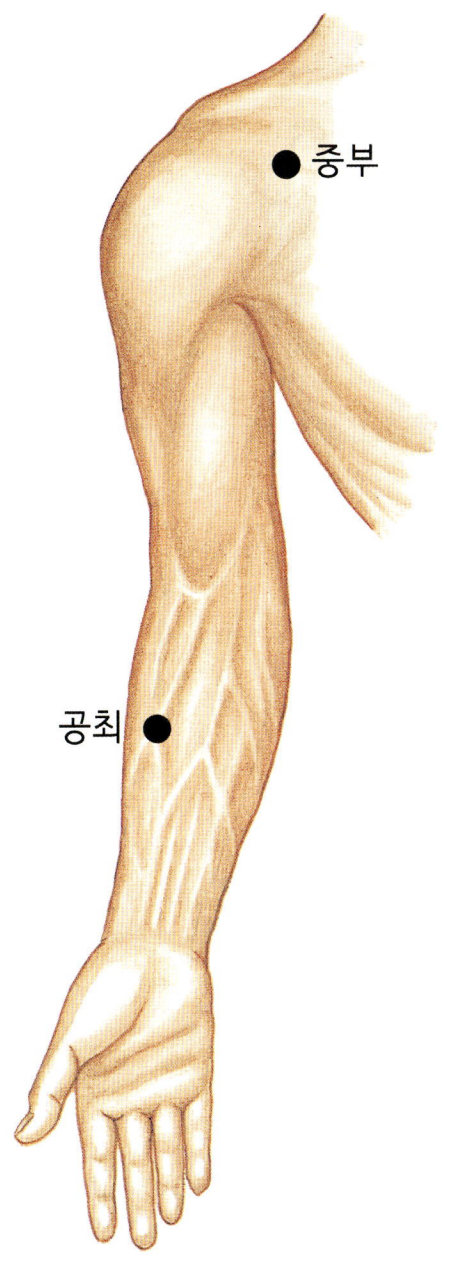

피로

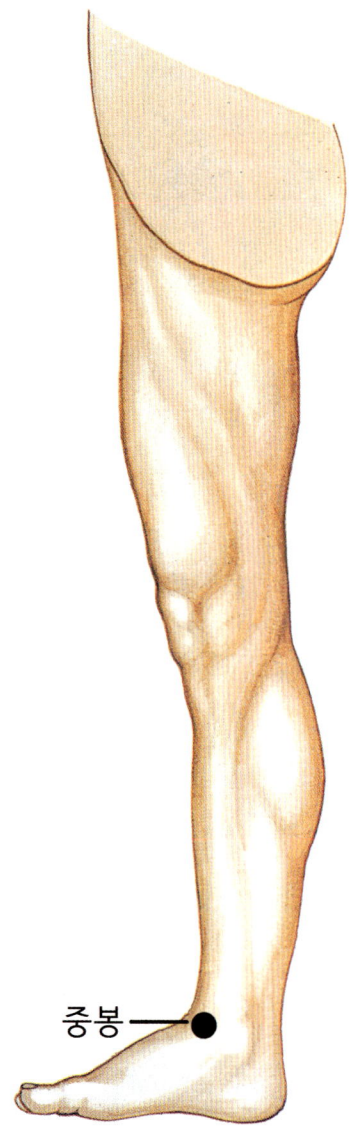
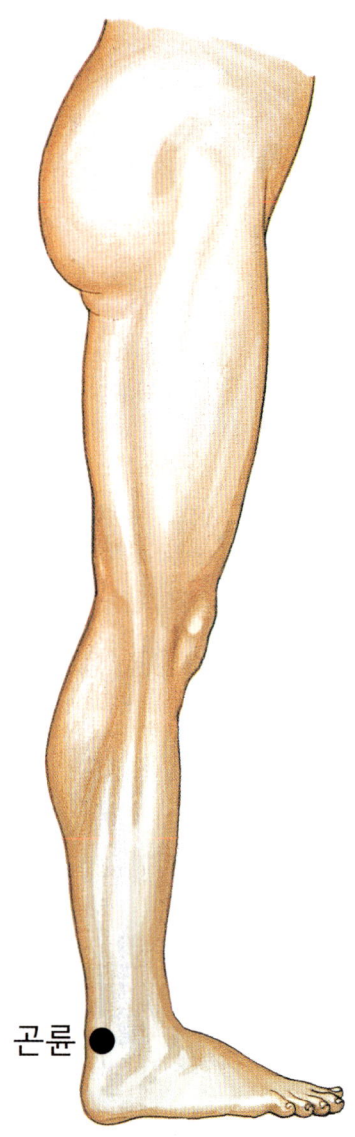

컨디션조절 | **이나윤**

중국어 능력 시험을 보았는데 오랜만에 보는 자격증 시험이라 그런지 살짝 긴장이 되었습니다. 적당한 긴장감은 뇌를 활성화해서 좋다고는 하지만 잘못하다간 실력 발휘를 잘 못 할 수가 있죠. 그래서 뒷목과 가슴 중앙에 빛패치를 붙이고 시험에 임했더니 좋은 컨디션으로 잘 치를 수 있었습니다.

컨디션조절 | **엄영호**

아침 출근길 왠지 모르게 컨디션이 좋지 않을 때 목 뒷부분이나 가슴 쪽에 붙이면 기분이 한결 나아지고 그날 하루도 즐겁고 행복하게 지내게 됩니다. 탁하고 어두운 에너지가 차단된다고 생각되네요.

컨디션조절 | **박은경**

친척분이 돌아가셔서 장례식장에 갈 일이 생겼습니다. 언니와 남동생, 저하고 셋이서 장례식장에 들어가기 전 뒷목에 예전에 선물 받은 빛패치를 붙였습니다. 앉아서 음식을 먹으며 다른 분들과 얘기를 하고 있는데 갑자기 뒷목에 붙인 빛패치 부분이 거미줄 모양처럼 찌릿찌릿하며 전율이 일어났습니다. 그러더니 뻐근한 목 부분이 풀리면서 머리가 맑아지는 느낌이었습니다. 장례식장에 갔다 오면 우울한 마음이 드는데 그날은 집에 오니 마음이 한결 가벼웠습니다. 감사합니다.

멀미
Motion Sickness

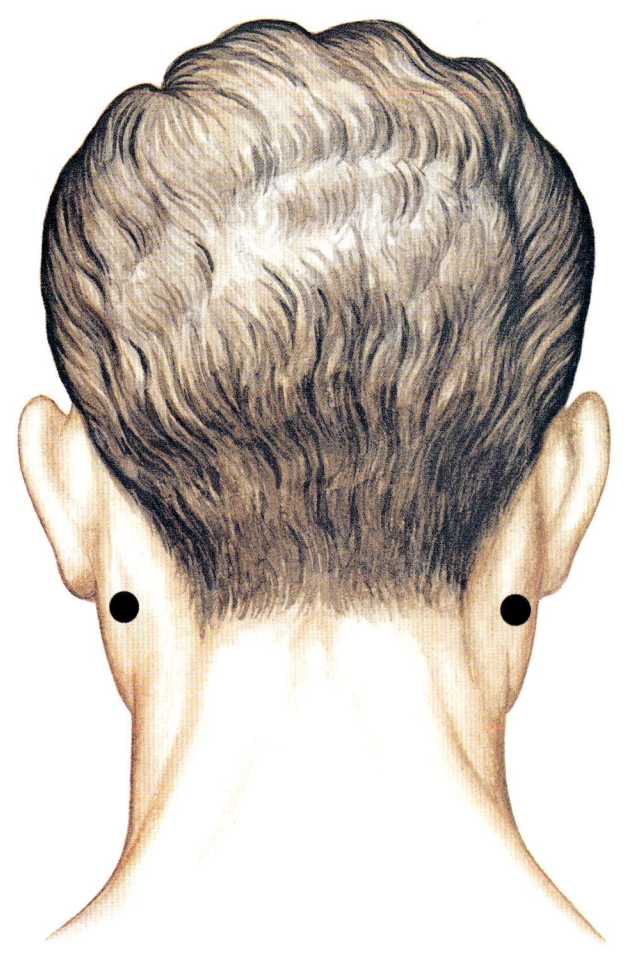

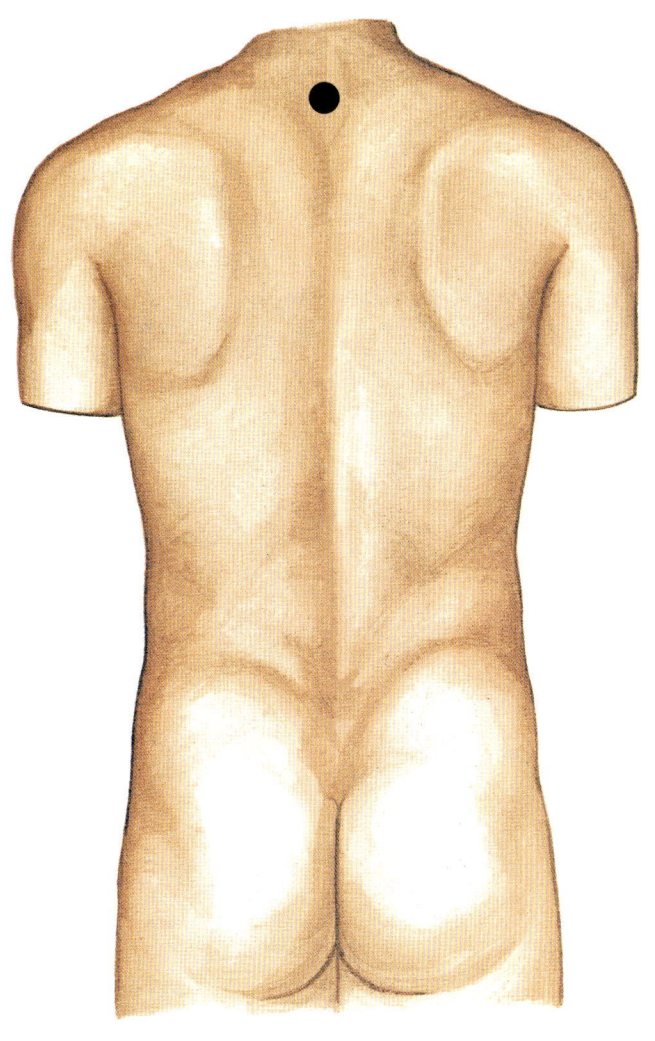

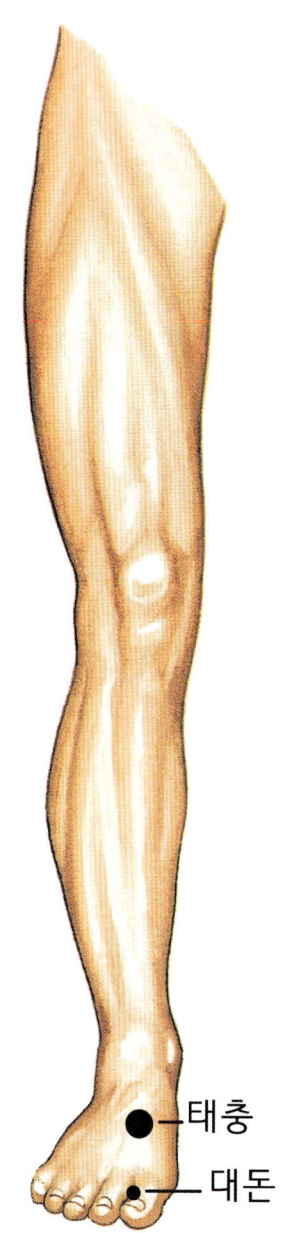

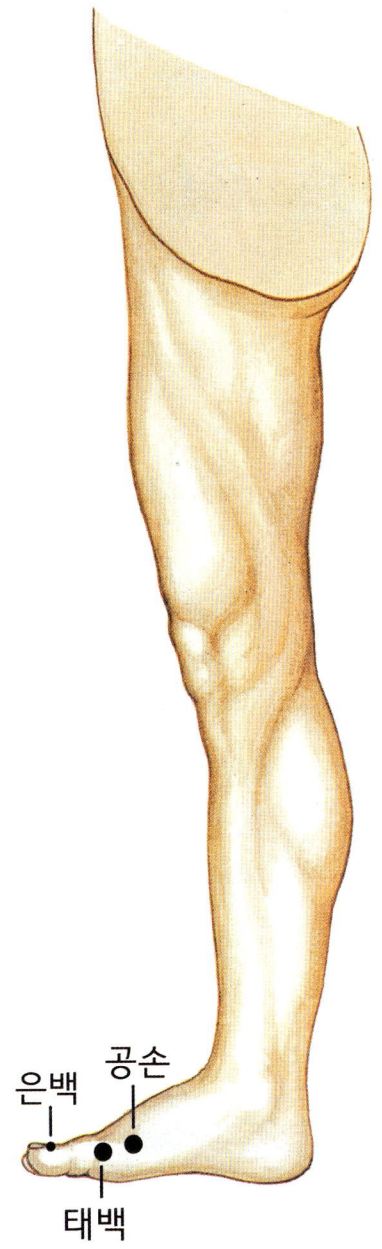

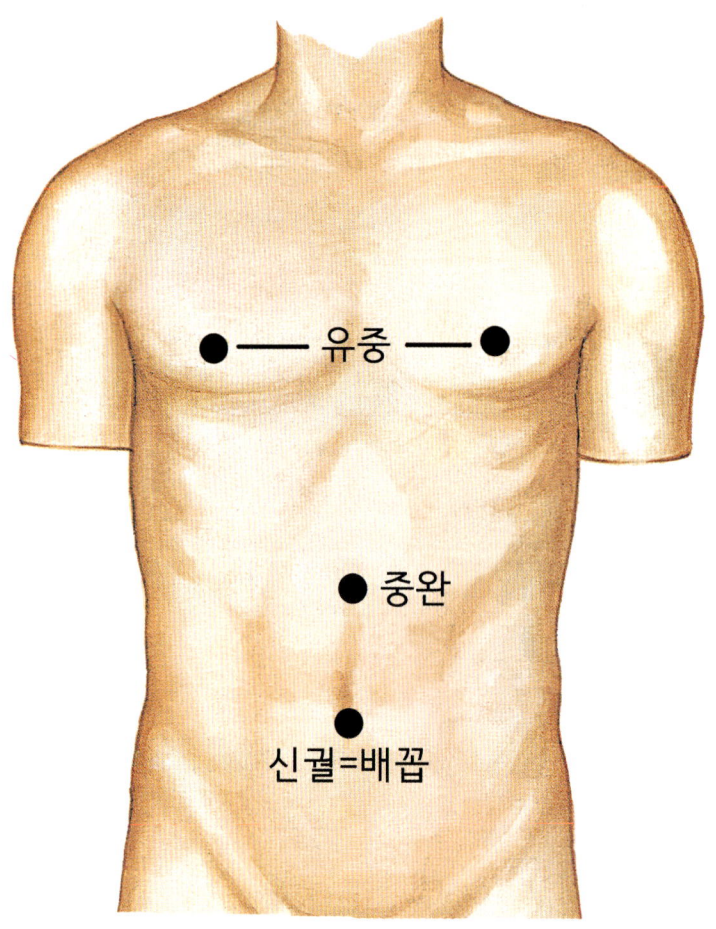

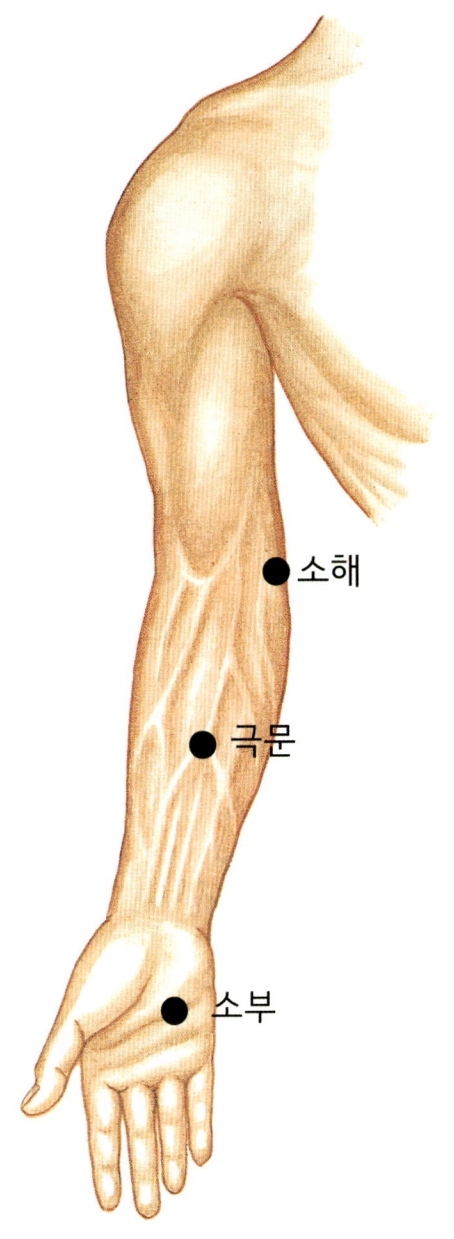

멀미 | 정유리

풍물 연습을 마친 후 돌아오는 길이었습니다. 며칠 전부터 감기 기운이 있어 머리가 약간 어지럽고 띵했었는데 하루 종일 괜찮다가 집으로 돌아가는 길에 감기가 심해졌습니다. 버스를 타고 가는데 머리는 지끈거리고, 감기 탓에 후각이 예민해져 버스 안과 밖에서 들어오는 냄새들로 그 자리에서 토할 뻔했습니다. 차라리 걸어가는 게 좋으니까 그냥 내려버리고 싶다고 생각할 무렵, 가방에 빛패치가 들어있는 것이 생각이 났습니다. 어디에 붙여야 할지 몰라 허둥지둥 양쪽 귀 밑과 목 뒤에 빛패치를 하나씩 붙였습니다. 그러자 토할 것 같이 심해지던 멀미가 점차 가라앉았습니다. 정류장에 내릴 즈음에는 머리가 띵하던 것도 가라앉아 멀쩡하게 차를 타고 있을 수가 있었습니다.

멀미 | 이원영(경주)

지난 주말 섬으로 여행을 갔습니다. 섬으로 들어가던 토요일과 달리, 섬에서 나오던 일요일엔 배가 심하게 흔들려서 마치 바이킹을 타는 듯 했습니다. 꼬마 아이들은 좋아서 "우~와"하는 탄성을 지르는 소리도 들렸지만 저는 속이 불편해 무척 고통스러웠습니다. 40분을 겨우 견디고 견뎌 육지에 도착하자마자 화장실로 직행했고, 그제야 빛패치가 생각나서 관자놀이에 한 개를 붙여놓았습니다. 잠시 후 머리 아프고 울렁거리던 속은 정말 거짓말처럼 씻은 듯 나았고, 멀쩡해져서 가방에 든 과자봉지를 꺼내 음료수와 함께 먹는 제 모습을 보고 동행한 분들이 꾀병 아니었냐고 연기였냐며 회복시간 없이 간식을 먹어대는 저를 보고 막 웃기도 하였습니다.

목 이물 걸림
Throat foreign body

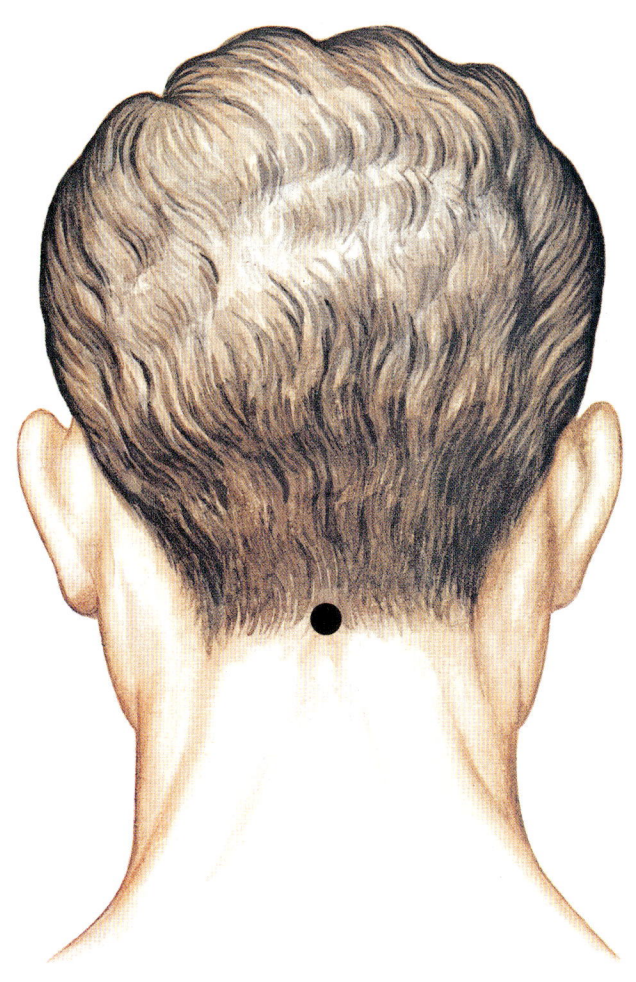

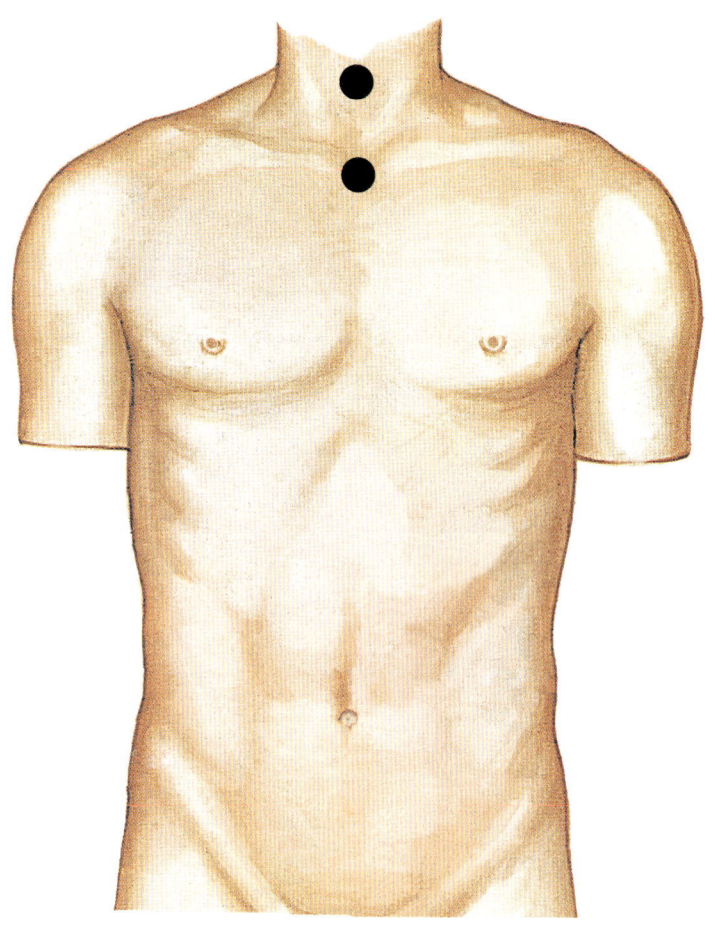

이물질-목 | 정인희

지난 금요일 아침입니다. 아침 준비를 하면서 공복에 물과 함께 늘 먹던 알로 된 건강식품을 습관처럼 삼켰습니다. 근데 웬일입니까? 한 알이 넘어가지 않고 식도의 목 앞쪽으로 붙어버린 것이었습니다. 순간 불편함이 오면서 목으로 덜 넘어간 것 같아 사과 한쪽을 베어 물었습니다. 넘어갈 때 같이 넘어가라고 삼켰지요. 근데 사과는 넘어가는데 알로 된 딱딱한 건강식품은 넘어가지 않으며 심하게 통증에다가 숨을 쉬기도 불편해졌습니다. 물을 마셔도 소용이 없었습니다. 갑자기 극심한 통증이 와 이러다 숨 막혀 죽을 것 같은 느낌과 함께 다급한 상황이 되었습니다. 순간 책상 서랍 속 넣어둔 빛패치가 생각나 얼른 떨리는 손으로 꺼내서 급하게 붙였습니다. 붙이고 2~3초 걸렸을까요? 갑자기 알약처럼 딱딱하던 것이 툭 부러지는 느낌이 들면서 딱 들러붙은 것이 떨어지는 것입니다. 물을 마시니 그대로 목 안으로 넘어갑니다. 아주 잠시였지만 정말 혼이 난 아침이었습니다. 다급한 위기의 순간을 빛패치와 함께 넘길 수 있어 정말 감사합니다.

이물질-목 | 이미례

요즘은 건강보조식품을 안 사는데 먹던 것이 남아 있어 아침 식사 후에 버리기 아까워 먹은 것이 목에 딱 걸렸어요. 물을 먹어도 먹어도 안 되고 많이 불편했어요. 조금 후에 빛패치가 생각나서 목에 붙였어요. 어느새 불편하던 것이 없어지고 싹 내려갔네요.

이물질-목 | 유선옥

이틀 전 저녁을 먹다가 목에 멸치 가시가 걸려 매우 불편하더니 갈수록 목이 아프고 신경이 날카롭게 변해 짜증스러웠습니다. 인터넷에 어떻게 해야 하나 찾아봐도 뾰족한 방법이 없었습니다. 하는 수 없이 빛패치를 목에 붙이고 겨우 잠이 들었습니다. 아침에 일어나니 어, 목에 가시가 녹아 없어졌는지 목이 너무도 부드럽고 언제 그랬느냐는 듯 멀쩡했습니다.

물집
Blisters

물집-엄지발가락 | 이영랑

새로 산 운동화를 신고 산책에 나섰는데 엄지발가락 옆 튀어나온 부분이 심하게 아파왔습니다. 걷기는 힘들고, 차를 타기엔 거리가 어중간해서 어렵긴 해도 꾹 참고 걸어 돌아왔습니다. 돌아와서 보니 벌겋게 부어오른 자리에 커다란 물집이 잡혀 내일 어찌 신을 신고 걸을까 걱정이 되었습니다. 물집을 터뜨리지도 못하고 그냥 있어도 아파 잠시 고민하다가 물집을 피해, 그러나 최대한 가깝게 빛패치를 붙이고 나니 통증이 잦아들고 아침에 보니 물집이 감쪽같이 사라져 오늘 아침에도 1시간 30분 걷고 왔습니다.

방광염
Cystitis

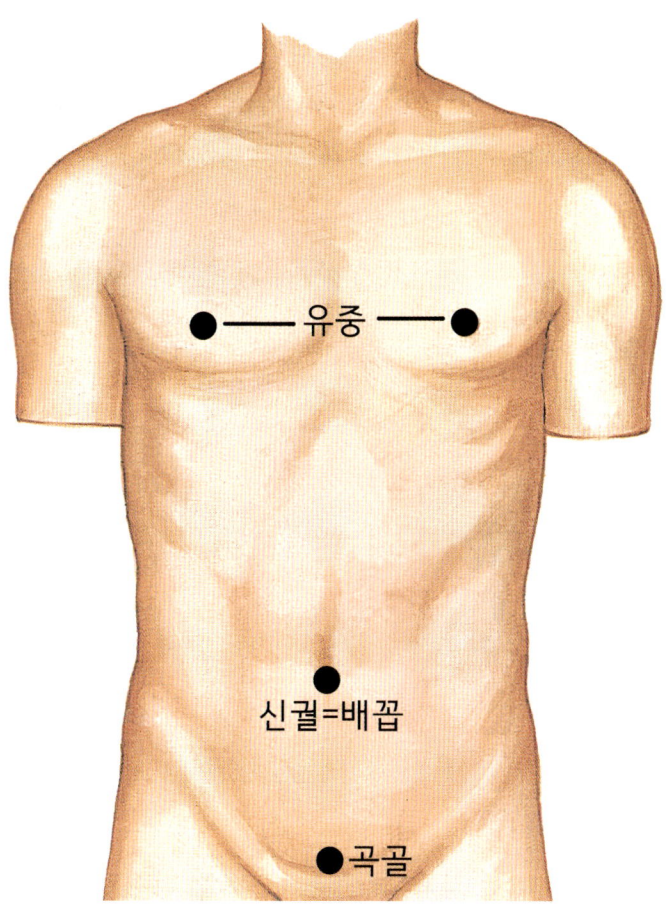

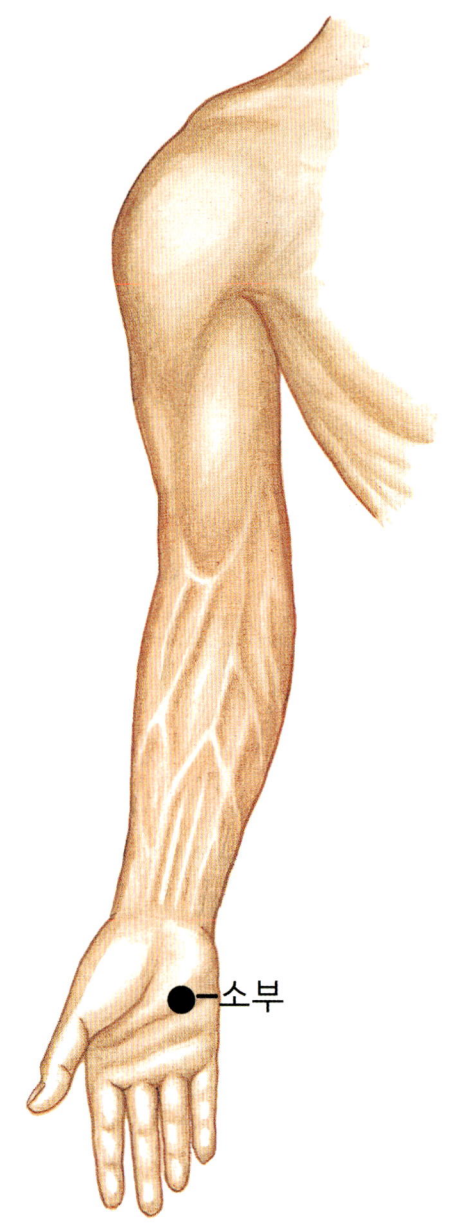

방광염 | **권두삼**

피곤하면 자주 방광염으로 고생합니다. 어제 늦은 밤에도 잦은 화장실 출입과 통증으로 많이 불편했는데 아랫배 단전 밑으로 빛패치를 붙였더니 통증이 사라지며 그 뒤로 화장실을 가지 않고 푹 잘 수 있었습니다.

벌레물림
Insect Bite

벌레물림-벌 | 설임숙
생전 처음 손가락을 벌에 쏘였습니다. 벌겋게 부어오르는 증상이 손등까지 번져가고 매우 가렵기까지 했습니다. 빛패치를 붙였는데 5일만에 사그라들었습니다.

벌레물림-모기 | 민성채
점심을 먹고 잠이 들었습니다. 일어나 보니 이불을 덮지 않았던 팔에 10곳이나 모기에 물렸어요. 다음 날부터 가렵기 시작하더니 약을 발라도 소용이 없었고, 그 다음 날에는 너무 가려워 짜증이 날 정도였답니다. 보통 물린 모기자국과는 달리 물린 부분에 작은 물집이 생기는 것이었어요. 빛패치를 두 개 붙이자 그 다음 날에는 가끔 가려웠고, 3일 째부터는 가려운 느낌이 전혀 없었고 붉은 기운이 가시기 시작했습니다.

벌레물림-모기 | 전귀순
산에 알밤을 주우러 갔다가 나도 모르게 가려워서 보니 모기에게 물렸습니다. 계속 긁다가 집에 와서 약을 발랐는데도 계속 가려웠습니다. 미칠 것 같은 심정이었는데 순간 빛패치가 생각났습니다. 바로 붙이고 한참이 지나자 어느 순간 가렵지 않고, 가려웠던 사실을 잊어버렸습니다. 가렵지 않아 살 것 같았습니다.

벌레물림 | 정재민
설 이틀 전 오른쪽 눈이 벌레에 물린 듯 볼록하게 부었습니다. 바로 빛패치를 붙이고 오늘은 붓기가 많이 가라앉았습니다.

변비
Constipation

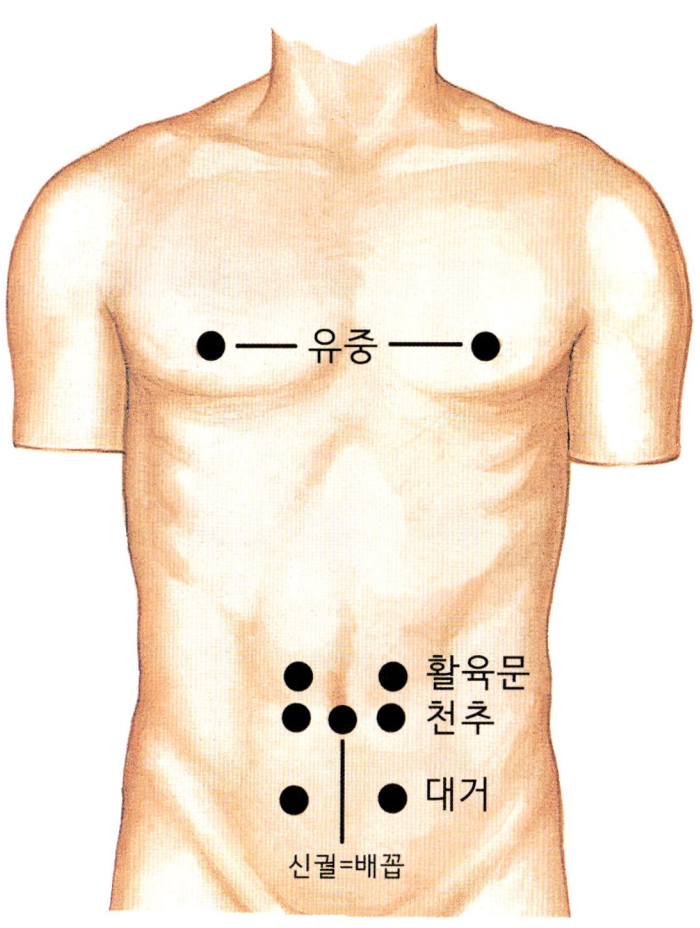

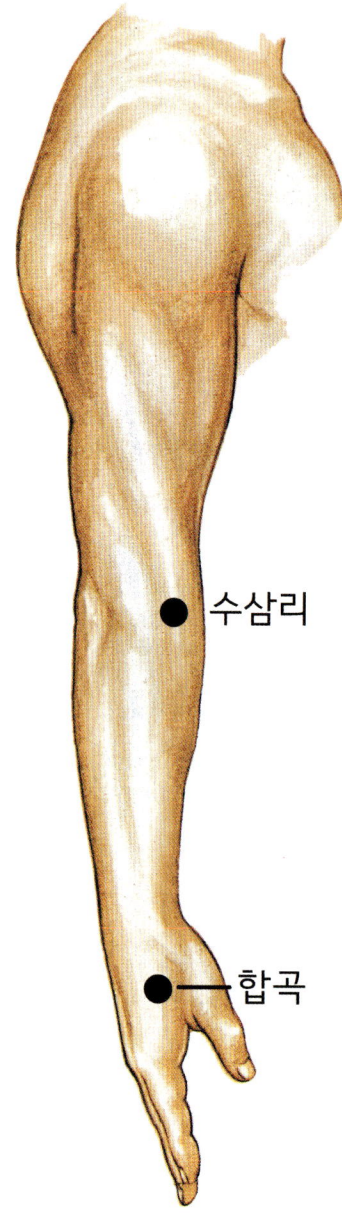

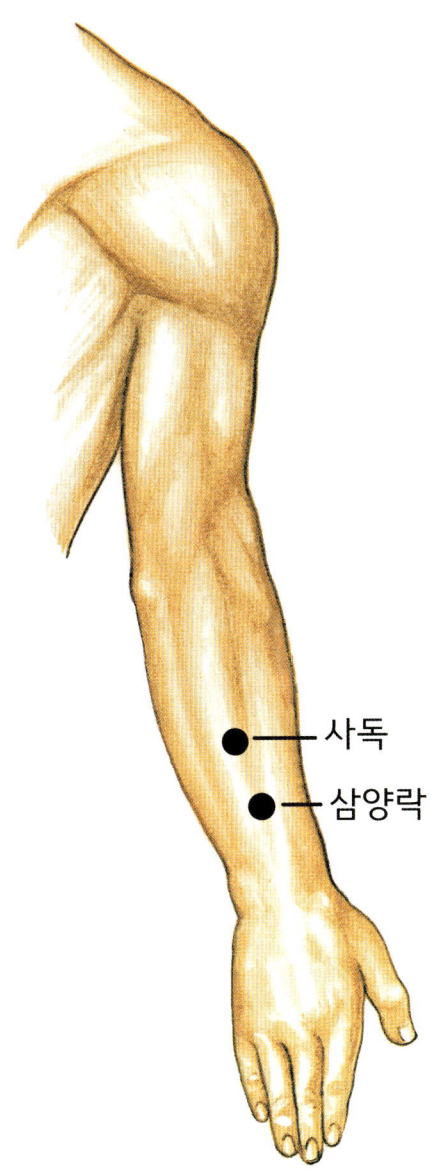

변비 | 정인희

요즘 아들 녀석의 늦은 귀가를 비롯, 여러 가지로 신경을 쓰다 보니 잠이 많이 부족해서 쌓인 피곤으로 변비가 생겨버렸습니다. 시원하게 볼일을 못 보니 신진대사가 잘 안 되는 저는 온몸이 붓고, 몸도 늘어졌습니다. 새벽에 일어나 빛명상을 끝내고 아끼던 빛패치를 꺼내, 빛패치의 효능이 장 기능 활성화로 이어지길 바라며 단전 쪽에 붙였습니다. 그리고 아침 일찍 출근하여 평소처럼 물을 끓이고 차를 준비해서 마셨는데, 금방 소식이 와서 변비를 해결할 수 있었습니다. 빛패치를 이렇게도 활용할 수 있구나 싶어 혼자 미소 지으며 감사했습니다.

비염, 코막힘
Rhinitis, Nasal Congestion

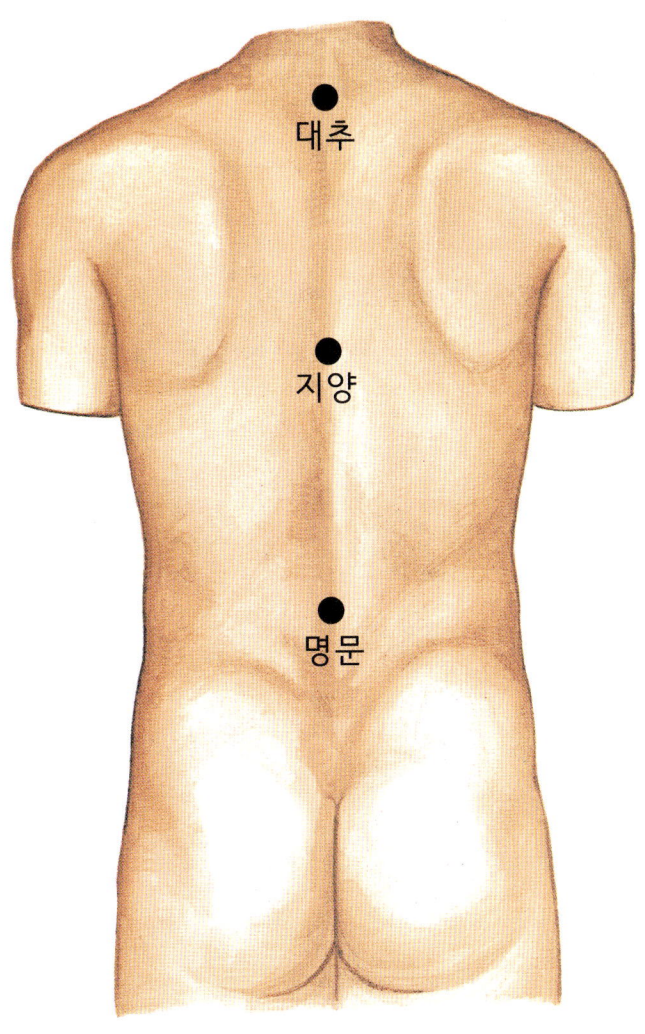

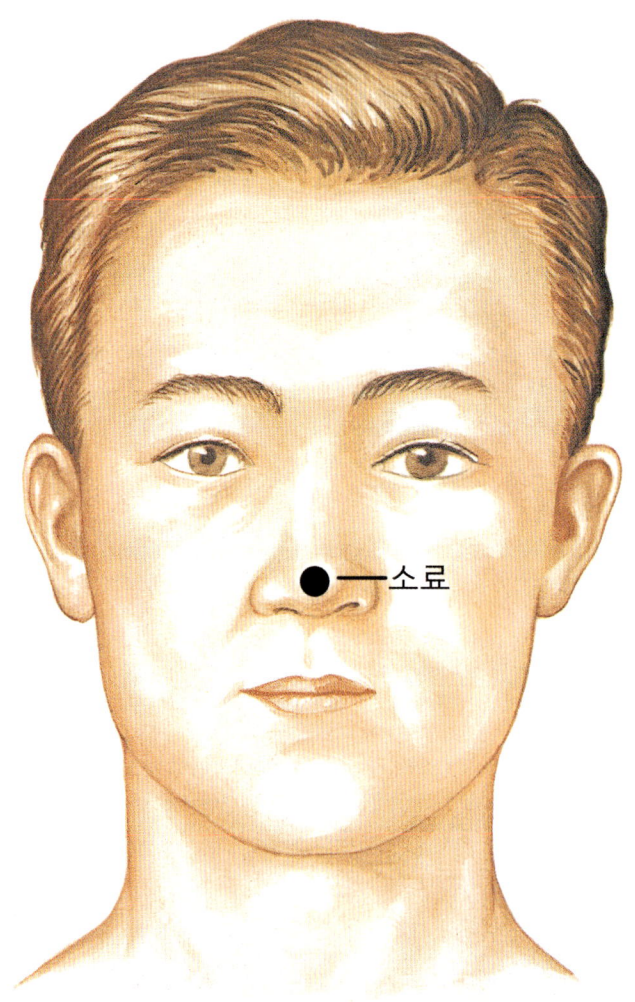

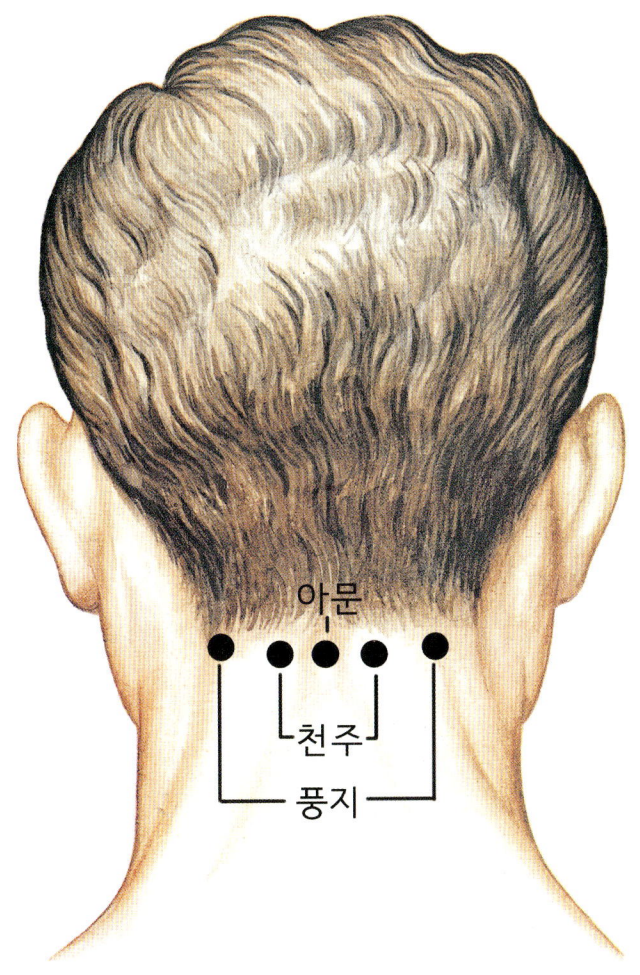

비염 | **박선근**

며칠 전부터 코감기 같은 느낌이 있었는데 특히 오늘 독서실에서 심각하게 왼쪽 코가 간지럽고 재채기가 자꾸 나왔습니다. 밤 12시까지 있으려다 너무 심해서 오전 11시 30분에 집에 왔는데 어머니께서 빛패치를 붙여주시고 점심을 먹은 후 다시 독서실에 오니 오전과는 다르게 코가 간지럽지도 않고 정말 오전에 집중이 안 될 정도였나 싶을 정도로 달라져서 편안해졌습니다.

비염 | **임경희**

최근 일주일 내내 음식 냄새를 맡을 수가 없었습니다. 아침에 자고 일어나면 늘 콧속이 건조했습니다. 하루 이틀 시간이 지나면서 음식 냄새를 맡을 수가 없으니 점점 입맛도 없고 답답했는데 갑자기 빛패치가 생각나 빛패치를 붙이고 잤습니다. 다음 날 아침에 밥을 먹는데 냄새를 맡을 수가 있어서 기뻤습니다. 영영 후각 기능이 사라지는 건 아닌지 걱정했는데 정말 감사했습니다.

비염 | **정성진**

며칠 전부터 코에 무엇인가가 살짝만 부딪혀도 계속 아파 거울로 코 안을 보니 조그마한 염증이 생겨있었습니다. 없어지겠지, 없어지겠지 하다 계속아파 어머니께 말해 빛패치를 붙이니 하루 만에 염증이 가라앉았습니다.

비염 | **백정수**

얼마 전, 갑자기 추워진 날씨에 양쪽 코가 꽉 막혔습니다. 그런데 막힌 건 둘째 치고 오른쪽 코 안이 너무 당기고 아파서 오른쪽 눈마저 아파오는 것 같았습니다. 그래서 빛패치 하나를 오른쪽 코 부위에 살포시 붙여 두었지요. 빛패치를 붙이고 얼마 지나지 않아, 오른쪽 코의 통증이 사라짐은 물론이거니와 상쾌하고 시원하게 뻥~ 뚫렸습니다. 빛패치를 붙이지 않은 왼쪽 코는 여전히 막혀 있어서 의도치 않게 비교 체험까지 하게 되어 또 한 번 빛패치의 효능에 감탄하지 않을 수가 없었습니다.

비염-코막힘 | 오윤정

12월 겨울부터 속앓이로 시작된 감기가 낫지 않아 계속 병원에 다니고 있습니다. 특히 코감기가 심해서 코에 통증이 심하고 막혀서 머리가 먹먹해지고 코가 가득한데도 풀어지지 않아 지저분하게 흥 흥 하는 것이 곤혹스러웠는데 빛패치 생각이 났습니다. 약을 먹고 주사를 맞아도 그 효과가 잠시뿐이었는데, 빛패치를 양쪽 코 4곳에 붙이자 막혔던 코가 뚫리면서 코가 풀어지는 것이었습니다. 가득 했던 코도 조금씩 마르고 약간의 통증이 있어도 숨 쉴 수 있어 정말 감사했습니다. 아프지 않고 숨 쉴 수 있다는 것이 얼마나 감사한 일인지요.

생리통
월경통 ; Dysmenorrhea

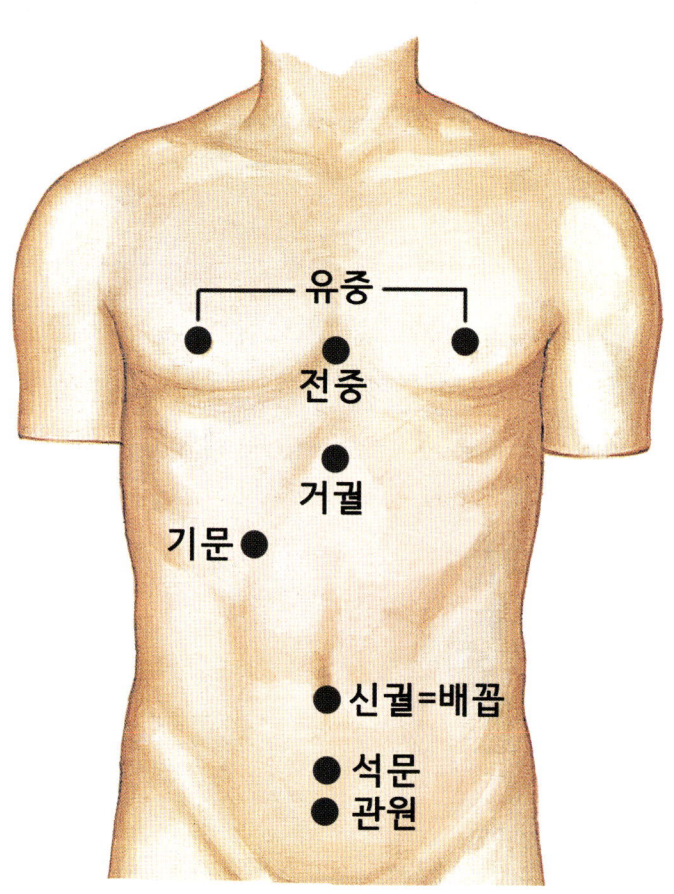

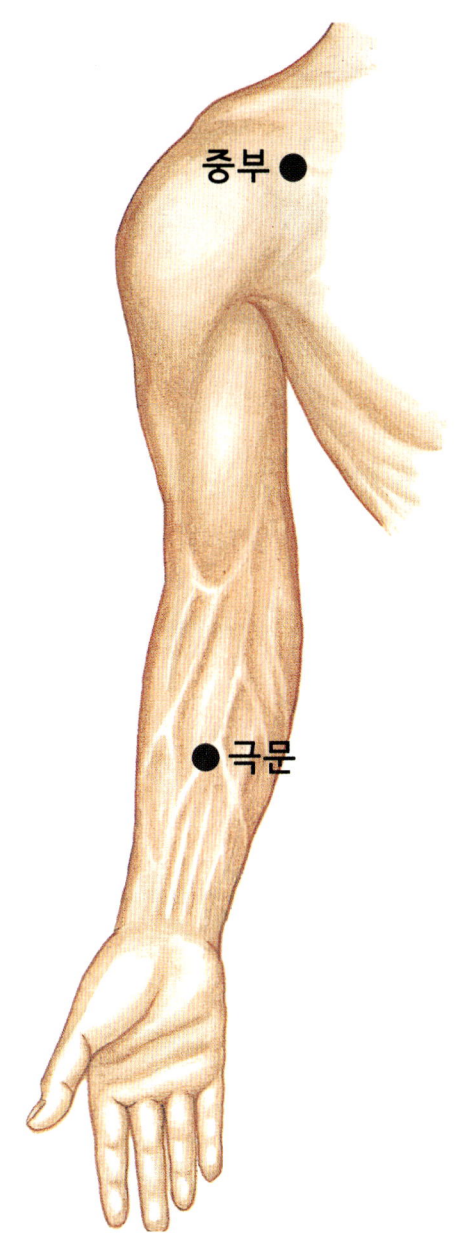

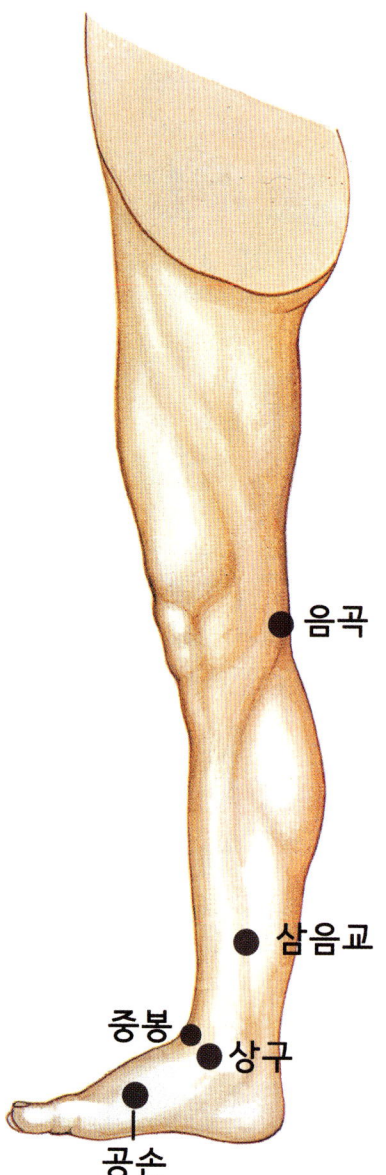

생리통 | 노선랑

몇 년 전부터 생리통이 거의 없었는데 세월이 지나고 나니 자연의 흐름처럼 생리 현상도 사라지고 갱년기에 접어들어 인정하고 싶지 않은 변화를 인정하게 되었습니다. 그러다 사라진 생리현상이 다시 시작되면서 생리통증도 다시 재발한 듯 했습니다. 빛패치 두 개를 아랫배에 붙이고 따뜻한 보이차를 마시고 나니 어느새 생리통은 사라지고 불편함없이 일상생활에 적응하고 있습니다.

생리통 | 김시연

월경통이 갑자기 너무 심해져서 의자에 앉거나 가만히 누워있지도 못하고, 아무것도 먹지도 못하고, 말도 제대로 안 나오고, 숨도 못 쉴 만큼 무척 아팠습니다. 그때 머릿속에서는 빛패치가 떠올랐습니다. 도저히 안 되겠다 싶어 최후의 수단으로 빛패치를 붙이려고 사력을 다해 방으로 가서 빛패치 하나를 단전에 붙였습니다. 그리고 나니 거의 1분도 안 되어 순식간에 고통이 멎었습니다.

생리통 | 정가림

생리 예정일이 다가오면 저도 모르게 예민하게 됩니다. 그래서 저도 모르게 짜증도 나고 별일 아닌 일에 신경을 곤두세우게 되죠. 수요일부터 그 느낌이 시작되어 허리, 오른쪽 배에 슬슬 강하게 표현되어 나타났습니다. 생각 끝에 빛패치를 허리에, 오른쪽 배에, 단전에 붙이고 운전대를 잡았습니다. 처음 출발할 때는 분명 허리가 불편했으나 정말 거짓말같이, 순식간에, 통증이 언제 있었냐는 듯, 운전 중에 아무렇지도 않았습니다.

설사
Diarrhea

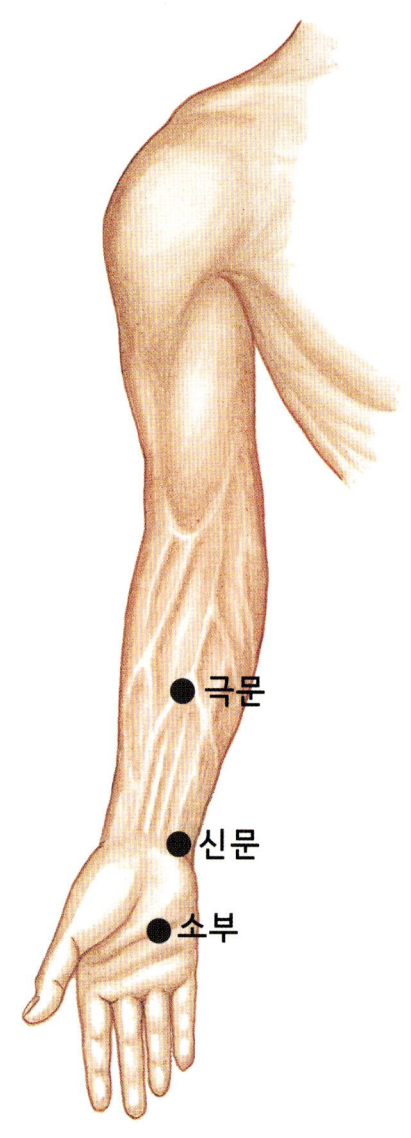

* 구토, 설사와 함께 고열이 있는 경우는 의사의 진찰을 권함.

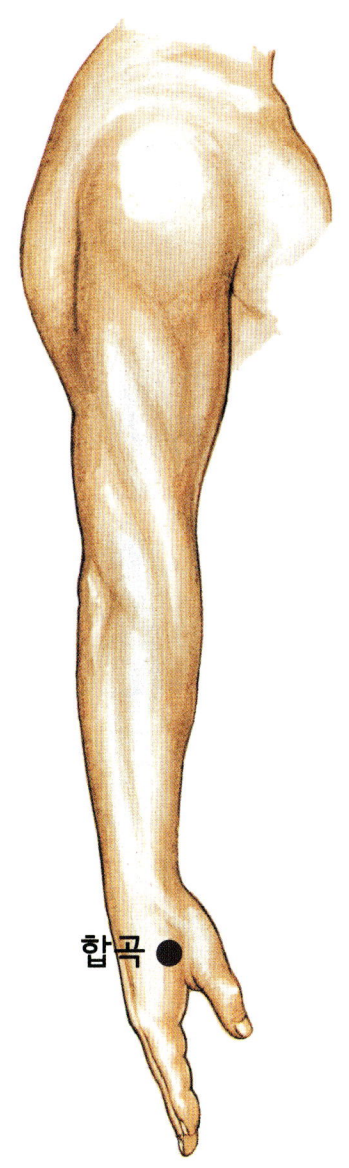

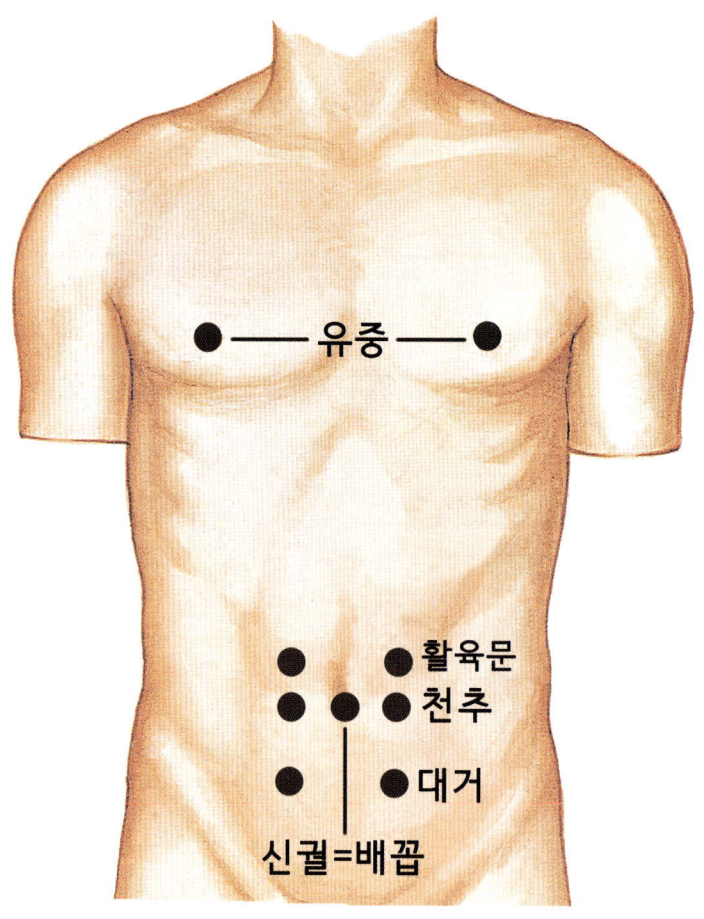

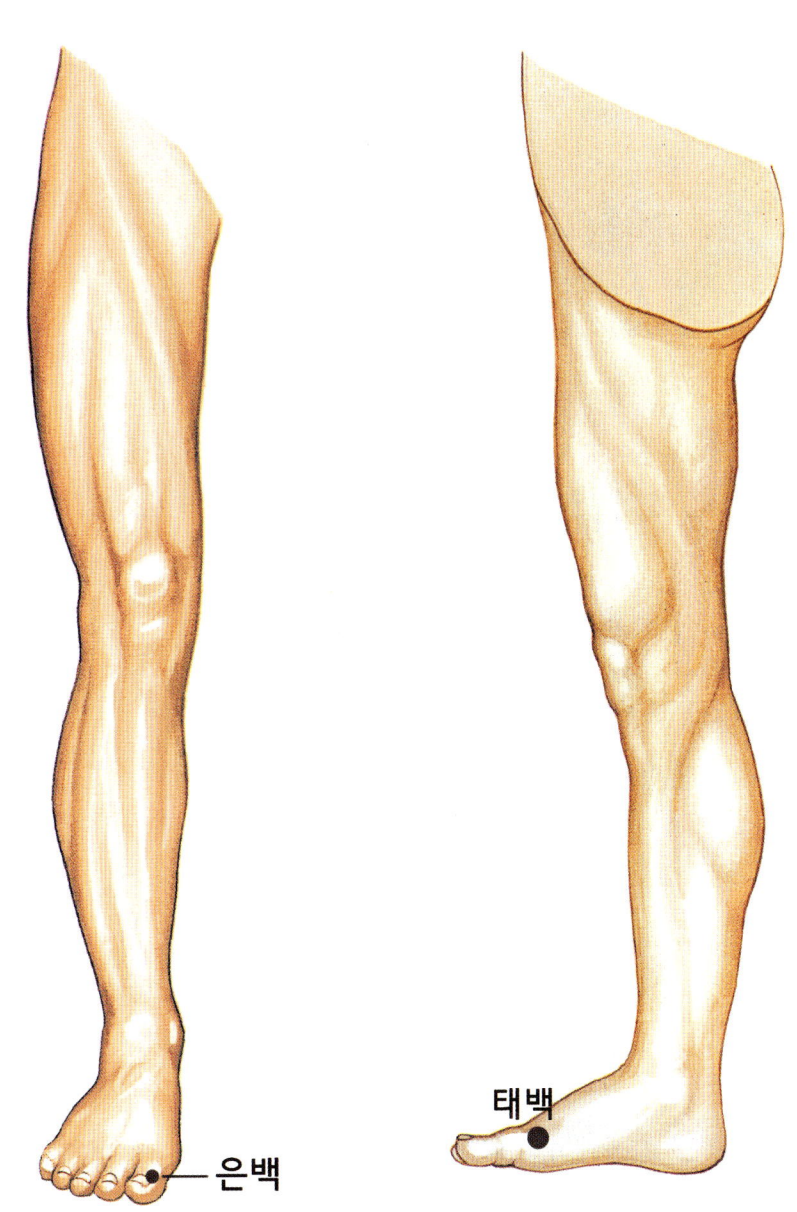

설사 | 서정숙

5월 19일부터 중국 시안으로 출장을 가게 되었습니다. 저는 원래 차멀미, 뱃멀미를 잘 하지 않고 음식도 가리지 않습니다. 중국 출장 중 중국 음식은 좀 저에게 느끼하게 느껴졌습니다. 그런데 출장 이틀째 아침부터 설사를 계속했습니다. 물이 바뀌어서 그런지 음식이 맞지 않아 그런지 잘 모르겠지만 설사로 인해 타국에서 불편함을 느꼈습니다. 처음에는 금방 나아질 거라 생각했는데 이틀 동안 계속 지속되어 난감했습니다. 그래서 빛패치가 생각나서 출장 마지막 날에 배꼽 옆에 붙였습니다. 신기하게도 빛패치를 붙이고 난 다음부터는 설사를 하지 않게 되었습니다. 타국에서 설사로 인해 걱정을 했는데 빛패치로 잘 이겨낼 수 있어서 참 다행이었습니다.

소화불량
Indigestion

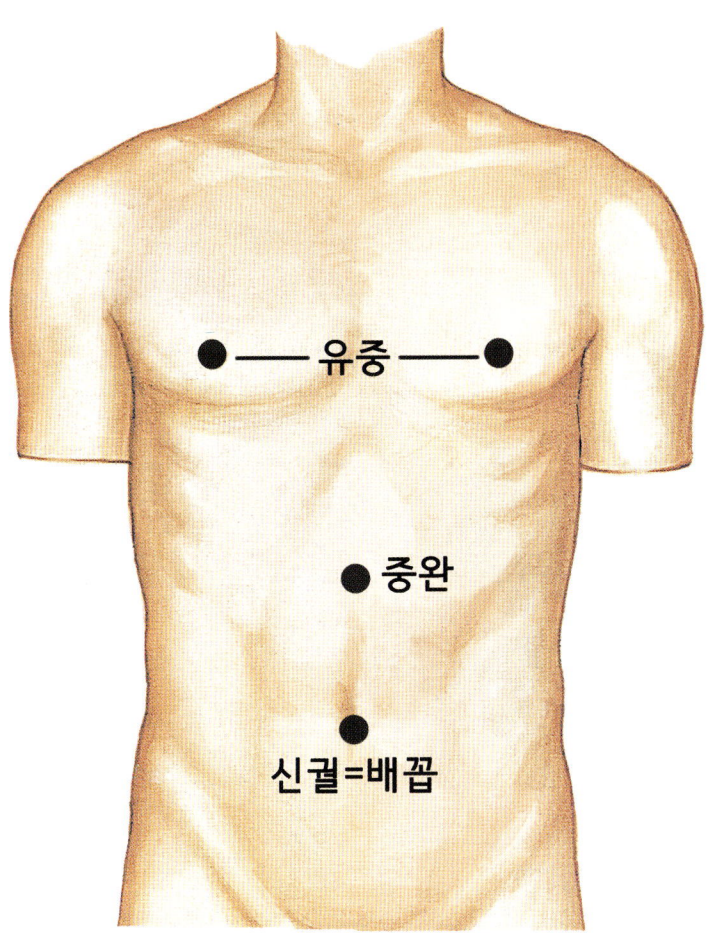

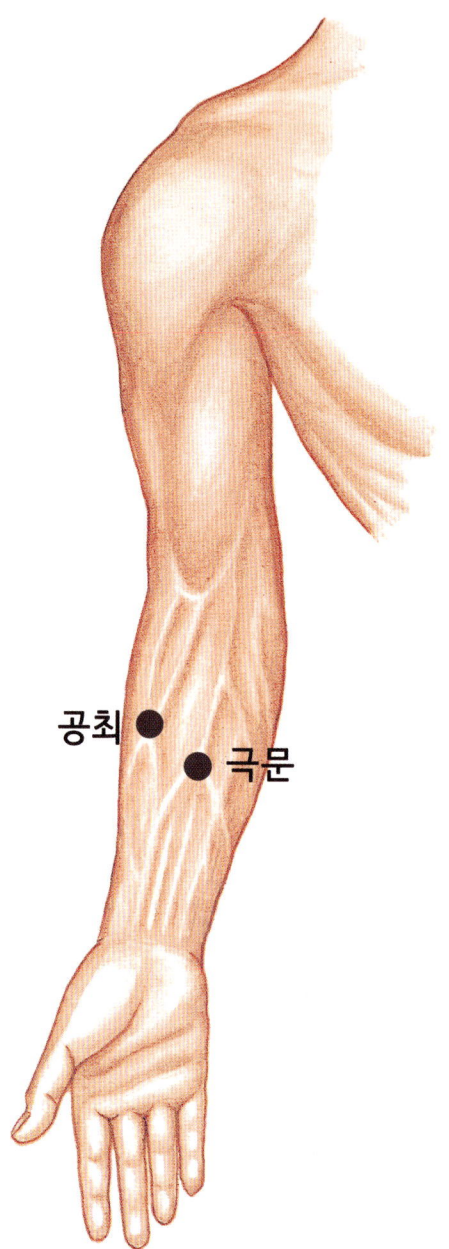

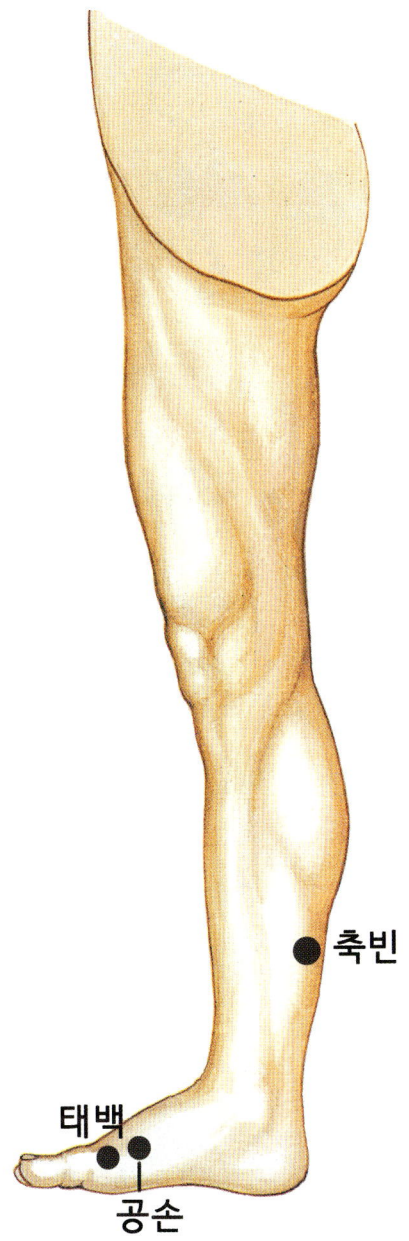

소화불량 | 오상훈

주말에 이것저것 많이 먹다보니 조금 체한 것 같아서 명치 부분에 빛패치 두 개를 붙여보았습니다. 붙인 지 두 시간이 지나자 다시 식욕이 살아났고 저녁을 먹을 수가 있었습니다.

소화불량 | 김호익

저는 선천적으로 잘 체해서 늘 소화불량을 달고 삽니다. 평소 늘 조심한다 하더라도 습관처럼 생각 없이 급하게 음식을 섭취하면 이내 체합니다. 보통 체하면 약국 가서 소화제나 활명수 등 다양한 방법을 취하는 것이 다반사였고 제 몸도 이제는 학습효과로 인해서인지 더 이상 이런 약은 체함을 극복할 수 없었습니다. 민간요법대로 침을 놓기도 했습니다. 하지만 가장 좋은 방법은 빛패치였습니다. 스트레스나 생각이 많아지면 늘 체하는데 이럴 때는 빛패치를 위 부근에 붙이면 서서히 몸 컨디션이 돌아오고 이내 소화가 되기 시작합니다. 이제 빛패치가 있어서 한결 수월하고 든든해 늘 휴대하고 다닙니다.

복통-소화불량 | 이선진

야식을 먹고 소화를 충분히 하지 않고 잠을 자는 날에는 간혹 배가 아파서 일어나는 일이 있습니다. 대부분은 광력수를 마시고 다시 잠을 청하다 보면 아침에 언제 그랬냐는 듯 괜찮아지곤 했지요. 그런데 이날은 복통이 좀 심해서 광력수를 먹었는데도 쉽게 가라앉지 않아서 빛패치를 아픈 부위에 붙였습니다. 붙이고 바로 괜찮아져서 이렇게 빨리 효과를 볼 수가 있나, 할 정도로 놀랍고 신기했습니다.

복통-소화불량 | 이서현

대구에서 내려오다가 휴게소에 들러서 평소 잘 먹지 않던 커피, 라면, 김밥을 과식하게 되었는데, 그날 밤에 위장에 통증이 오기 시작했습니다. 찌르는 듯한 통증으로 빛패치가 생각나서 위장 부위에 하나 붙였습니다. 소화제를 따로 먹지 않았는데도 서서히 배가 편안해지고 체기와 통증이 없어지기 시작하더니, 다음 날 아침에 다시 식욕이 돌아왔습니다.

복통-소화불량 | 김욱자
저녁밥 먹은 것이 체했는지 가슴 밑이 찌르는 듯 아팠습니다. 빛패치를 가슴 밑의 아픈 곳에 하나 붙이고 또 하나는 단전에 붙였습니다. 약 5분 뒤에 트림이 몇 번 나오더니 찌르던 아픔도 멎고 배가 시원해졌습니다. 그 후로는 언제 아팠느냐는 식으로 아무렇지도 않았습니다. 너무 짧은 시간 안에 효과를 본 것에 놀랐습니다.

복통-소화불량 | 황인경
배에 가스가 차고 체한 듯 답답해서 빛패치를 배꼽 아래에 하나, 위쪽에 하나를 붙였습니다. 소화제를 따로 먹지 않았는데도 서서히 배가 꺼지고 체기가 사라졌습니다. 예전에는 위장장애가 생기면 소화제를 먹었지만 지금은 빛패치를 붙입니다. 덕분에 약을 먹을 일도 별로 없네요. 늘 비상용으로 빛패치를 가지고 다니기에 든든합니다.

안과질환
Ophthalmologic Disorder

안검경련

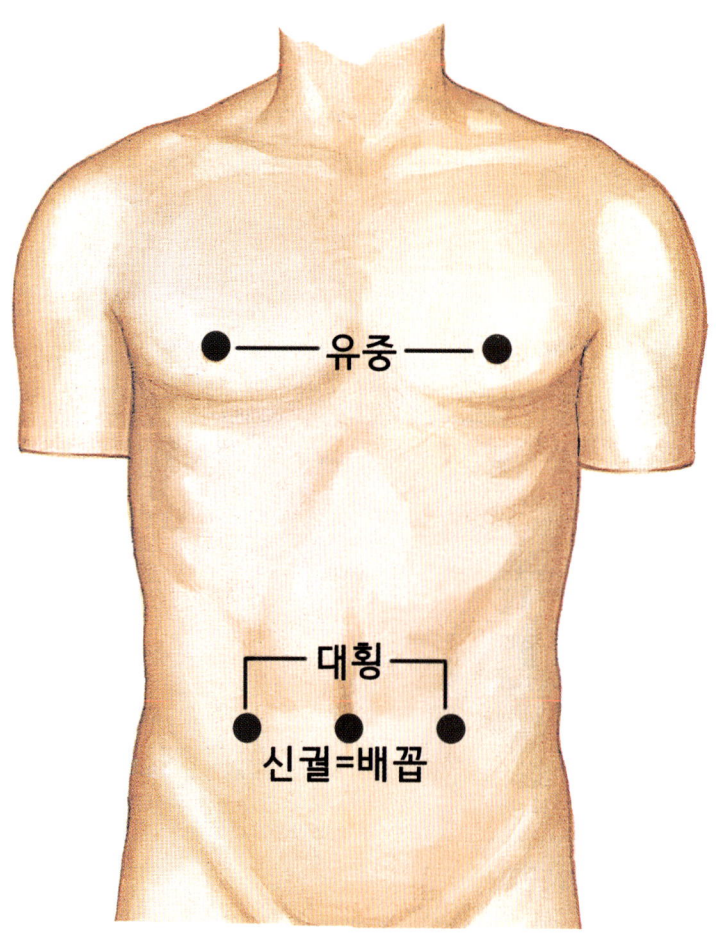

안검경련

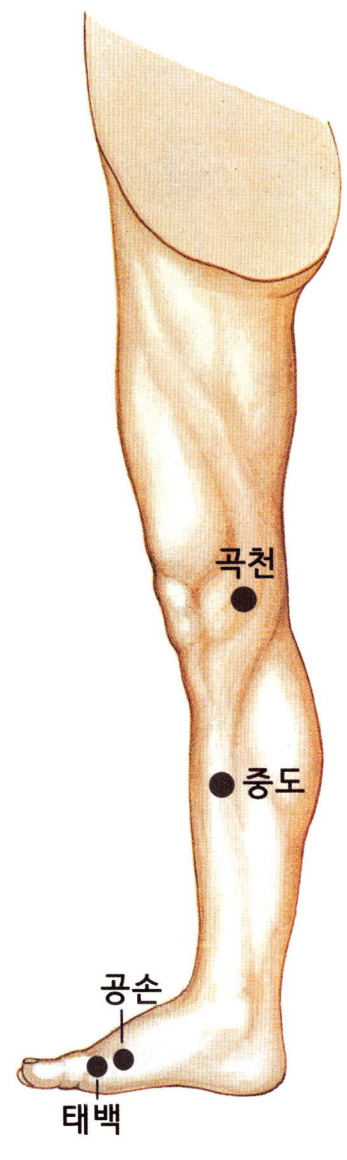

안검경련, 시력증진

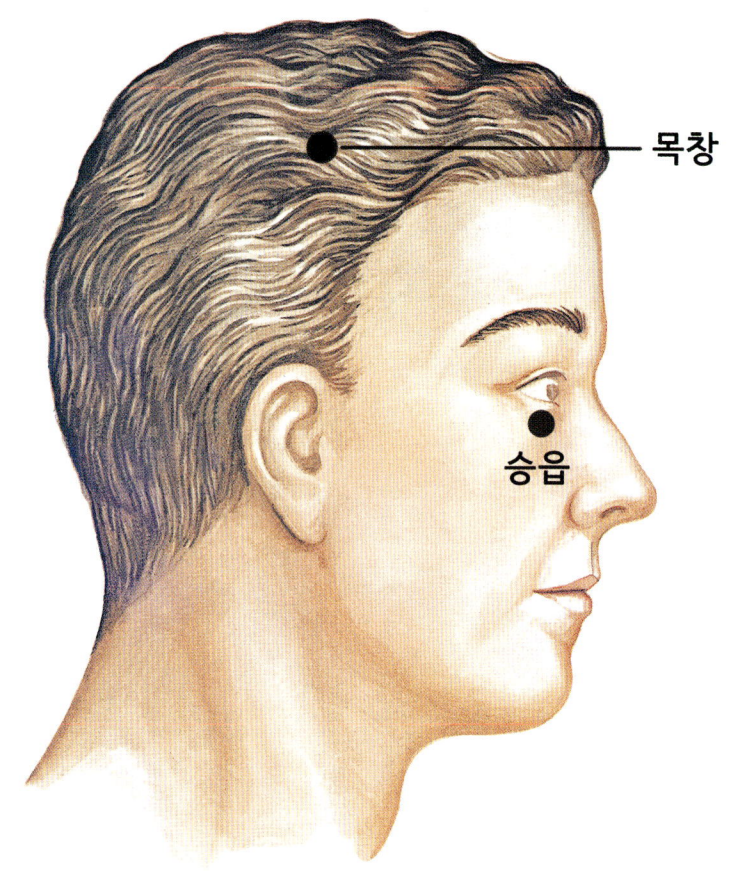

안검경련, 시력증진

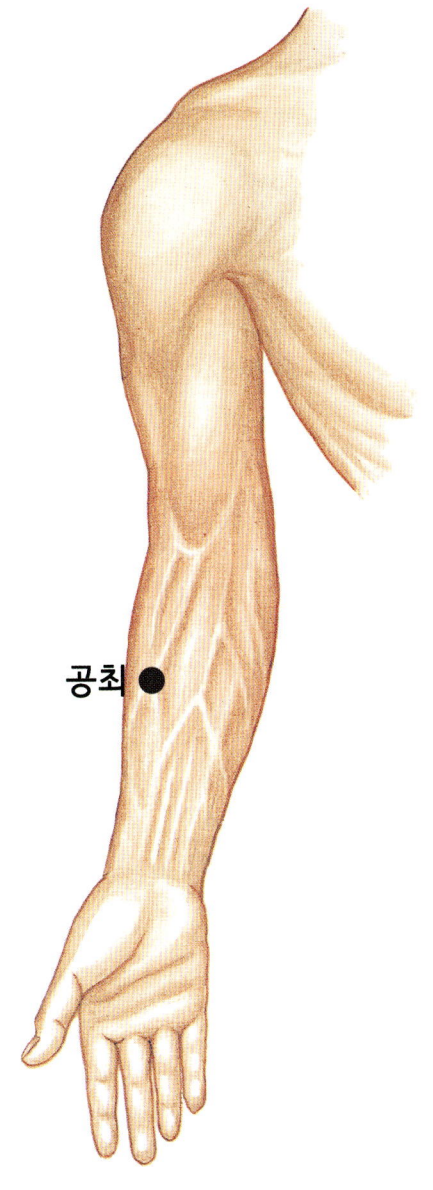

시력 증진

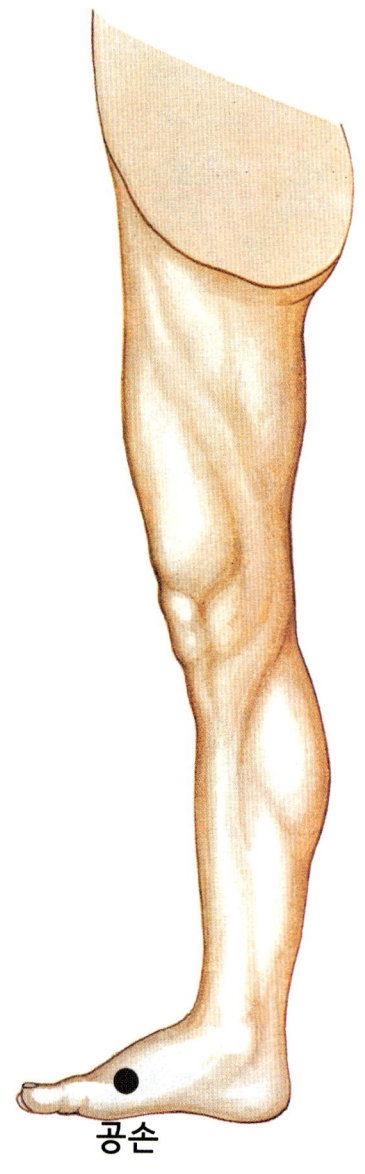

공손

시력 증진

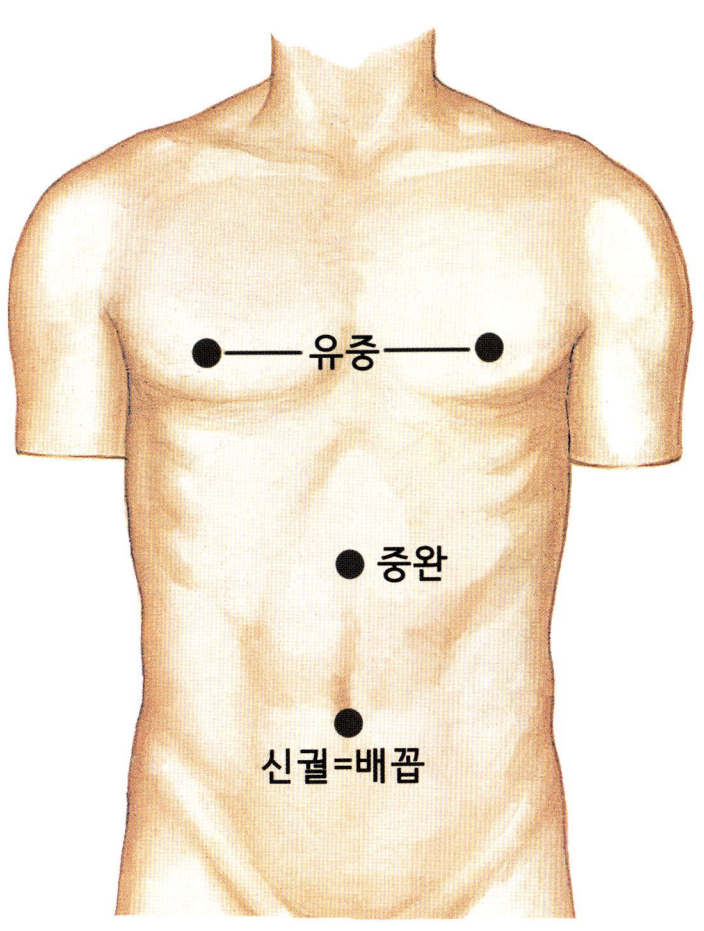

안구통

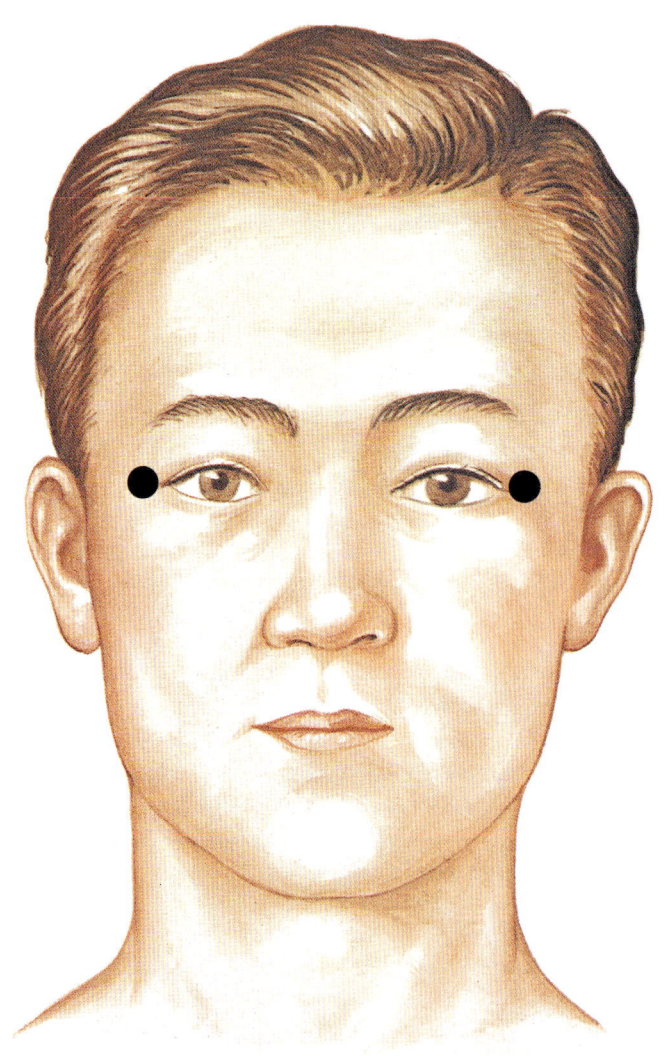

눈곱 | 박시승

아버지께서 종종 눈에 눈곱이 끼는 안과 질환을 앓으시는데 눈두덩이에 빛패치를 붙이고 주무셨더니 증상이 완화되면서 현재는 정상으로 돌아오셨습니다.

안정, 피로 | 김하은

평소 좋지 않은 시력 때문에 렌즈를 착용합니다. 그런데 피곤하고 컨디션이 안 좋은 상태에서 렌즈를 끼고 활동을 하니 어느새 눈 흰자가 빨갛게 충혈이 되어 있었고 눈이 시렸습니다. 걱정되는 마음에 자기 전에 빛패치를 눈 주위에 붙이고 일어났더니 다음 날 아침에 빨간 핏줄은 연해져 있었고 언제 시렸냐는 듯 그런 느낌조차 나지 않았습니다.

안구통증, 안구건조증 | 염만숙

저는 안구건조증으로 수정체에 상처가 났다고 진단을 받았습니다. 눈이 항상 피로하고 아픕니다. 집에 돌아오자마자 빛패치를 정명혈, 눈자위가 시작하는 코와 눈 사이 패어진 곳에 붙였습니다. 붙이자마자 몇 분이 지나 눈이 안 아팠어요.

다래끼 | 이옥규

신경을 좀 쓰니 몸이 피곤했던지 왼쪽 눈 위 안쪽에 다래끼가 나서 눈꺼풀에 빛패치를 붙이고 하룻밤을 보내니 통증도 가라앉고 붓기도 완화되었습니다.

유루증 | 차성례

얼마 전부터 눈에 약간의 통증이 느껴지며 찬 공기만 쐬어도 눈물이 나서 겨울 바깥나들이가 무척 짜증이 날 때가 많았습니다. 며칠 전 저녁에 눈 양 옆으로 빛패치를 붙이고, 통증이 사라지고 눈물이 나지 않았으면 좋겠다고 빛명상을 했습니다. 그리고 어제 운동하러 밖에 나가니 강변이라 바람이 꽤 불었는데도 눈물이 나오지 않았습니다. 한 시간 동안 운동하고 집으로 와도 눈물이 한 방울도 나오지 않았습니다. 정말 신기했습니다.

알러지
알레르기 ; Allergy

알레르기 눈가려움, 눈곱

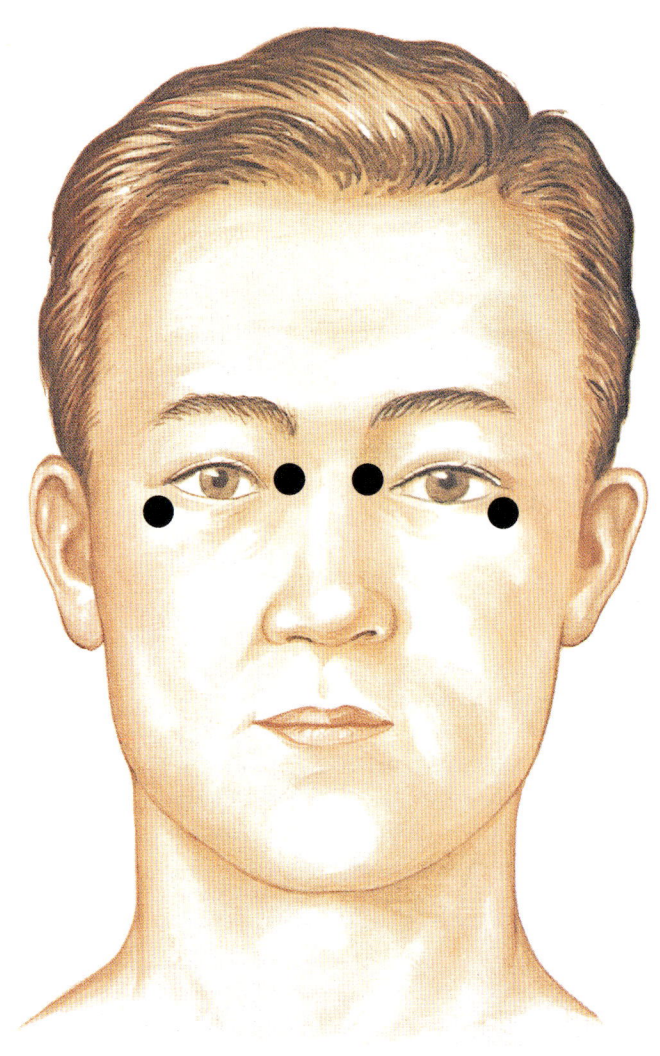

알레르기-눈 | **강종자**

저는 매년 9월 즈음이면 유행성 눈병처럼 눈곱이 끼면서 눈이 가렵고 아픈 계절성 알레르기를 앓고 있습니다. 올해도 눈이 가렵고 불편하기에 병원에 가는 대신 밤마다 빛패치를 양쪽 눈가에 붙였습니다. 빛패치 붙이는 순간 시원해졌습니다. 잠도 편안하게 잘 잤습니다.

알레르기성 비염

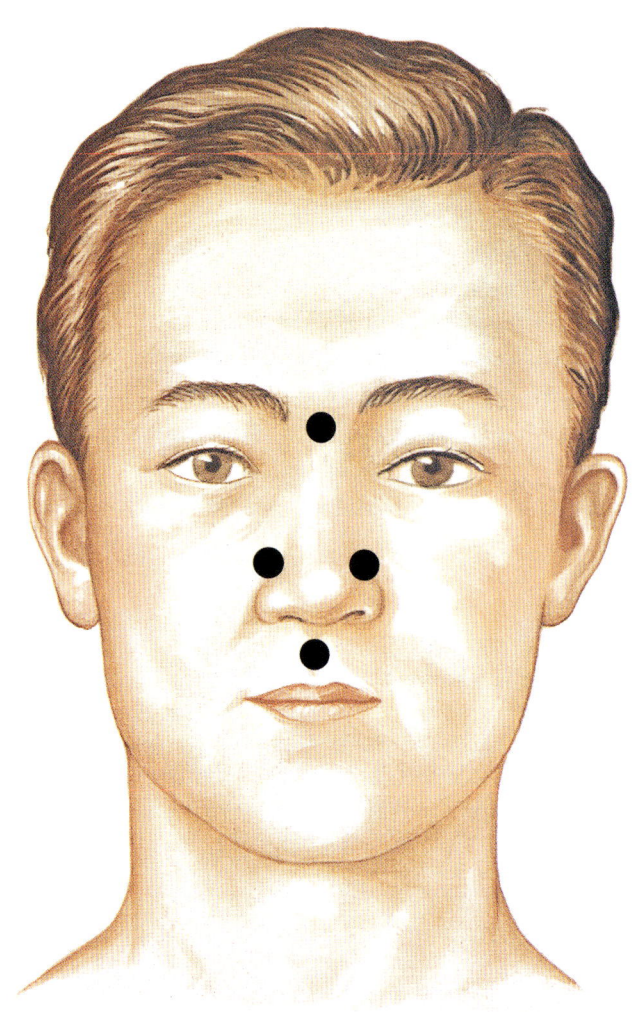

알레르기성 비염

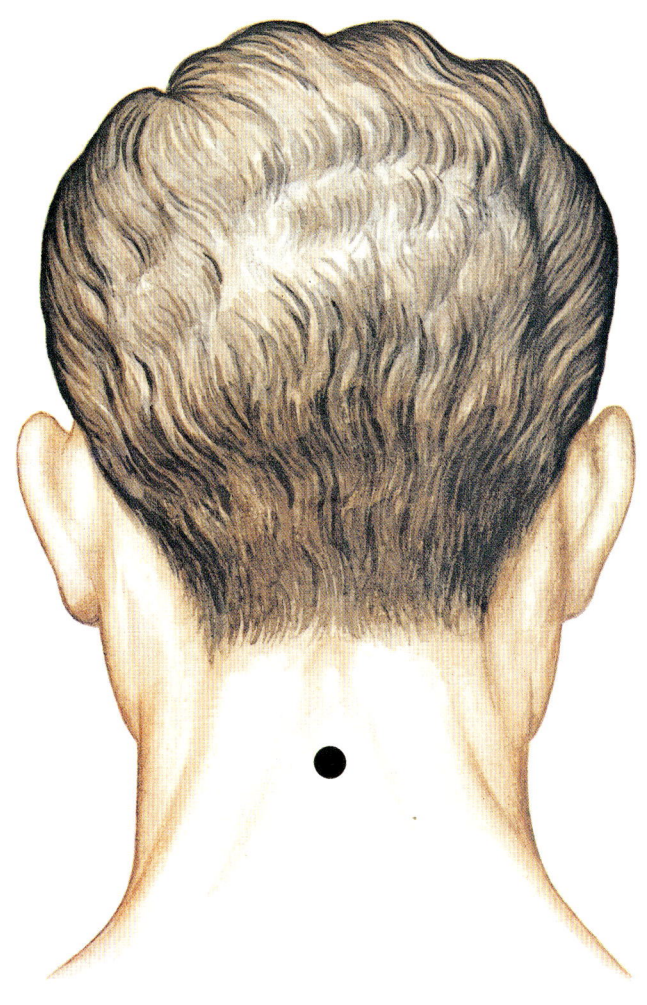

알레르기성 비염 | 박서연

요즘처럼 건조하며 찬바람 부는 저녁이면 비염 있는 분들은 그 괴로움 공감하실 거예요. 우리 집도 남편과 아들이 비염으로 아침이면 재채기로 하루를 시작합니다. 남편은 적당히 그런가 하고 넘어 가는데 4살 된 아들이 한 달 전쯤부터 코가 맹맹하고 저녁이면 숨쉬기가 힘들어 잠을 설치곤 했습니다. 이번 주 초에는 아예 숨이 내뱉어지질 않아 울면서 일어나길 몇 번. 제가 안고 재우기도 했지요. 몇 번을 그러다 새벽녘에 조용히 빛명상을 하고 빛패치를 꺼내서 코 언저리에 붙여주었습니다. 살짝 뉘어서 잠을 재우며 관찰하는데 30분쯤 후에 보니까 쌕쌕 잘도 자고 있었어요. 다음 날 아침에 할머니께 자랑도 하고 신나게 잘 노는 걸 보더니 우리 남편도 코 옆에 떠~~억하니 붙이고 출근하네요. 빛패치가 응급실 대신입니다.

알레르기성 비염 | 윤경애

요즈음 사무실에서 계속적인 히터와 각 교실마다 난방으로 우리 눈에 보이지 않는 먼지로 뒤덮인 건조한 공기가 코로 입으로 들어와 알레르기 비염이 있는 선생님들은 무척 힘듭니다. 거기에 황사까지 겹치니 콧물에 기침에 스트레스에, 비염인지 감기인지 구별이 잘 안됩니다. 말을 많이 하는 업무에 잦은 기침과 콧물로 고생을 하다가 빛패치를 어젯밤부터 양미간 중심에 붙이고 잤습니다. 아침에 일어나 컨디션이 안 좋아 다시 이마 위에 하나를 새로 붙이고 하루 종일 밖에 있었는데 기침도 멎고 코도 시원해지며 콧물도 나오지 않네요.

피부염-두피-알레르기 | 유승종

저는 피부가 약한 편입니다. 여름에 햇볕에 노출되면 빨갛게 되고 가렵습니다. 컨디션이 안 좋을 때면 두피가 가렵고, 약간 불그스레해집니다. 그럴 경우 피부과 진료 후 연고를 2-3일 바르고 약을 먹으면 없어졌다가 몸이 안 좋을 때는 다시 나타나기를 반복했습니다. 엊그제도 컨디션이 안 좋았는지 머리가 가려운 지루성 피부염이 생겼습니다. 빛패치를 머리카락 속으로 붙일 수도 없고 해서 양쪽 귀 뒤쪽 밑에 최대한 머리 부근으로 붙였습니다. 붙이고 2-3시간 후엔 가려움증이 없어지더군요. 하루 지나니 병원에 갈 필요도 없이 깨끗한 느낌입니다. '아! 빛패치가 이런 피부염에도 효험이 있구나'하고 감탄했습니다.

알레르기-피부가려움 | **김영수**
알레르기 체질이라 봄이 다가오고 건조한 시기가 되면 겨드랑이 같은 민감한 피부 부위에 손이 가서 늘 긁게 됩니다. 금세 오들오들 빨갛게 피부 숨구멍들이 올라옵니다. 거기에 빛패치를 오른쪽 왼쪽 두 개씩 붙였더니 이틀 만에 가려움이 사라져 버렸습니다. 며칠이 더 지난 후 보니 긁었던 부위가 어디였는지 모를 정도로 흔적이 사라져버렸네요.

어지럼증
Dizziness

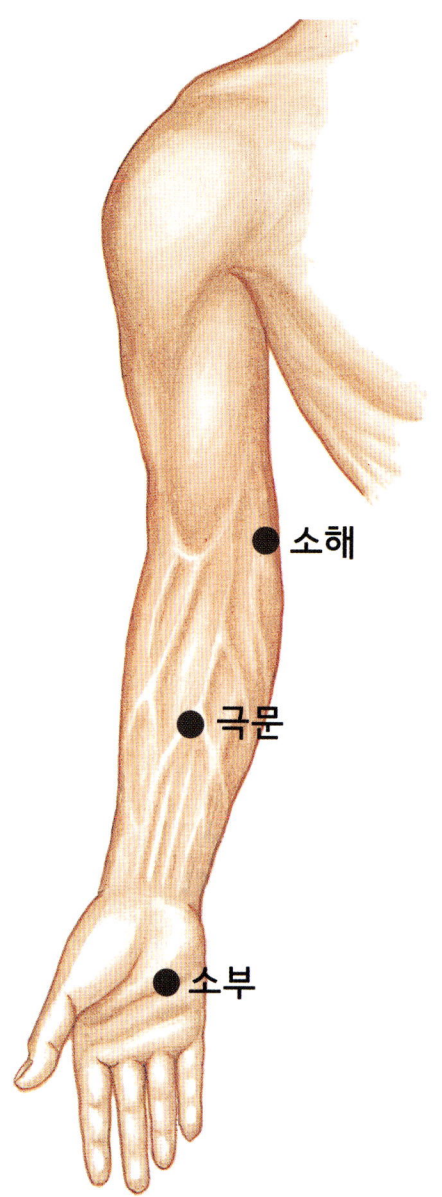

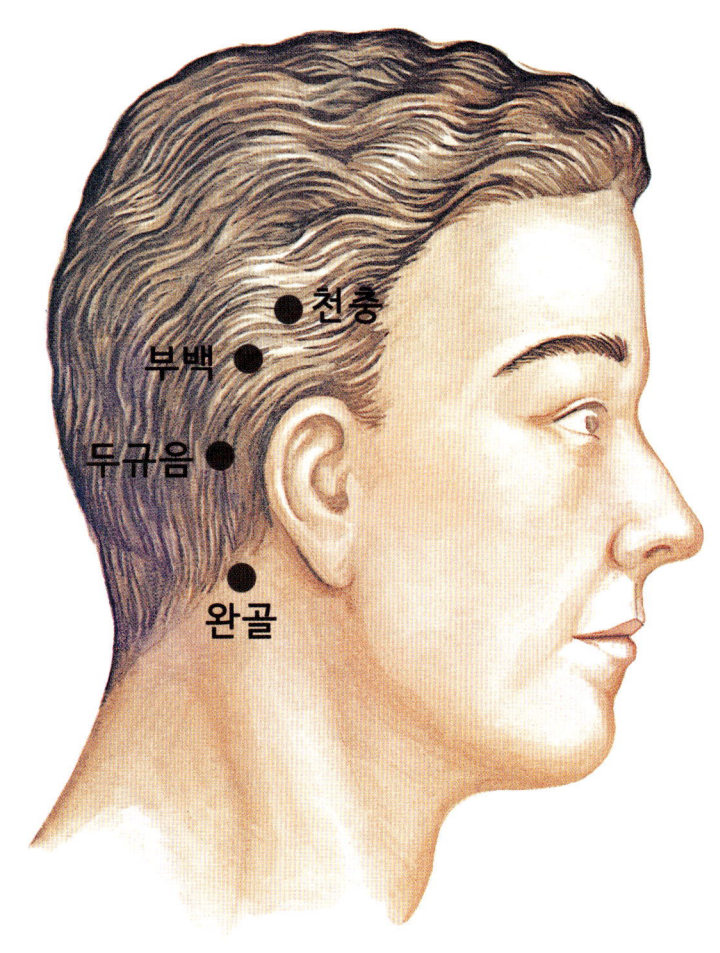

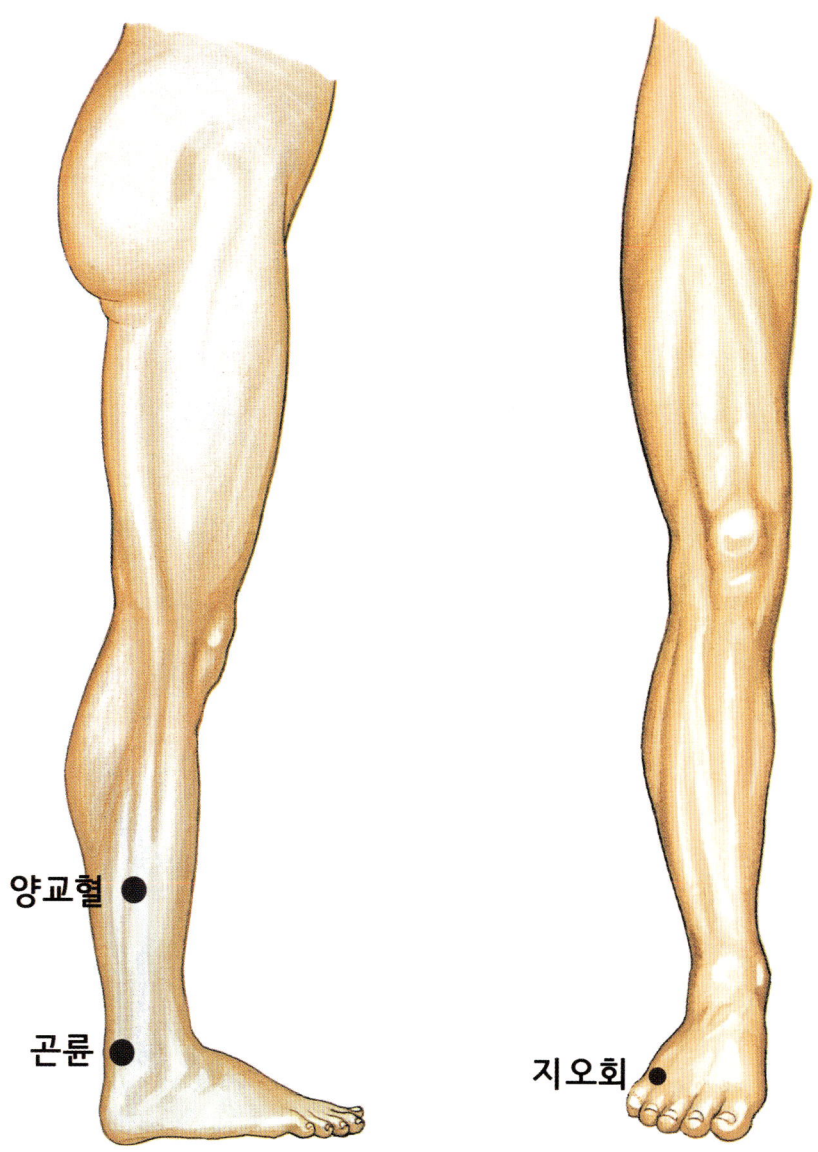

어지럼 | **정단비**

평소 혈액순환이 잘 되지 않아서 힘들어할 때가 많은데, 오늘은 일하느라 쌓인 피로가 몸 여기저기에 엉겨 붙은 것처럼 유난히 몸이 무겁고 머리가 어지러웠습니다. 목과 어깨 주변으로 빛패치를 붙이니 금세 혈액순환이 되면서 어지럼증이 가라앉았습니다.

염좌

삠 ; Distortion, Sprain

염좌-슬관절 | 이원경

축구를 좋아하는 아들이 사촌형이랑 축구를 하다가 무릎을 삐었다며 다리를 절룩거리며 집으로 들어왔습니다. 휴일이라 병원도 문을 닫았는데 걱정이었습니다. 아들은 무릎이 아프다며 저를 쳐다보고, 어쩌나 싶었는데 빛패치가 생각났습니다. 조금 붓기까지 한 무릎에 빛패치 다섯 개를 붙였습니다. 빛패치를 붙이고 시간이 지나자 조금씩 덜 아프다고 하더니 하룻밤 자고 나자 무릎에 붓기도 다 가라앉고 아프지도 않다며 아들이 "빛패치 덕분이야." 합니다.

염좌-발목 | 김정화

운동회 연습하다가 발을 삐끗했습니다. 계단을 오르락내리락해서 그런지 점점 아파오고 옆반 선생님께서는 빨리 수도에 가서 찬물에 담그라고 하였습니다. 고이 모셔두었던 빛패치를 아픈 부위 중심으로 세 개를 붙이고 손가락 반응점에 한 개를 더 붙였습니다. 붙이고 나니 따뜻한 느낌이 아픈 부위를 감싸고, 조금 있으니 차가운 느낌과 따뜻한 느낌 그리고 전류가 흐르는 느낌이 아픈 부위로 동시에 느껴져서 신기했습니다. 아침에 조마조마한 마음으로 살짝 발을 디뎌보니 통증이 거의 없어졌습니다.

염좌-발목 | 박순녀

인근 형님댁에 잠깐 들러 점심을 맛있게 먹고 나와서 차에 타려는데 좁은 농로에 시멘트 길이 패어 있었나 봐요. 발을 딛는 순간 전 그 자리에 확 주저앉고 말았어요. 다행히 심하게 다치진 않고 약간 발을 삔 정도. 살짝 욱신거림이 있길래 바로 가방에서 빛패치를 꺼내 붙였어요. 얼마 안 있어 통증이 사라지고 가벼운 느낌이 들었어요. 옆에서 지켜보던 남편이 한마디 하네요. "빛패치가 만병통치약이야."

염좌-발목 | 김은주
걷다가 발목을 삐끗해서 통증이 있었는데 빛패치를 붙이고 자고 일어나니 통증이 줄고 좋아졌습니다.

염좌-발목 | 오범진
도로를 걸어가던 도중 오른쪽 발목을 심하게 꺾게 되었습니다. 전에도 한 번 다친 적이 있어 한 달 동안 깁스를 하고 심하게 고생하였던 발목이라 깜짝 놀랐습니다. 하루 종일 서서 왔다 갔다하는 일을 하고 있어서 걱정이 되었습니다. 퇴근해서 집에 와 보니 발목의 통증이 점점 더 심해지는 것을 느끼게 되었습니다. 생각할 것도 없이 빛패치를 오른발목에서 가장 아픈 세 곳에 차례로 붙이게 되었습니다. 그리고 다음 날 일을 했는데도 월요일보다 좋아졌고 금요일 아침에는 개운한 느낌으로 언제 불편했냐는 듯 통증이 사라졌습니다.

염좌-발목 | 이성희
화창한 날씨에 아름답게 핀 예쁜 꽃들을 보며 기분 좋게 콧노래를 부르며 바쁜 걸음을 재촉하다가 그만 발목을 삐끗했습니다. 순간 너무 아파서 잠시 주저앉아 있었지만, 약속 시간은 다가오고 마음이 급했지만 심한 통증으로 걸을 수가 없었습니다. 그 순간 항상 가지고 다니던 빛패치가 생각이 났습니다. 발목에 두 개를 붙이고 통증이 나아지길 바라면서 잠시 주물러 주었습니다. 조금 뒤 조심스레 발을 움직여보니 거짓말처럼 통증은 사라지고 가볍게 걸을 수 있었습니다. 정말 신기했습니다.

염좌-손목 | 윤남희
길을 가다가 넘어지면서 왼쪽 손목을 짚었어요. 그냥 있을 때는 잘 몰랐으나 손을 땅에 짚고 일어서려면 통증이 있어 아팠지요. 빛패치를 과감히 두 개 붙여 놓고 24시간이 지나자 80% 이상은 좋아진 듯 합니다.

위염
Gastritis

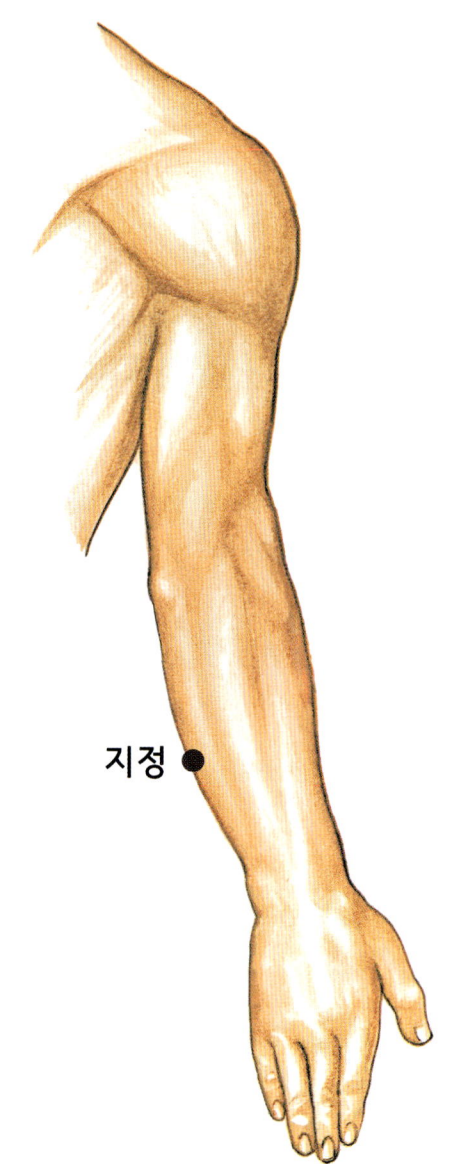

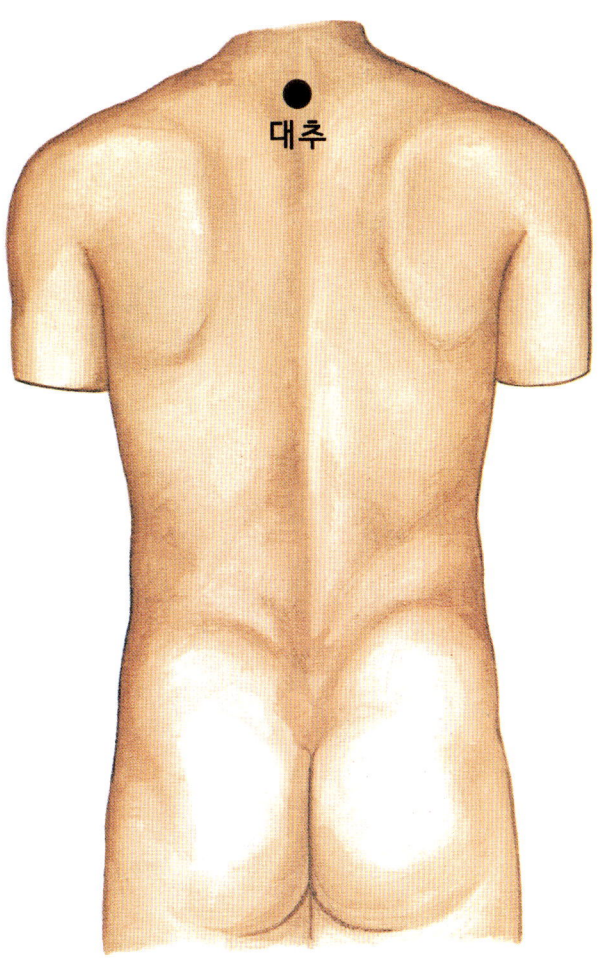

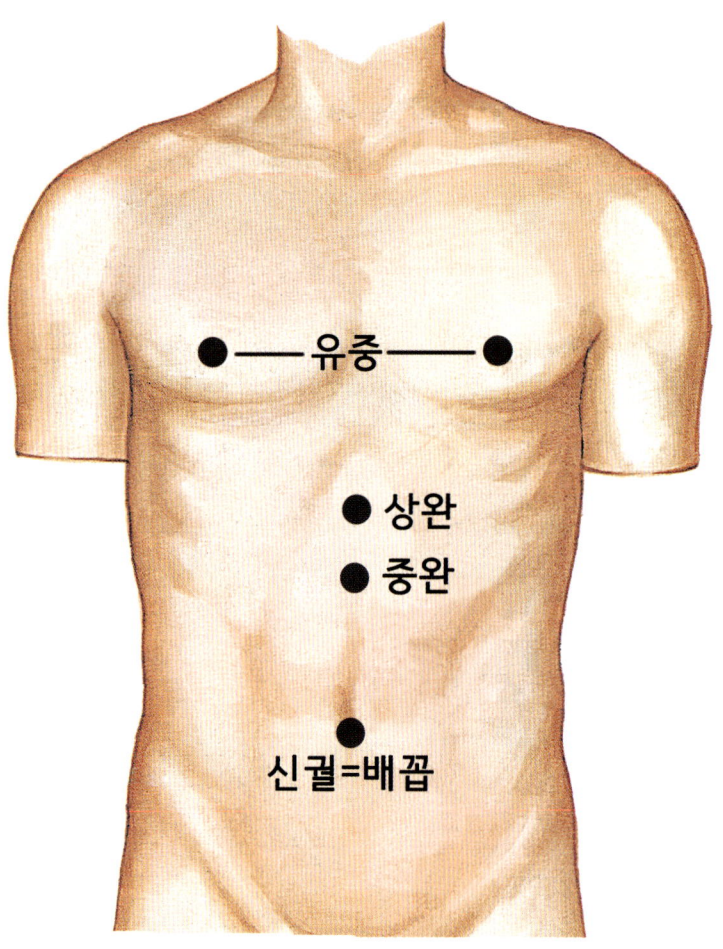

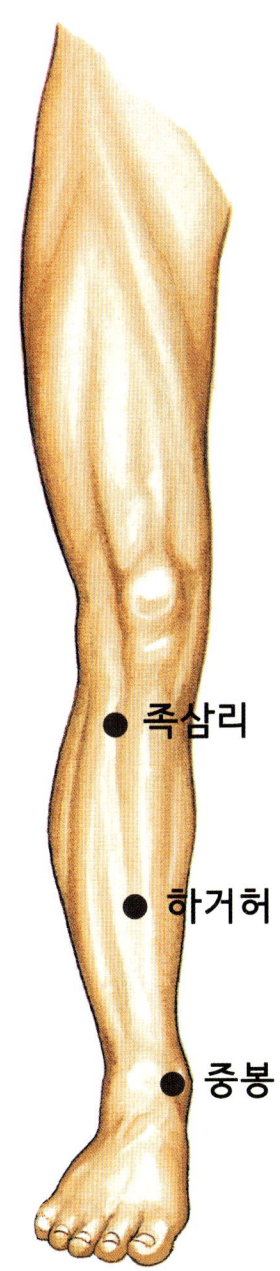

복통-위염 | 정솔아

한 친구가 며칠 전부터 속이 안 좋아보였습니다. 괜찮다가도 먹기만 하면 배가 아프다고 하고 먹은 걸 다 게워내서, 병원에 갔더니 위염이라고 했습니다. 그 뒤로 병원을 꾸준히 다니는 데도 가끔 아파서 하루 종일 침대에 누워 있곤 했습니다. 얼마 전에 제가 아픈 자리에 한번 붙여보라고 하며 빛패치를 주었습니다. 그 날도 속이 안 좋아서 힘들어하고 있었는데, 빛패치를 붙이고 침대에 눕더니 그대로 잠들었다가 몇 시간 뒤에 일어나서, 빛패치 때문에 괜찮아졌다면서 배고프다고 했습니다.

위염 | 김옥순

원래 위장이 좋은 편은 아닌 데다 약을 많이 먹다 보니 위장이 가끔씩 아플 때가 있습니다. 며칠 전에는 무엇 때문인지 속이 메스껍고 불쾌감이 있어 편치 않았습니다. 규칙적인 식사와 운동으로 철저하게 관리를 하는 편이라서 건강에 소소하게 이상이 오면 마음마저 가라앉곤 합니다. 그러다 문득 빛패치 생각이 나서 배에 얼른 몇 개를 붙이고 잊고 있었는데 다음 날 생각해보니 불쾌감이 사라지고 아무렇지 않음을 알았습니다. 정말 신기했습니다.

식욕 부진

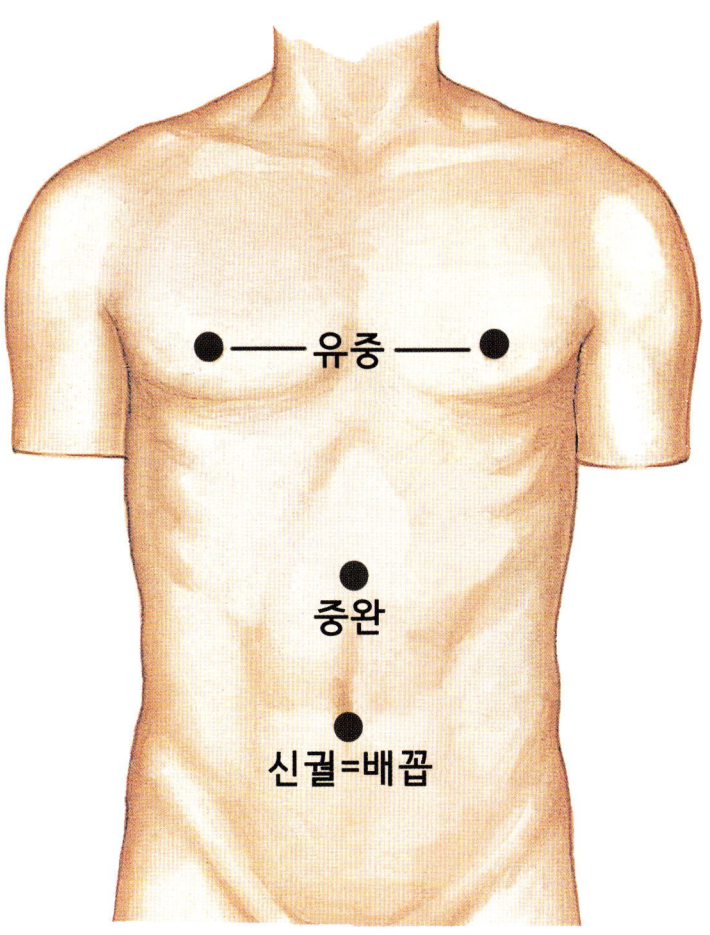

식욕 부진

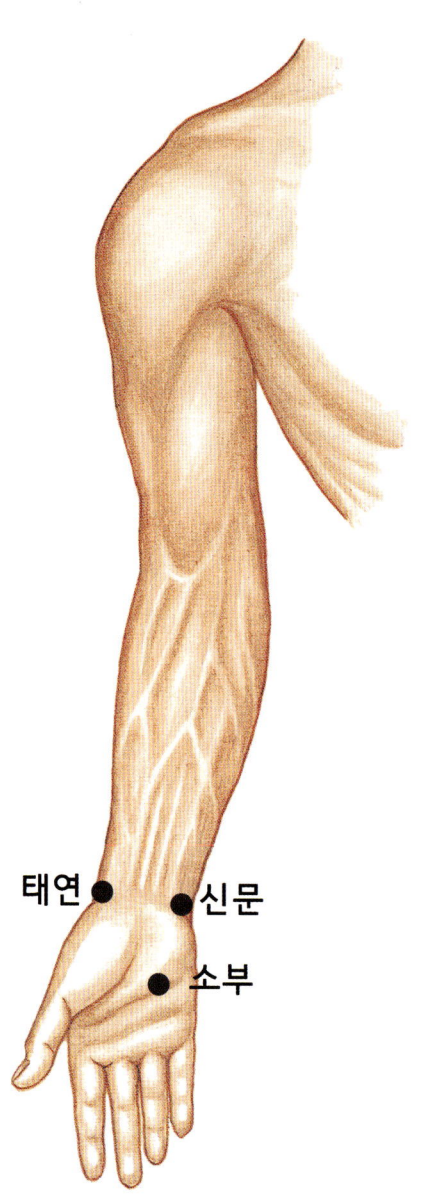

식욕 부진

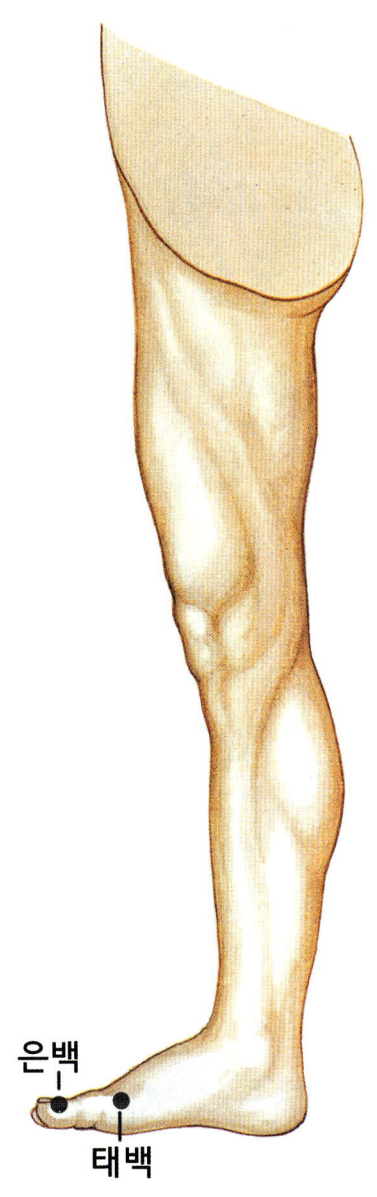

식욕 부진

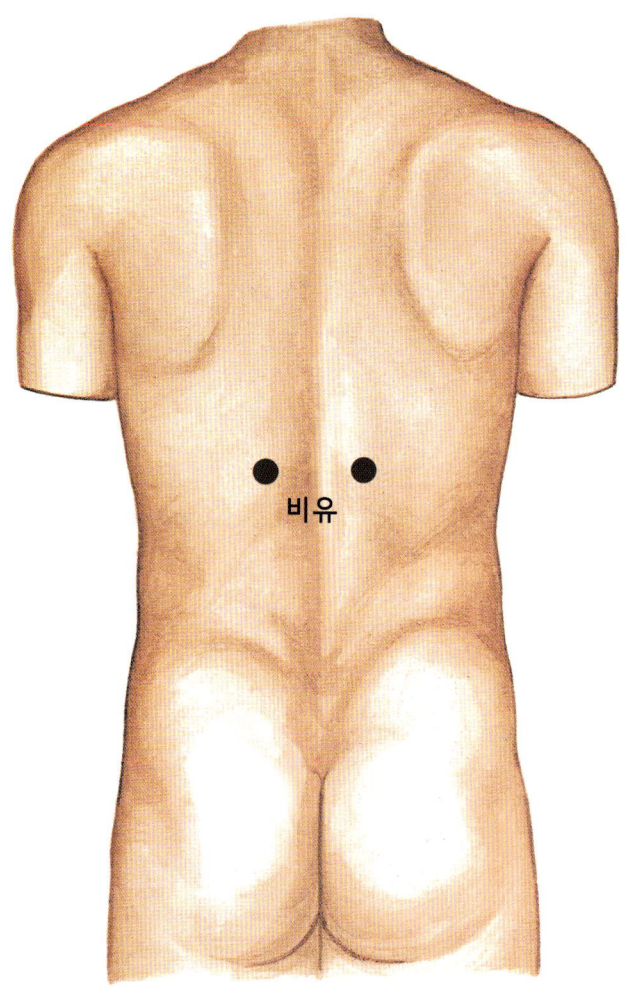

이명
Tinnitus

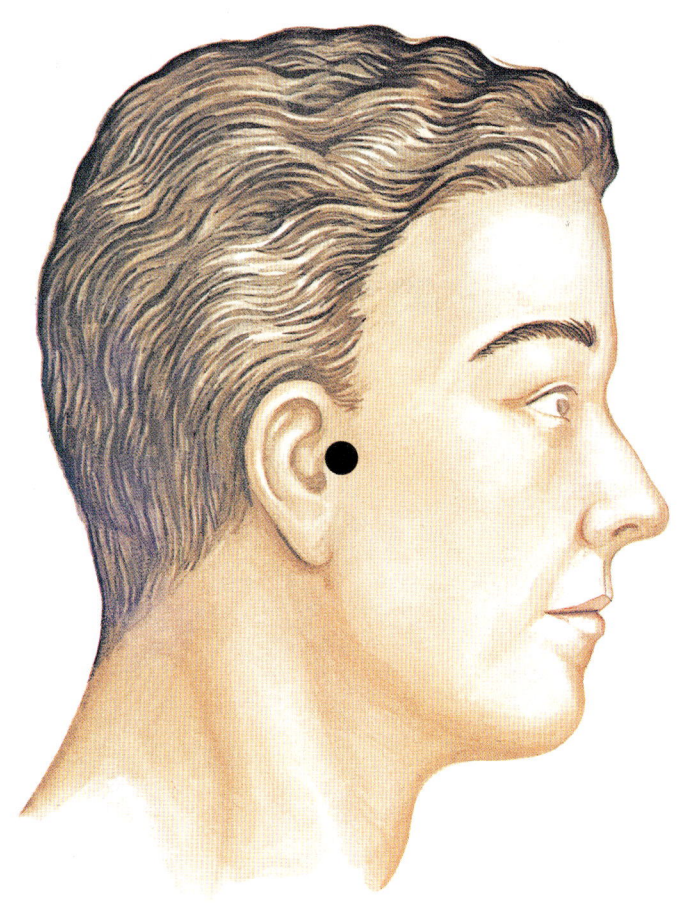

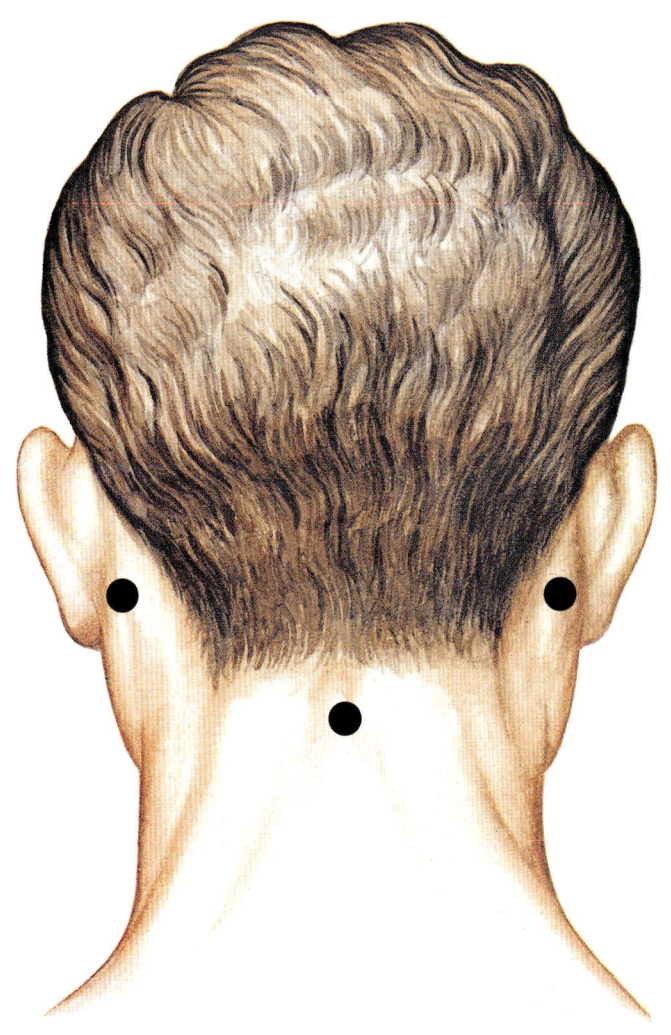

이명 | **최상기**

갑자기 귓속에서 소리가 나서 귀이개로 귀를 파보기도 해보았지만 점점 소리가 심해져서 이러한 증상을 인터넷 검색을 해보니 이명 증상이라 하더군요. 마침 독일동서의학병원 임상실험 대표 사례 중 포브스지 선정 세계 최고 부자 칼 블라세크 씨의 이명 증상에 빛패치를 처방한 사례를 보고 나도 한번 같은 곳에 붙여봐야겠다 싶어 바로 빛패치를 붙였습니다. 아침에 잠자리에서 일어나니 놀랍게도 며칠 내내 고생했던 증상이 깨끗이 사라졌습니다.

이석증
Otolith

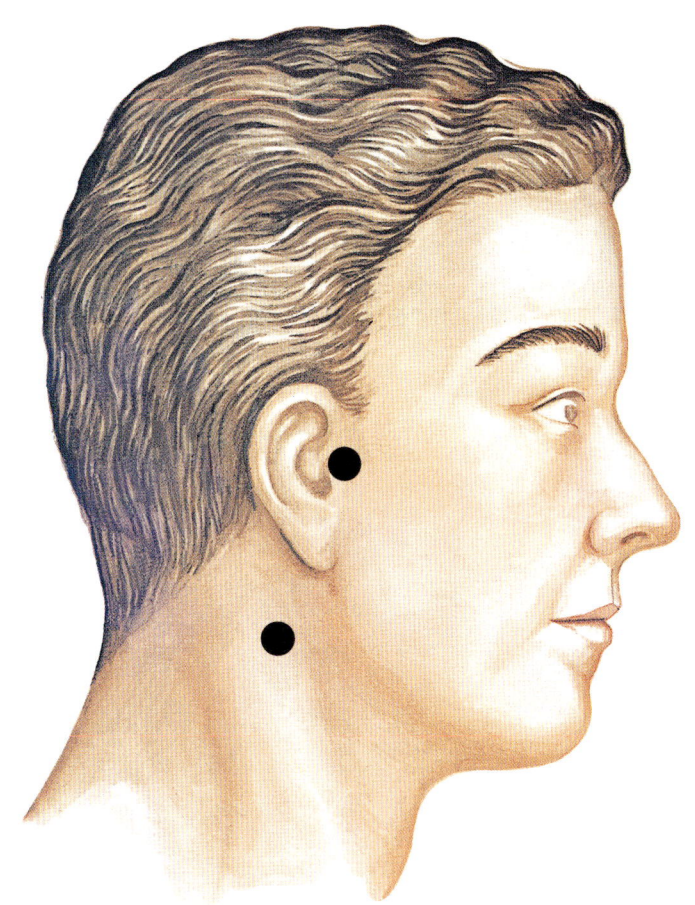

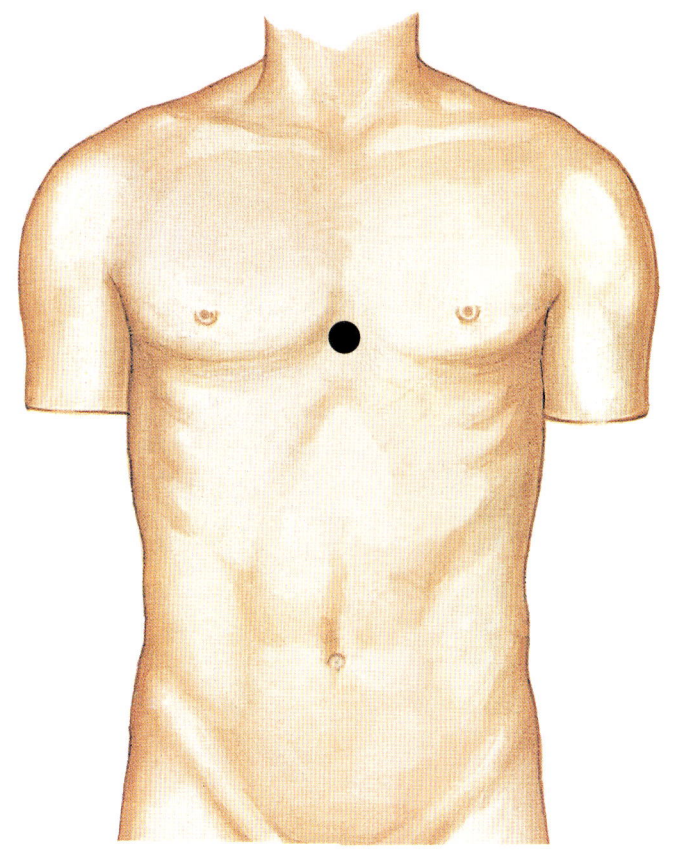

이석증 | 현인숙

심한 어지럼증과 메스꺼움으로 병원을 방문했습니다. 병명은 이석증으로, 치료를 했지만 재발이 잘 된다고 조심하라고 하셨습니다. 몇 차례 재발로 고생을 했었고 며칠 전 또 같은 증상으로 어지러워서 걸을 수가 없었습니다. 순간 빛패치가 생각나 양쪽 귀 뒤에 하나씩 붙이고 잠을 잤습니다. 아침에 일어나니 어지럽지도 메스껍지도 않고 거뜬히 일상생활을 할 수 있었습니다. 정말 좋아서 남편에게 신기한 빛패치라고 자랑을 했습니다.

저림증, 감각이상
Paresthesia, Numbness

손저림증

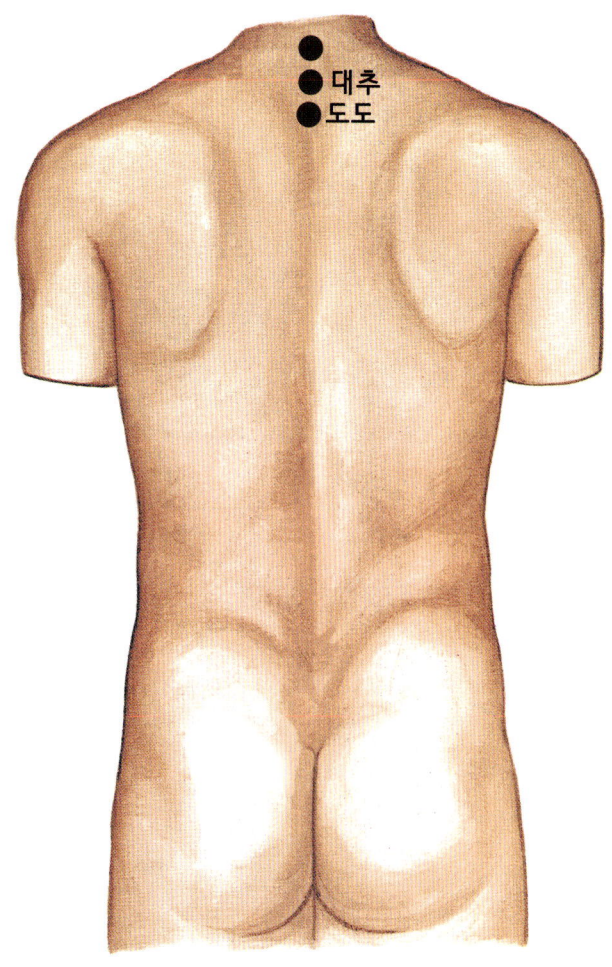

손저림증

손저림증

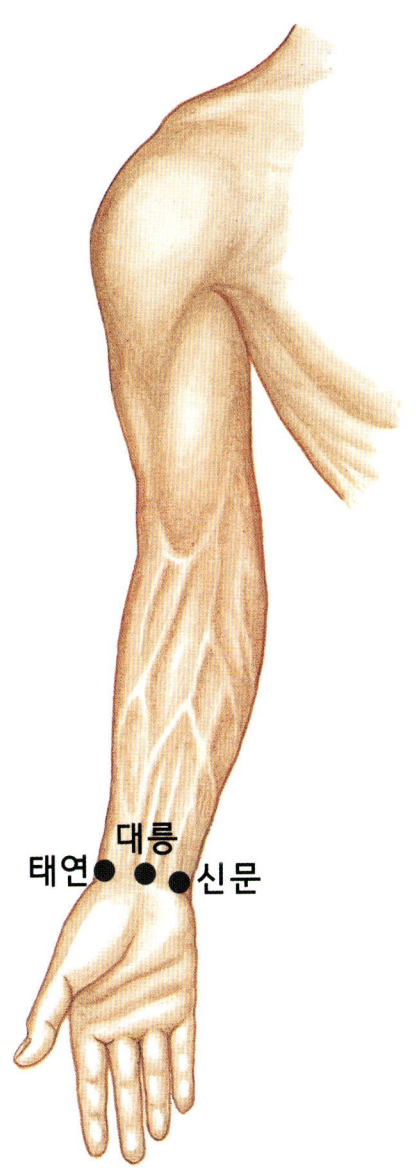

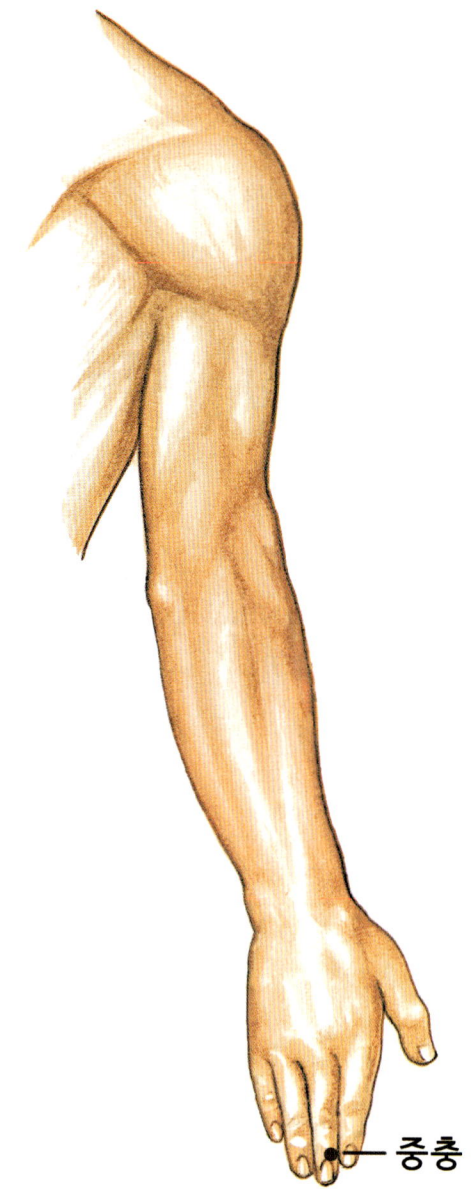

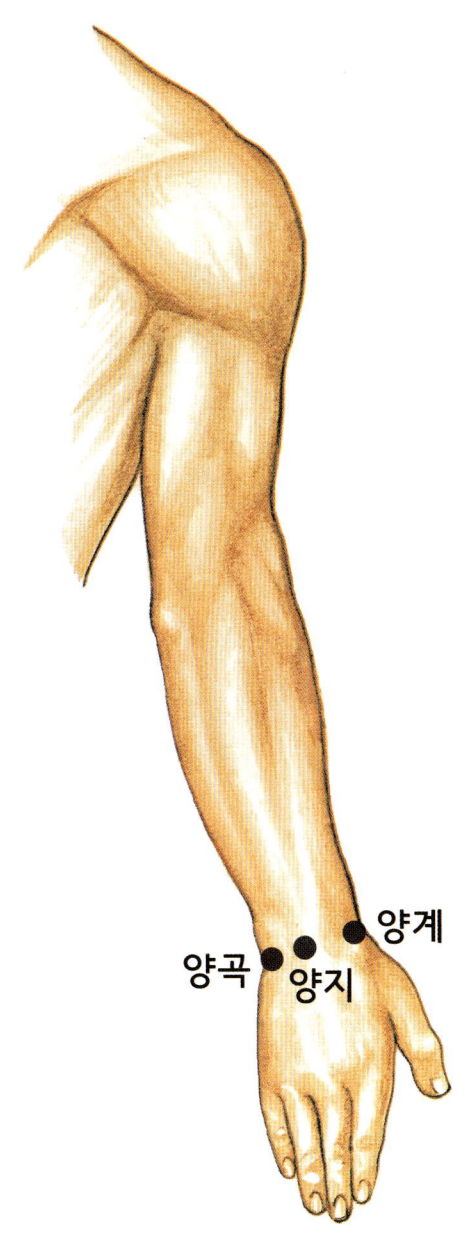

손저림-혈액순환장애 | 김주미

자다가 한 번씩 깨어날 정도로 양손이 떨리고 혈액순환이 되지 않아 저리는 증상이 있다는 친정 엄마의 얘기대로 놀랄 정도로 괴로운 소리를 내는 것을 지켜보게 되었습니다. 처음에는 나도 모르게 벌떡 일어나 양손을 주물러 주다가 혹시나 비상시에 무슨 일이 생길까봐 소중히 챙기고 다니던 빛패치 두 개를 손목 부위에 붙였습니다. 그러고 나니 그날 밤은 더 이상 손 저림으로 깨어나지 않고 아침까지 잘 주무시는 것이었습니다. 손 저림은 좀 어떠냐고 물어보니 괜찮아졌다며 여기저기 열심히 움직이시고 목소리도 더 커지고 하루를 힘 있게 보내셨습니다.

발저림증

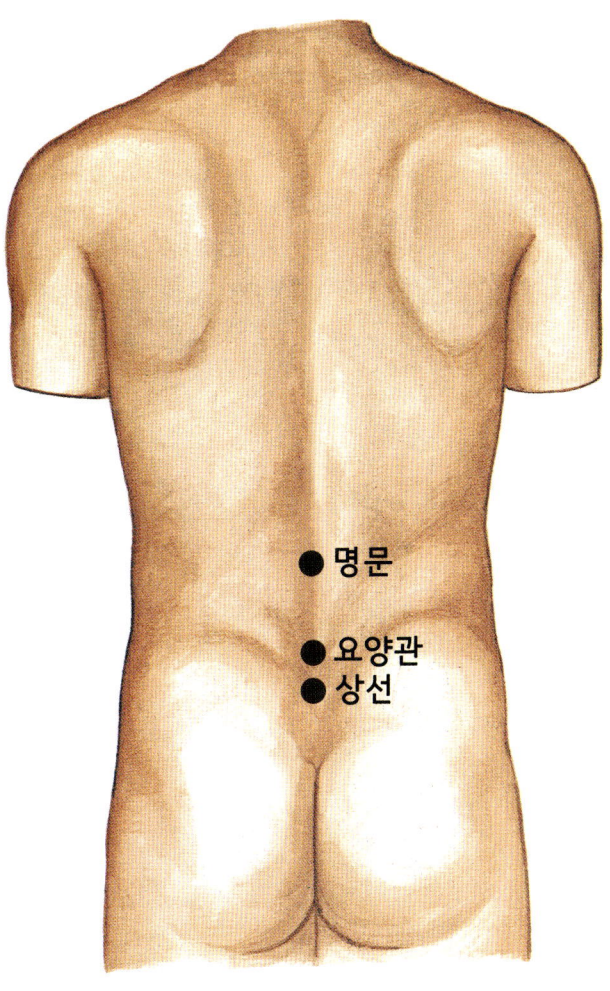

발저림증

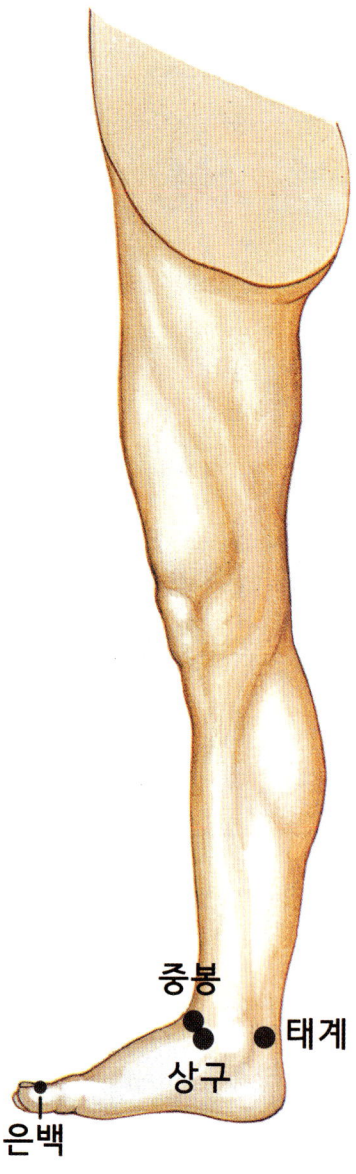

발저림증

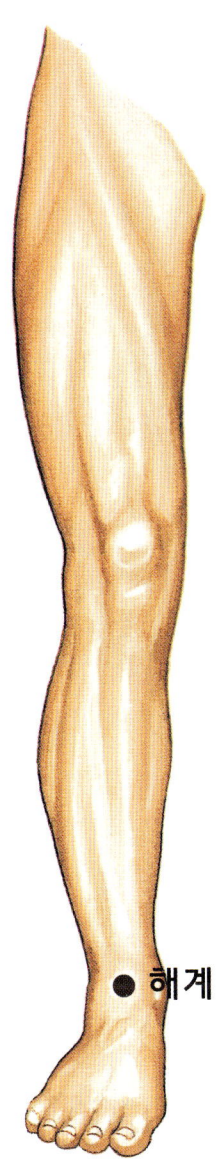

발저림증

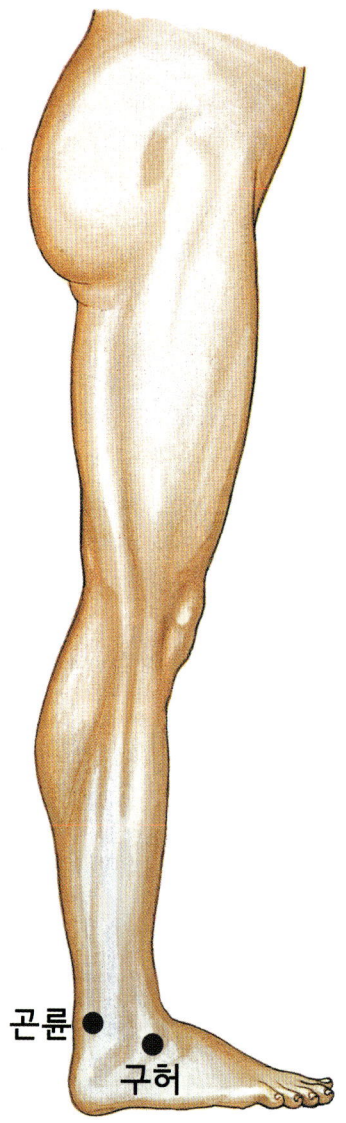

하지순환장애 | **안태경**

직업 특성상 활동량이 적다 보니 저녁이 되면 종아리와 허벅지 쪽이 저릴 때가 있습니다. 빛패치를 붙이고 나면 저림과 통증을 잊어버립니다.

감각이상-혈액순환장애 | **신동철**

저는 중풍으로 왼팔 다리가 불편하여 한의원에서 이번 겨울 한약 5자루를 먹고 알약도 2개월분을 2번 타서 먹으며 왼팔과 다리에 혈액이 잘 통하도록 하게 하기 위해 애를 쓰면서 2일에 한 번씩 침 치료를 5개월을 해왔을 정도로 신경을 써 왔습니다. 얼마 전부터 왼쪽 발가락에 이상이 왔는데 왼쪽 발가락 2, 3, 4번에 감각이 좀 이상하여 빛패치를 2번과 4번 발가락 사이의 발등 부분 붙여두었더니 다행히 발가락이 전과 같이 감각이 돌아 왔습니다. 정말 다행입니다.

젖몸살, 모유수유
Breast Engorgement, Breast Feeding

젖몸살, 모유 안 나올 때

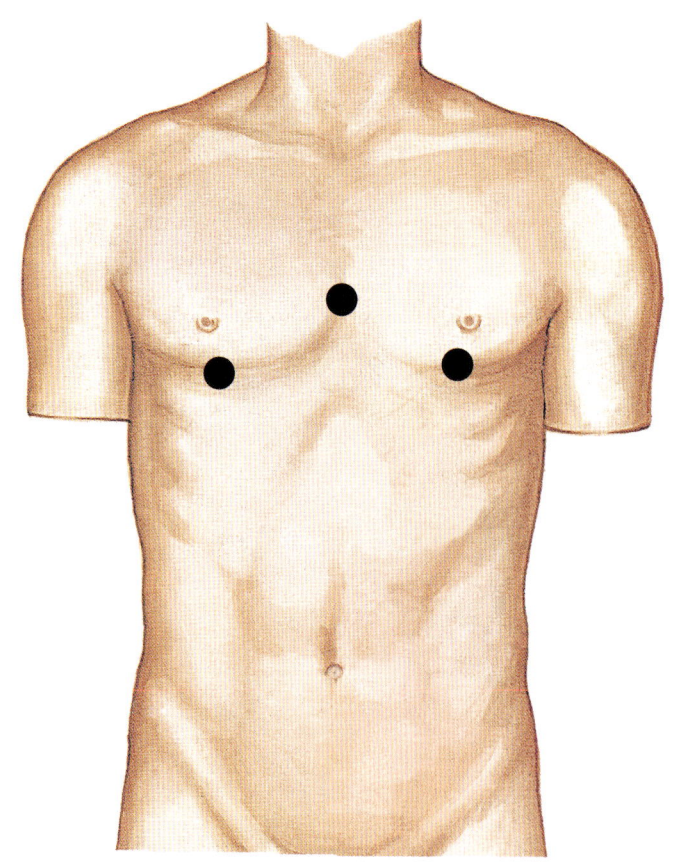

젖몸살, 모유 안 나올 때

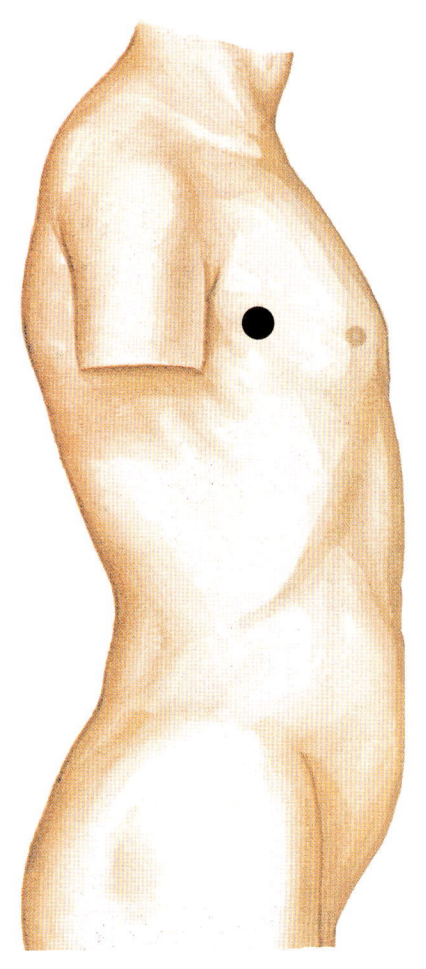

젖몸살 | **구정희**

둘째 민찬이가 13개월하고도 8일째가 되었습니다. 첫 아이를 한 달 밖에 젖을 먹이지 못해 미안한 마음에 둘째는 엄마 노릇 제대로 하겠다고 마음먹고 모유수유를 시작하였습니다. 젖양이 많은 편이라 제때 제대로 먹어주지 않으면 젖이 뭉쳐서 돌처럼 딱딱하게 굳습니다. 뜨거운 수건으로 마사지하고 유축기로 짜내고 그에 따라오는 고통은 말로 하기 힘들 정도의 통증입니다. 또 통증이 시작되었습니다. 빛패치를 붙이고 잠시 빛명상을 하였습니다. '빛패치로 뭉쳐있는 젖이 잘 돌아서 원래의 상태로 통증 없이 돌아오게 해주세요' 마음을 담아 빛명상 했습니다. 세 개의 빛패치를 붙이고 3시간 후 젖먹일 시간이 되어 젖을 먹이는데 조금 전에는 젖을 물리고 유축기로 짜고 찜질을 해도 안 나오던 젖이 아기가 빨자 술술 잘 나오는 게 아니겠어요? 늘 하루이상 고생하던 통증이 몇 시간 만에 통증 없이 편안해진 가슴을 보니 감사한 마음이 가득했습니다.

젖몸살 | **이선정**

며칠 전부터 젖몸살을 앓았습니다. 갑자기 가슴 윗부분이 딱딱하게 굳어서 너무 아팠습니다. 열이나 화끈거렸고 뭔가 몸도 예민해져서, 마사지도 해보고 아기아빠에게 도움도 요청했지만 풀리지 않고 더 딱딱해지는 느낌이었어요. 그런데도 아기한테 계속 물리니 젖은 잘 나오지 않고 젖꼭지에 피가 맺혀 더 아프기만 했고요. 그러다 어젯밤 어머니께서 빛패치를 붙여보자 하셔서 두 개 붙였거든요. 새벽 2시쯤, '아침에 일어나면 병원에 가야겠다' 생각하고 마사지를 하고 아기에게 젖을 물리는데 젖이 콸콸 나오는 겁니다. 아기도 잘 시간인데 눈을 말똥말똥 뜨고 제 젖을 먹었어요. 가슴이 시원해지는 느낌이 들어서 가슴을 만져보니 딱딱하던 것이 어느새 풀어져있네요.

쥐내림
Muscle cramps

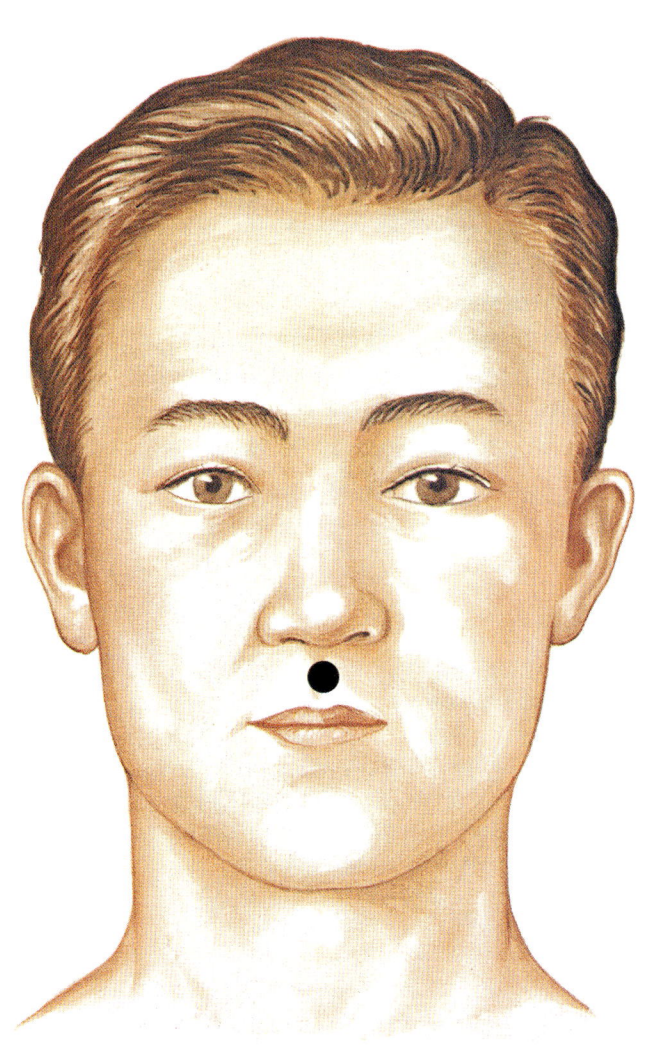

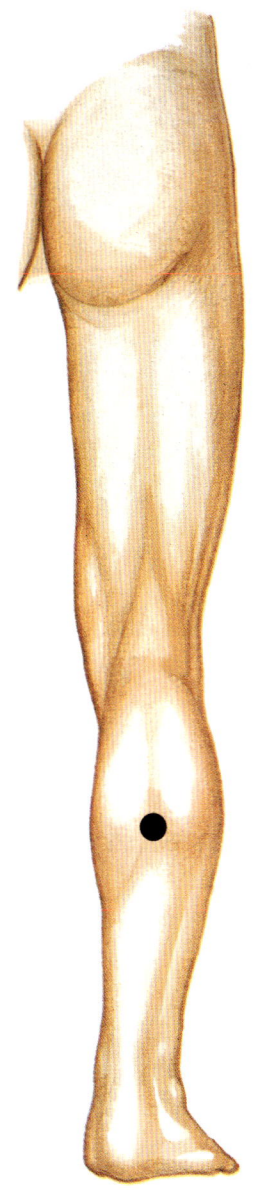
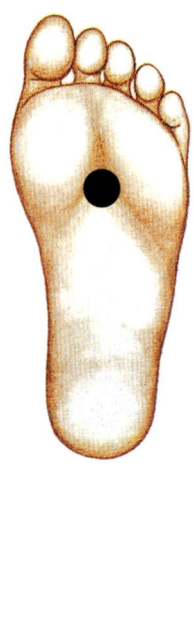

하지통증-근육경련 | **강현순**

혈액 순환이 잘 안 되는지 밤에 자다가 근육 경련이 잘 납니다. 안 신던 힐을 신고 다니다가 집에 오니 또 근육 경련이 일어나고 발바닥이 아파서 지나는 발목에 빛패치 하나 붙이고 발바닥에도 하나 붙였더니 밤에 잘 잤습니다. 감사합니다.

청력증진
Auditory Acuity

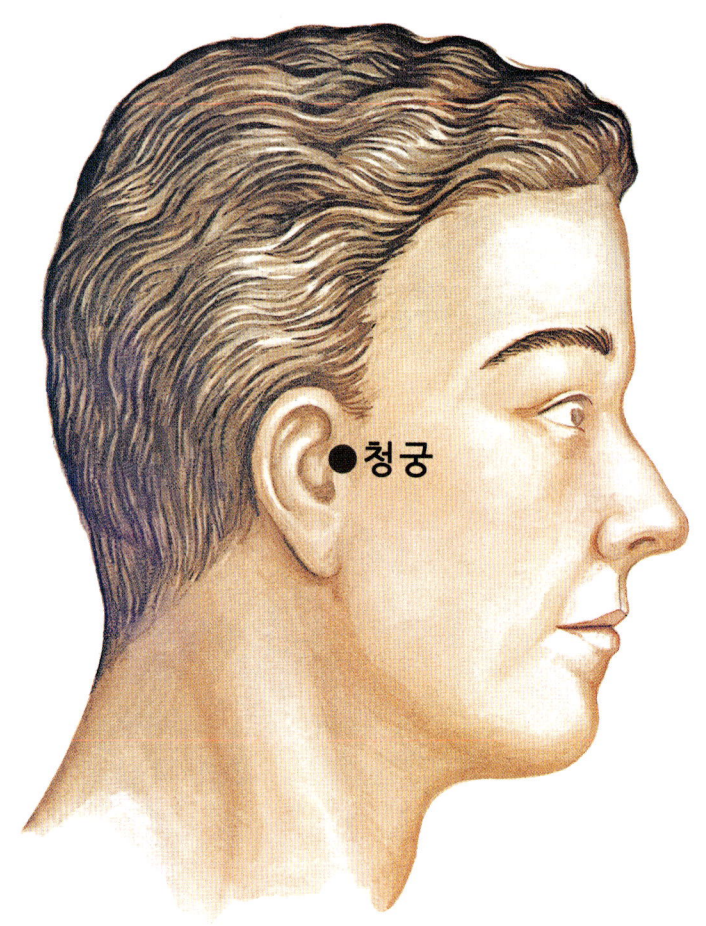

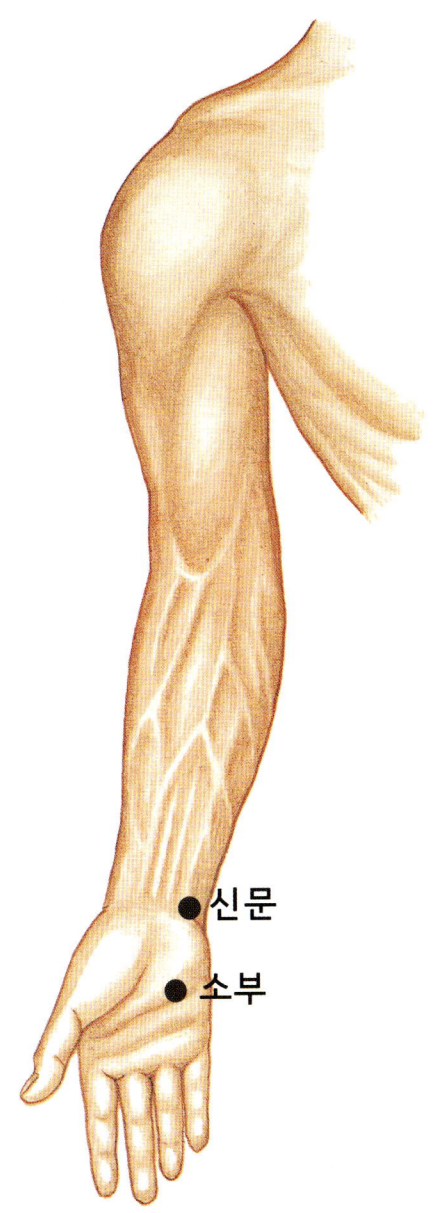

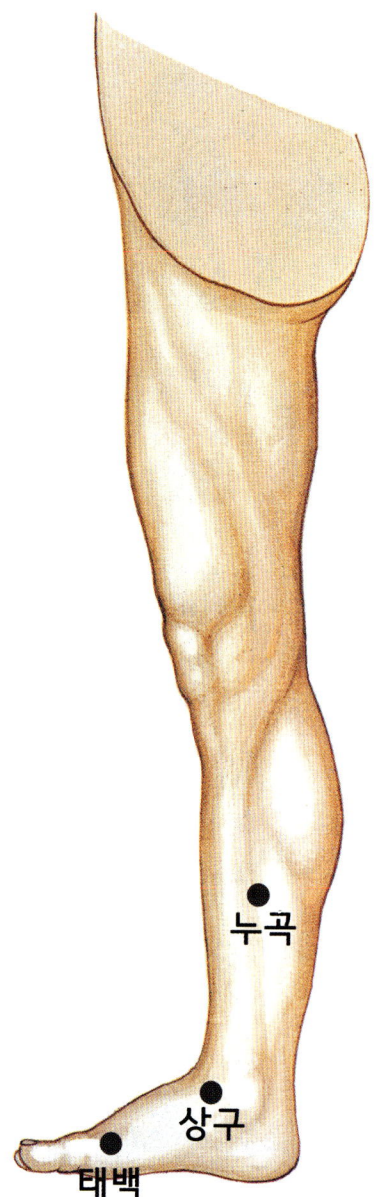

치통, 치주통증
Toothache, Gingival Pain

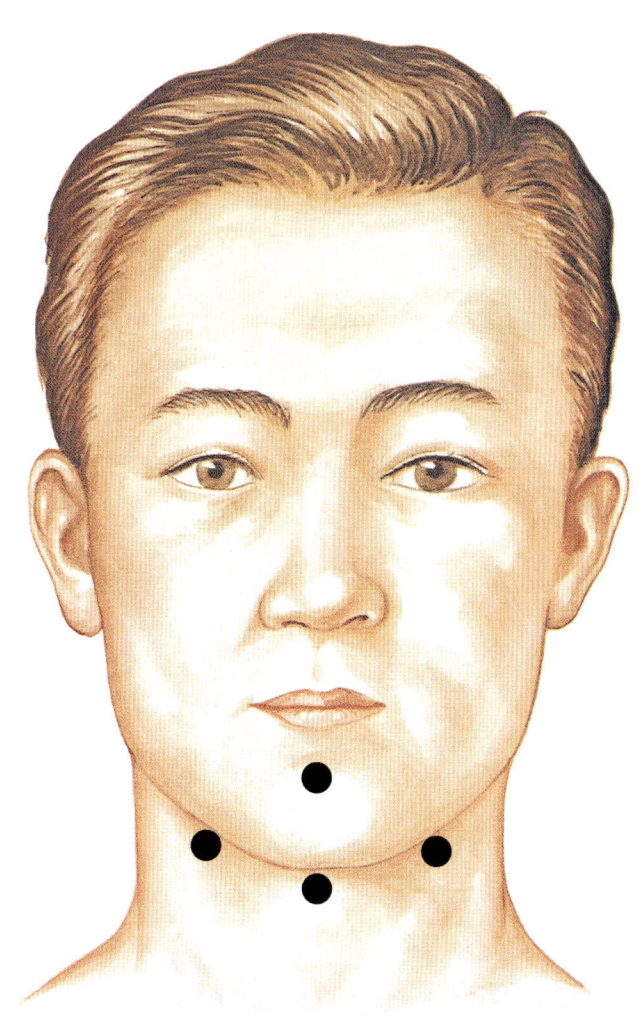

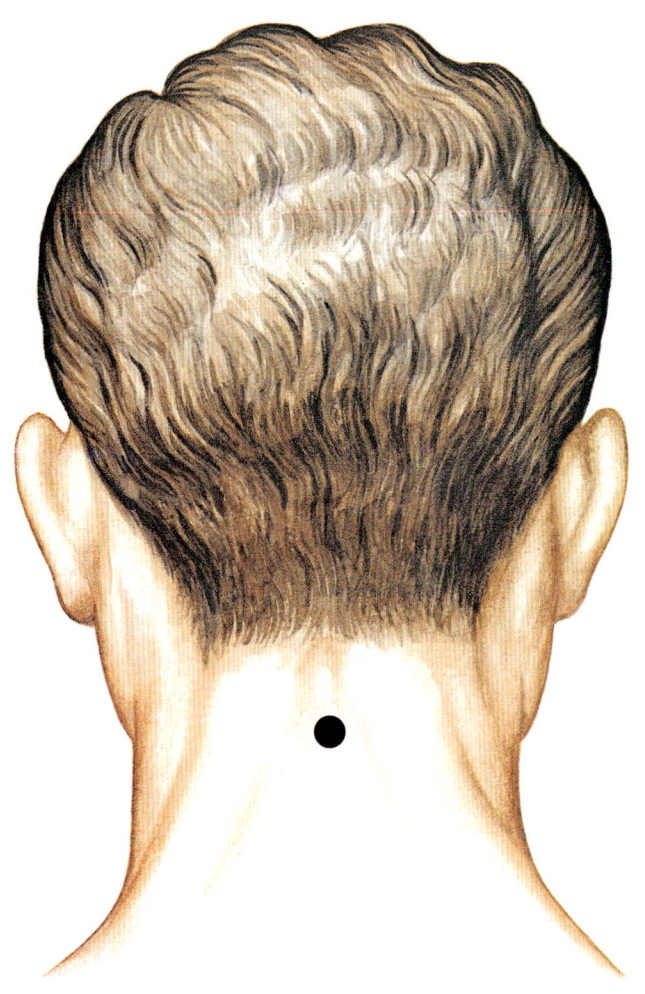

치통-잇몸 | 장대호

왼쪽 아래 사랑니 때문에 이따금 잇몸에 통증이 유발되고 있습니다. 어제는 견딜 만한 정도여서 괜찮았는데 잠들기 전쯤에 심해져서 빛패치 세 개를 아픈 잇몸을 따라 나란히 붙였습니다. 그리고 이리 뒹굴 저리 뒹굴 하다 눈떠보니 아침을 맞이했습니다. 심하던 통증이 많이 완화되어 저도 모르게 잠이 들었구나 생각했습니다.

치통-잇몸 | 남홍진

저녁을 먹고 조금 있으니 잇몸이 아파오기 시작하는데 통증이 점점 더 강도가 심해져 갔습니다. 빛패치 하나를 얼른 붙이고 인터넷 빛명상을 하고 나니 통증이 감쪽같이 사라졌습니다.

치통 | 박묘정

치과에서 오래된 사랑니를 뺐습니다. 왼쪽 잇몸 안에 드러누워 있는 사랑니가 염증을 일으켜서 옆에 어금니 두 개를 물귀신처럼 들고 일어나고 있다고 하기에 뺐습니다. 잇몸에 마취를 하고 살을 찢어 누워 있는 이를 금을 내어 깨고 해서 빼내고 다시 실로 꿰매고 왔습니다. 돌아오는 차 안에서 마취가 풀리며 통증이 오기 시작했습니다. 빛패치를 어금니 쪽에 붙였습니다. 신기하게도 통증이 완화되어 참을만합니다.

치통 | 오세리

중국에서 오신 손님께서 주무시고 아침에 일어났는데 치통으로 인하여 얼굴 한쪽이 심하게 부었습니다. 빛패치를 붙여주고 점심 때가 되니 치통이 깨끗이 사라져 그분 자신도 치통을 잊어버리고 맛있게 점심을 드시기에 제가 괜찮냐고 물으니 아픈 걸 잊어버렸다고 말씀하시며 신기해하셨습니다. 물론 붓기도 깨끗이 빠졌고요.

타박상, 멍
Contusion, Bruise

타박상-주관절 | 황솔휘
다른 학생이 밴드를 가지고 다니는 것처럼 저는 빛패치를 가지고 다닙니다. 오늘 학교 쉬는 시간에 의자에 있다가 중심을 잘못 잡아서 넘어지고 말았습니다. 꽈당하는 소리와 함께 친구들이 놀라서 달려왔고 왼쪽 팔꿈치로 넘어지면서 팔꿈치가 계속 아파왔습니다. 그때 빛패치를 붙이니 30분도 안 되어 통증이 말끔히 사라졌습니다. 신기해서 팔꿈치도 만져보기도 하였습니다.

타박상 | 송이주
현관 여닫이문 홈 사이에 새끼발가락을 세게 부딪쳐서 빨갛게 부어오르고 많이 아팠습니다. 빛패치를 붙이고 하룻밤 자고 일어났더니 통증이 사라졌습니다. 요즘 오른쪽 대퇴부 쪽으로 조금 걸으면 통증이 오면서 느낌이 좋지 않았습니다. 디스크가 있다더니 이제 다리에까지 증상이 나타나는구나 싶어 걱정하고 있었습니다. 아픈 부위에 빛패치 세 개를 붙이고 하룻밤 자고 일어났더니 통증이 사라졌습니다.

타박상 | 김현옥
주차하고 내리는데 바로 뒤를 따라 주차하는 차가 있어 뒤돌아서 잠깐 보고 바로 휙 돌아 앞으로 걸어가려는 순간, 눈앞에 있었던 긴 쇠파이프를 보지 못하고 오른쪽 눈 바로 아래 얼굴 부분과 정면으로 부딪혔습니다. 순간 어찌나 아프던지 눈앞에 별이 번쩍거리면서 주저앉았습니다. 바로 눈 밑이 부어오르고 멍이 들었는데 머릿속에 생각나는 건 빛패치뿐이었습니다. 가방에서 빛패치를 꺼내 하나를 붙이고 집에 들어가 세수를 하고 다시 하나를 붙였습니다. 다음 날 붓기는 하나도 없이 다 빠졌고 조금 연한 정도의 파란 멍 자국 정도만 남았습니다. 눈을 안 다쳐서 천만다행이고 멍이 크게 안 번져 보기 흉하지 않아서 천만다행입니다.

타박상 | 이현아

추석 전날, 평소와 다른 동선으로 움직일 일이 많습니다. 성묘 때 쓰려고 모셔 둔 정화용 광력수를 꺼내다 둔탁한 원목 좌식 탁자에 정강이(촛대뼈)를 그대로 받아버렸습니다. 금방 파랗게 진한 멍이 올라왔습니다. 눈물이 날 정도로 아파 빛패치를 바로 붙였습니다. 좀 전에 떼어보니 아무 흔적도 없이 거짓말처럼 나아 있네요.

타박상 | 서수경

허벅지를 부딪쳤는데 멍이 심하게 들었어요. 많이 아프지 않았지만, 보기 흉해서 빛패치를 붙였어요. 낮에는 떼고 잠잘 때만 딱 이틀 붙였어요. 자꾸 잊어버려서 그냥 지냈는데 멍 자국이 희한하게 없어졌어요.

타박상 | 정은겸

저녁을 준비하다 싱크대 위에 놓인 항아리 뚜껑이 아래로 떨어지면서 발가락 위를 덮치고 말았습니다. 한순간 미끄러져 아래로 떨어지는데 발을 미처 피하지도 못하고 오른쪽 발가락 위를 부딪치며 항아리 뚜껑은 크게 두 조각났습니다. 발가락은 눈이 번쩍할 정도로 아파서 옴짝달싹도 못 하고… 잠시 동안 너무 아파서 발가락을 꼭 쥐고 있을 수밖에 없었습니다. 멍이 든 발가락 마디에 빛패치를 붙였습니다. 일순간 통증이 사라지네요. 한참 있다가 통증이 사라지는 것이 아니라 대번에 통증이 없어졌습니다. 신기합니다.

타박상 | 한은주

7개월이 넘은 딸 아이 소연이가 기고 물건을 붙잡고 서기도 하는데 잠깐만, 하는 순간 쿵 하는 소리와 함께 우는 소리가 들렸습니다. 방에 들어가 보니 오른쪽 눈썹 위가 빨갛게 부어올라 있어 멍이라도 들면 어쩌나 하는 맘에 빛패치를 붙였습니다. 다음 날 빛패치를 제거하고 만져보니 멍은커녕 넘어진 흔적도 없어졌습니다.

타박상 | 이현순

빛터로 가던 중, 고속도로에 떨어져 있는 자동차 부피만한 볏짚단에 부딪치는 작은 사고가 있었습니다. 왼쪽 이마의 옆면을 차에 부딪쳤습니다. 바로 그 자리에 커다란 멍이 솟아오르더군요. 오른쪽 목 쪽에도 충격이 전해지는 느낌이 들었습니다. 본능적으로 빛패치를 멍이 든 이마 주위와 목 부분에 여러 개 붙였습니다. 사고 이후, 며칠이 지난 지금 신기하게도 멍이 전혀 들지 않았고요. 오른쪽 목으로 전해진 충격으로 가장 걱정되었던 통증이나 목의 움직임이 부자연스럽다거나 하는 등의 증상은 없었습니다.

타박상 | 최지연

학예발표회를 마치고 엄마와 함께 맛있는 점심을 먹고 집으로 가는 길이었습니다. 조형물 앞을 지나다가 높은 돌에 걸려 넘어져서 공중에서 머리부터 심하게 떨어졌습니다. 더군다나 땅이 돌바닥이었습니다. 너무 아팠습니다. 엄마는 마침 가지고 있던 빛패치 한 개를 혹이 난 제 이마에 붙여주셨습니다. 저는 그 높은 곳에서 바닥으로 떨어져 소리도 크게 나고 지나가는 사람들이 다 볼 정도로 심하게 위험한 상황이었는데 조금 긁히고 혹만 난 것에 참 감사합니다. 머리가 깨지는 정말 큰 사고를 당했을 수도 있는데 말입니다. 그리고 지금은 모든 통증이 없어졌습니다.

타박상 | 이나금

어딘가에 부딪쳐서 시퍼렇게 멍이 들었습니다. 빛패치를 붙이고 하루를 보낸 뒤, 다시 그 자리를 보니 통증이 사라졌음은 물론 빛패치 붙인 자리를 중심으로 멍이 사라져있었습니다.

타박상 | 배정성

경비실에서 택배를 찾아오다가 현관문에 팔등 쪽을 세게 박으면서 피멍이 들었는데 멍든 부위에 빛패치를 붙이니 잠시 후 통증이 없어졌습니다. 감사합니다.

타박상 | 오윤희

일요일날 애들이랑 시댁에 갔다가 어머님이 일하시는 복숭아밭에 갔습니다. 딸 아이는 신나서인지 열심히 뛰어다니더니 그만 넘어지게 되었네요. 앞으로 쿡 하는 바람에 인중과 입술에 피가 나더니 부르트고 퉁퉁 부어서 오리입이 되었습니다. 앞니 잇몸도 살짝 피가 났습니다. 울고 난리 치더니 잠이 들어 집에 데려와 빛패치를 코 아래쪽에 붙여주었습니다. 다음날 붓기도 많이 가라앉고 아파하지도 않고 먹을 거 잘 먹고 유치원 갔답니다.

타박상-하지통증, 외상근육통 | 윤진희

며칠 전 환자가 와서 날카로운 모서리에 찔렸다며 종아리 근육통을 호소했습니다. 냉찜질 후에도 심하게 통증을 호소하기에 빛패치를 종아리에 2개 부착했습니다. 그리고 2시간 후에 다시 방문하라고 안내해 주었습니다. 그 후, 증상을 물어보니 효과가 아주 좋다면서 거의 안 아프다며 2개만 달라고 하여 흔쾌히 주었습니다.

타박상-무릎 | 김종희

큰딸과 둘째 딸이 방학을 맞이하여 스케이팅을 배우고 있습니다. 지난 금요일에는 둘이 장난치다가 얼음 위에 넘어져 큰 애가 무릎이 아프다고 해서 보니 멍이 들어있었습니다. 다음 날 아이는 무릎이 많이 아프다고 했습니다. 그래서 저녁에 자기 전에 얼음찜질을 해주었습니다. 타박상을 입고 나서 3일간은 얼음찜질을 해주고 그다음에 온찜질을 해야 한다고 들었던 것 같아서요. 그런데 일요일 아침에 일어난 아이는 이제 무릎을 펴기도 힘들고 무릎을 펼 때마다 많이 아프다고 했습니다. 순간 빛패치가 생각나 무릎에 두 개 붙여 주었습니다. 그리고 외출하러 나갔다가 점심 때 다시 스케이트장에 가서 연습을 하고 왔습니다. 아이는 무릎 아프다는 말을 다시는 하지 않았고 괜찮다고 합니다. '거 참 희한한 빛패치구나' 했답니다. 평소 같았으면 정형외과 가서 사진 찍고 물리치료하고 약도 먹었을텐데... 빛패치 덕분에 금방 나아서 시간 절약, 돈 절약했네요.

타박상-발등 | **박유미**

가게에서 일을 하다가 무게 3kg의 캔이 오른쪽 엄지발가락 위에 떨어지는 일이 발생했습니다. 순간 통증을 느끼지 못하고 바쁘다보니 잊고 지냈는데 저녁이 되니 부어올라 발가락을 움직일 수 없을 정도로 아팠습니다. 일을 급히 마무리하고 집에 가서 아픈 부위에 빛패치 두 개를 붙이면서 많이 심하지 않길 바랐습니다. 아침에 일어나보니 어제의 염려가 무색할만큼 붓기 하나 없이 가벼운 통증만 있었습니다. 감사했습니다.

타박상-엄지손가락 | **이창선**

일하다가 엄지손가락이 쇠에 부딪히는 사고로 많이 힘들고 통증이 심해 약을 먹고 물리 치료를 해도 몇 달이 지나도 낫지 않아 고생했는데 빛패치를 붙이고 어느 순간 통증이 사라지고 지금은 다쳤다는 것도 잊었습니다.

편도선염
Tonsilitis

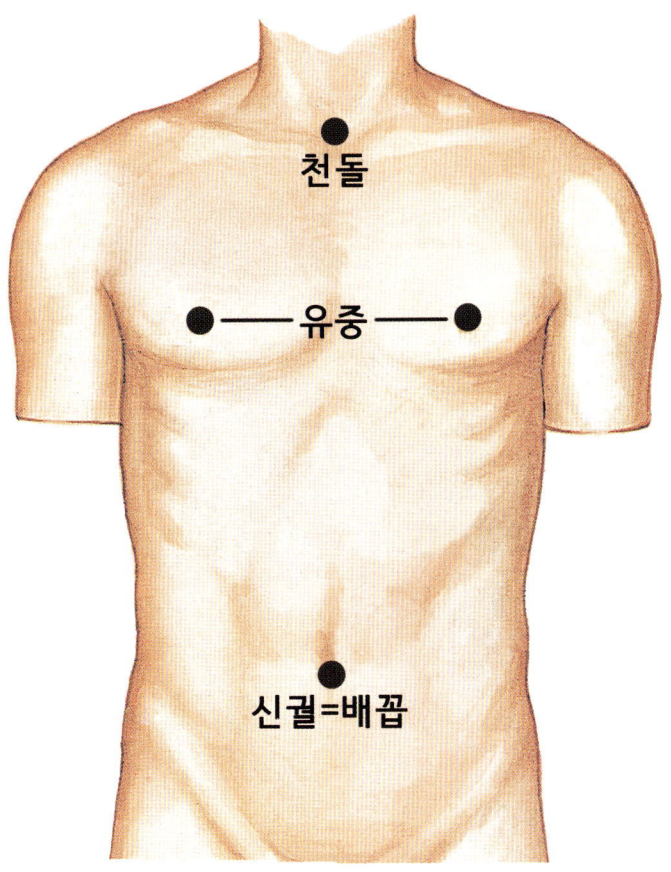

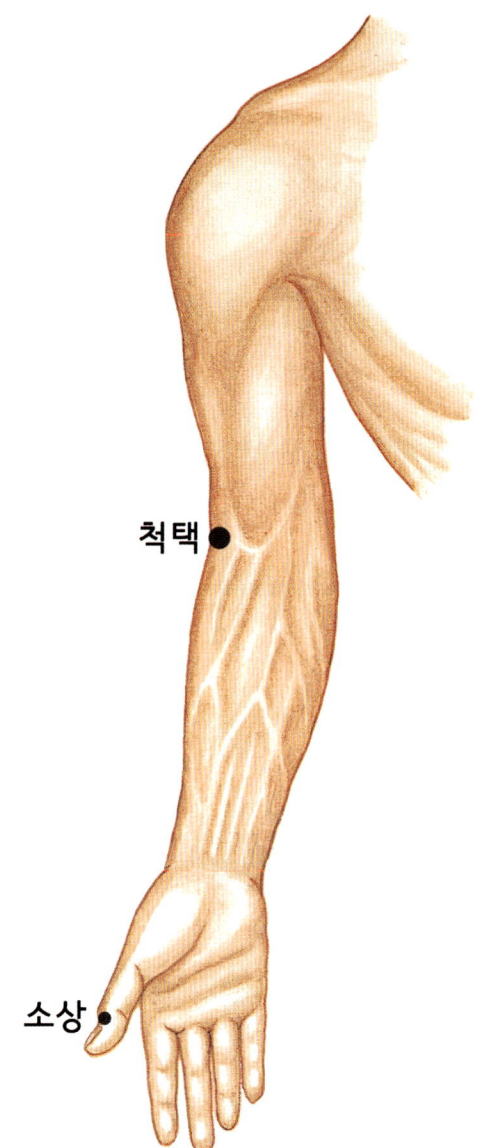

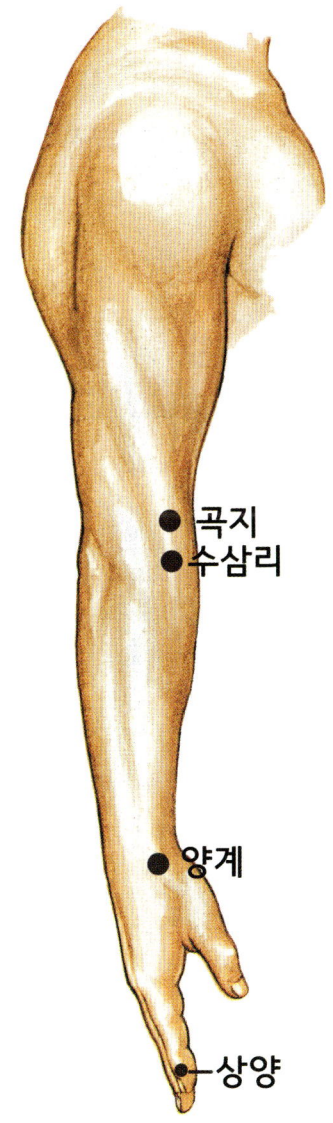

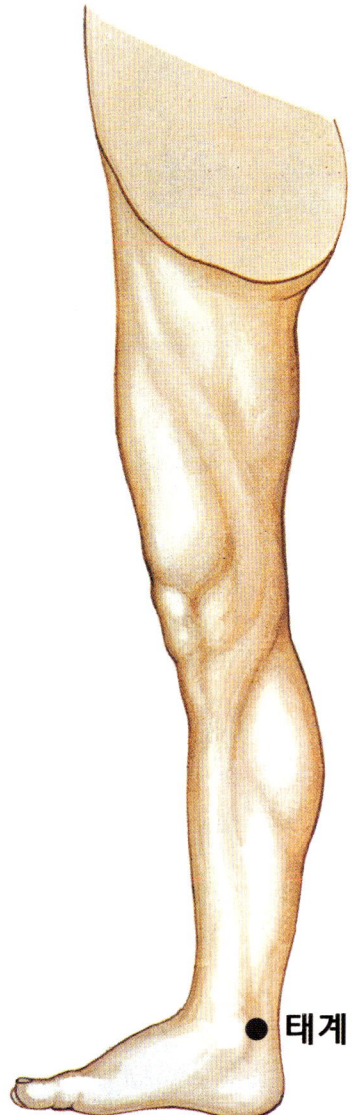

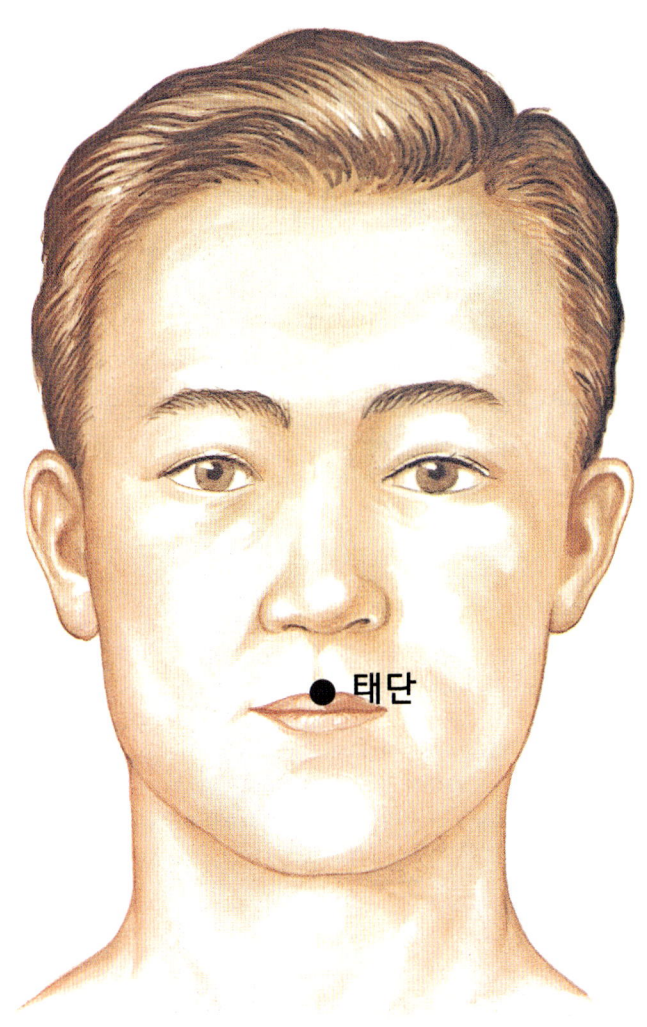

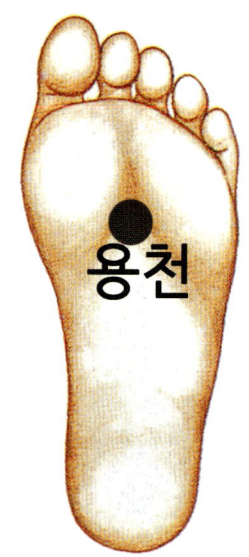

편도선염 | 문창경

아침부터 컨디션이 좋지 않았는데 오후부터 편도가 부어오르는 것 같은 느낌이 있어도 참고 있었습니다. 빛명상 회합을 가는 길에 갑자기 빛패치가 생각나서 목이 가장 많이 아픈 부위에 5개를 붙였는데 금세 시원해졌습니다. 다음 날 저녁까지 계속 붙여두었는데 신기하게 나아서 지금은 목소리가 낭랑해졌습니다.

피부질환
Dermatologic Disorder

피부탄력

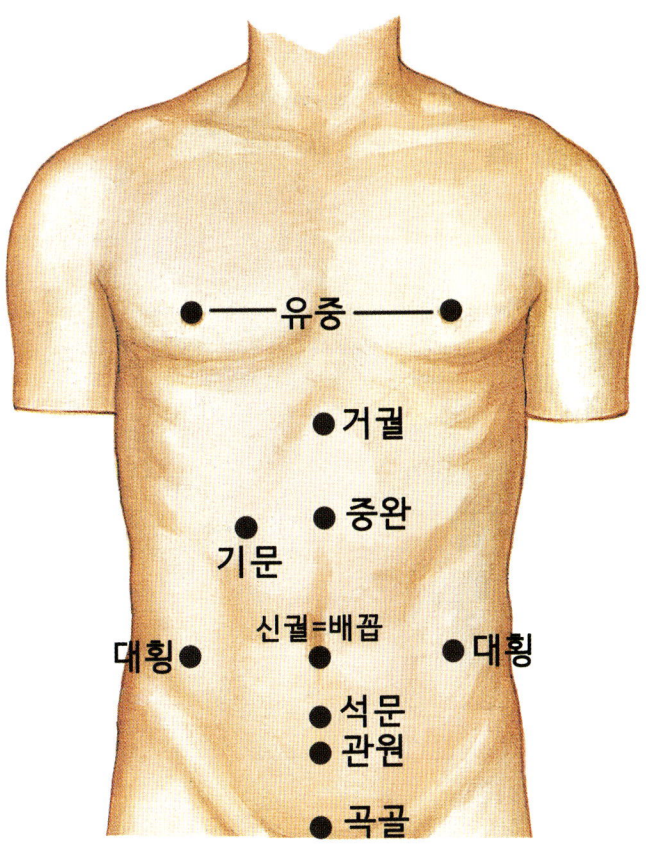

* 피부의 상처 또는 염증 부위에 직접 붙이기 보다는 주위의 정상조직에 붙이는 것을 권함.

피부탄력

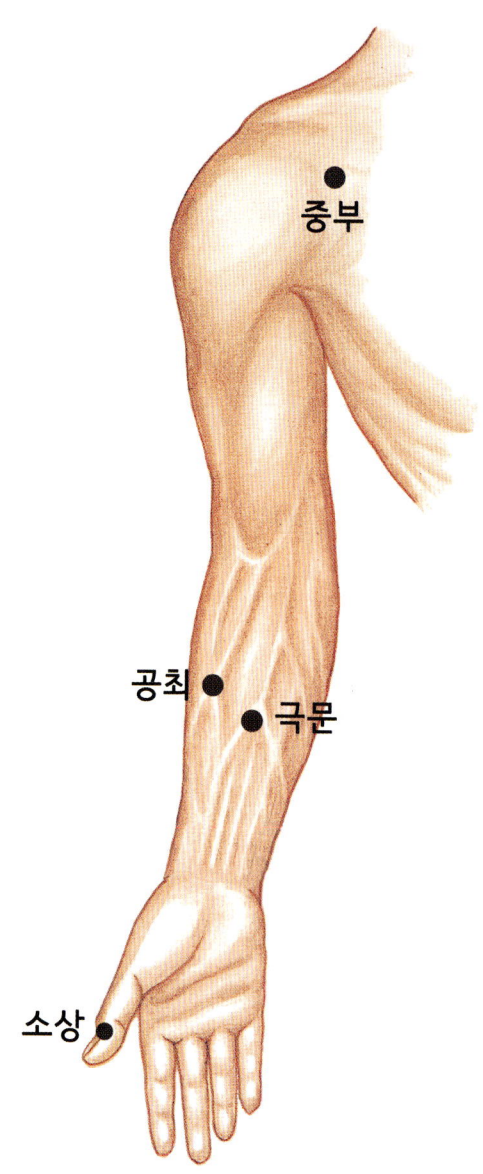

피부탄력

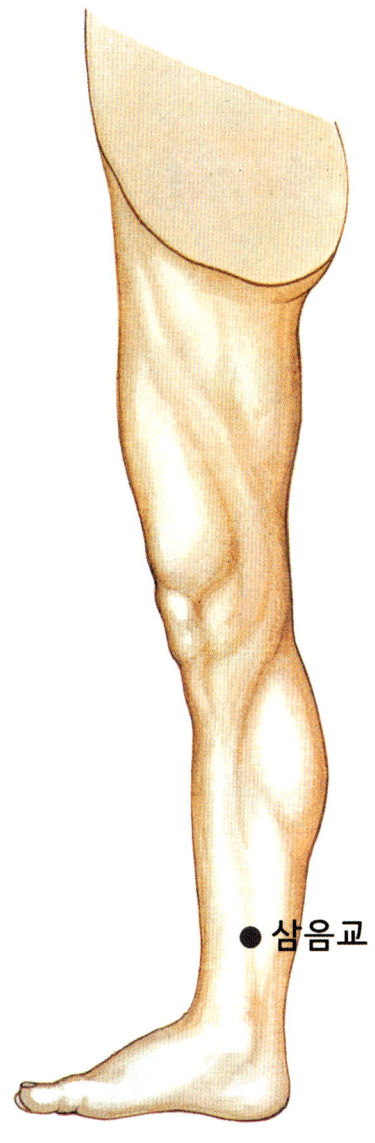

여드름

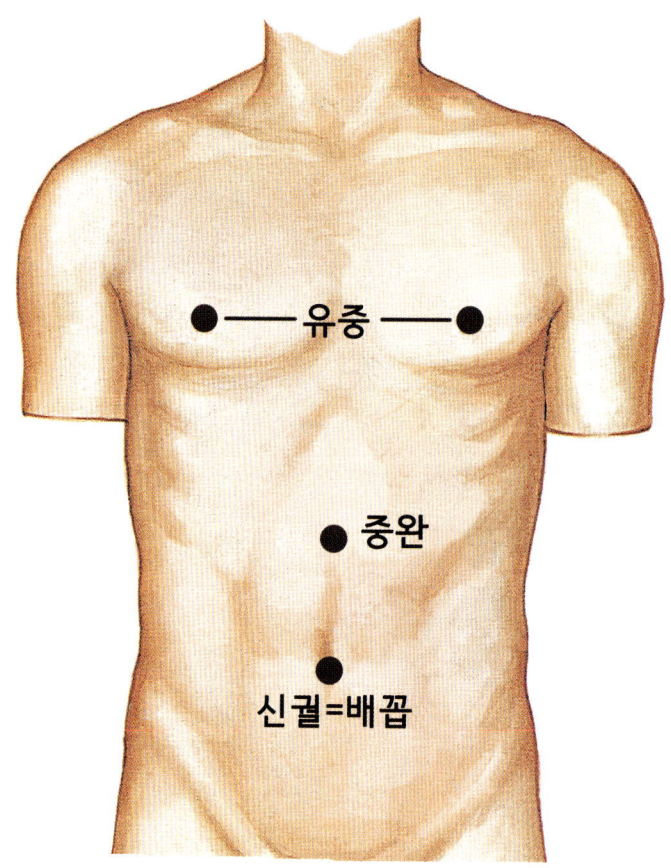

여드름

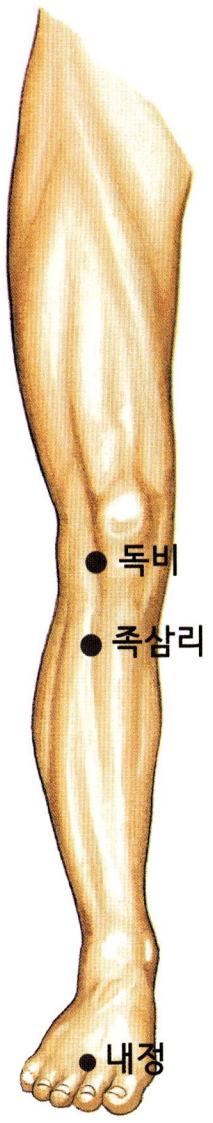

여드름

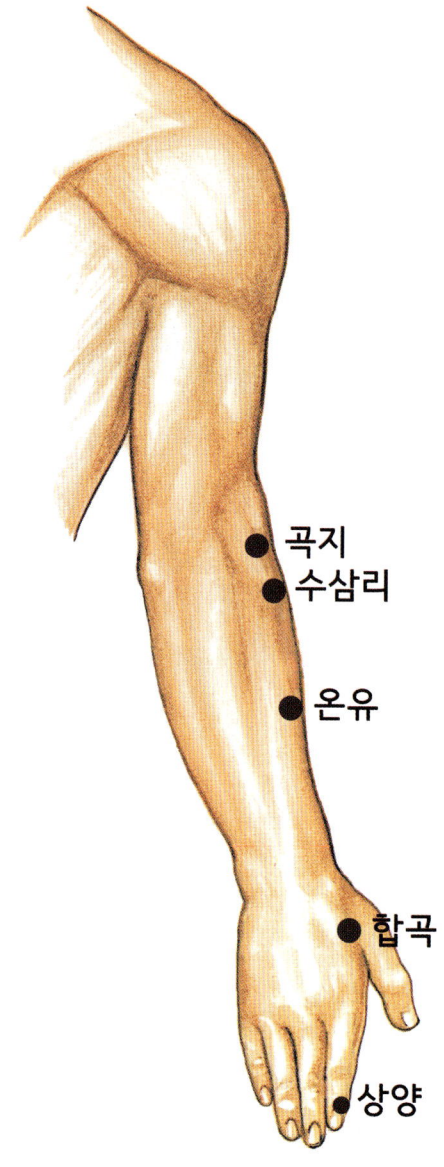

여드름

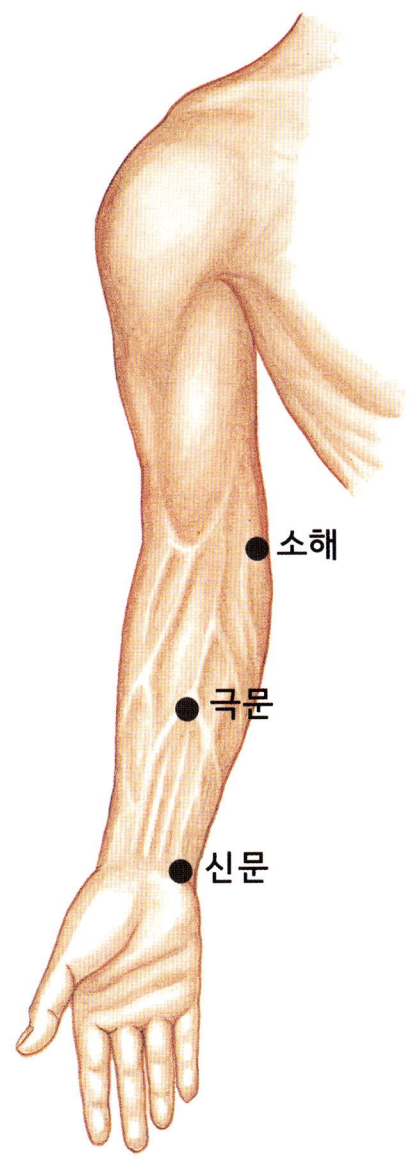

피부염-종기 | 김혜자

몸의 어느 곳에나 종기가 생기면 그 옆에 미리 빛패치를 붙이고 "원래대로 해주셔서 감사합니다." 하는 마음으로 빛명상을 하면 더 이상 진행 되지 않고 그대로 사라집니다.

귓볼염증 | 이서진

금속 알레르기가 있는지 귀를 뚫은 지 한참이 지났음에도 불구하고 잘 때 귀가 접혀서, 귀걸이에 눌린 부분과 귀 뚫은 부분이 항상 붓고 곪아서 골치였습니다. 어제도 잠잘 때 눌렸는지 귓불이 심하게 붓고 뚫은 자리에 피가 나고 곪아서 통증도 심했어요. 상비약도 없고 해서 빛패치를 귀에 붙였습니다. 그리고 잊고 있다가 귀를 만져보았는데 하룻밤 만에 부었던 귓불이 다 가라앉고 통증도 사라졌습니다.

하지정맥류
Varicose Vein

피부탄력

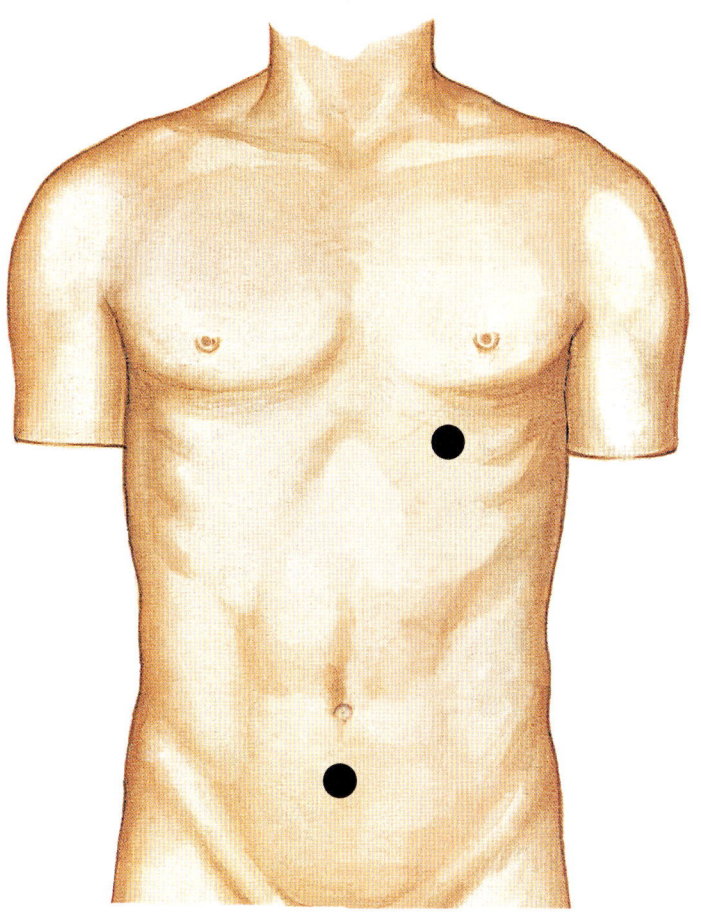

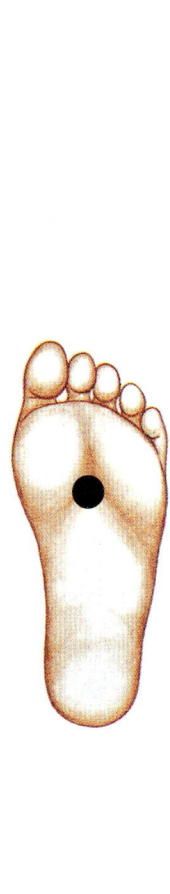
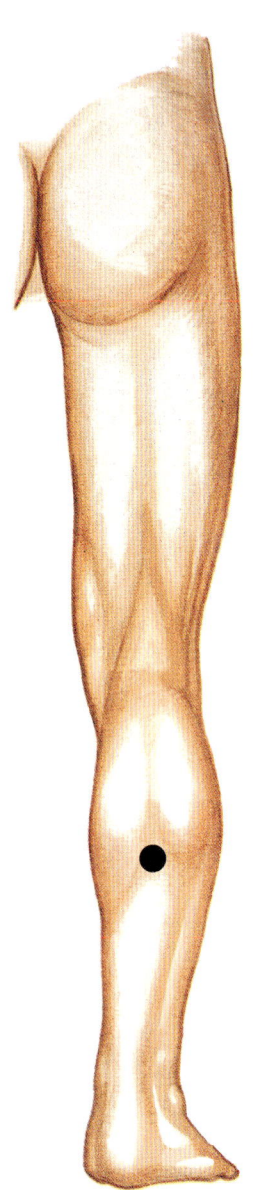

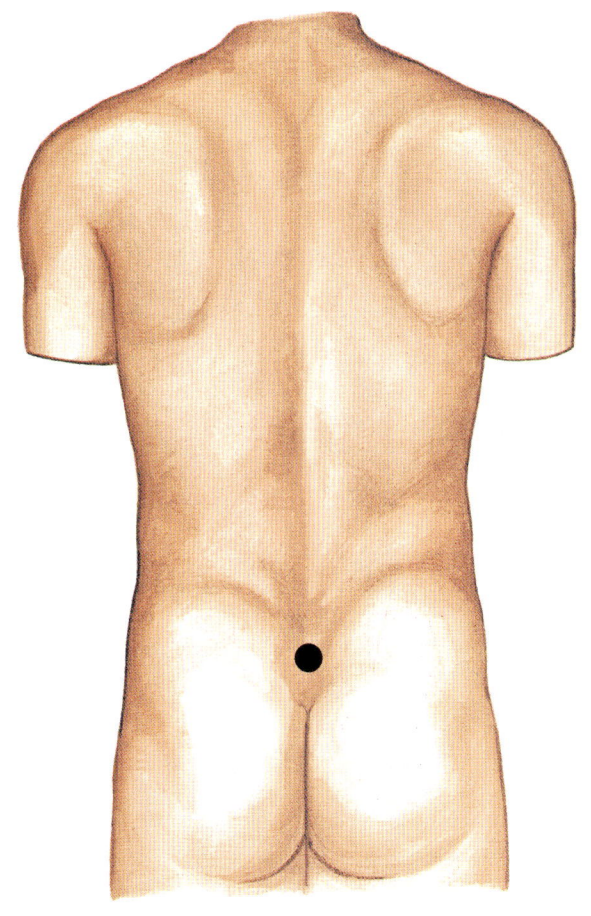

하지정맥류 | 이소정

지난주 갑자기 무리를 해서 온몸이 무겁고 특히 하지정맥류가 있는 다리가 너무 저리고 구두에 발이 들어가지 않을 정도 붓고 힘들어서 빛패치를 양쪽 다리에 붙이고 자고 일어나니 한결 몸이 가볍습니다.

해열

열내림 ; Fever Control

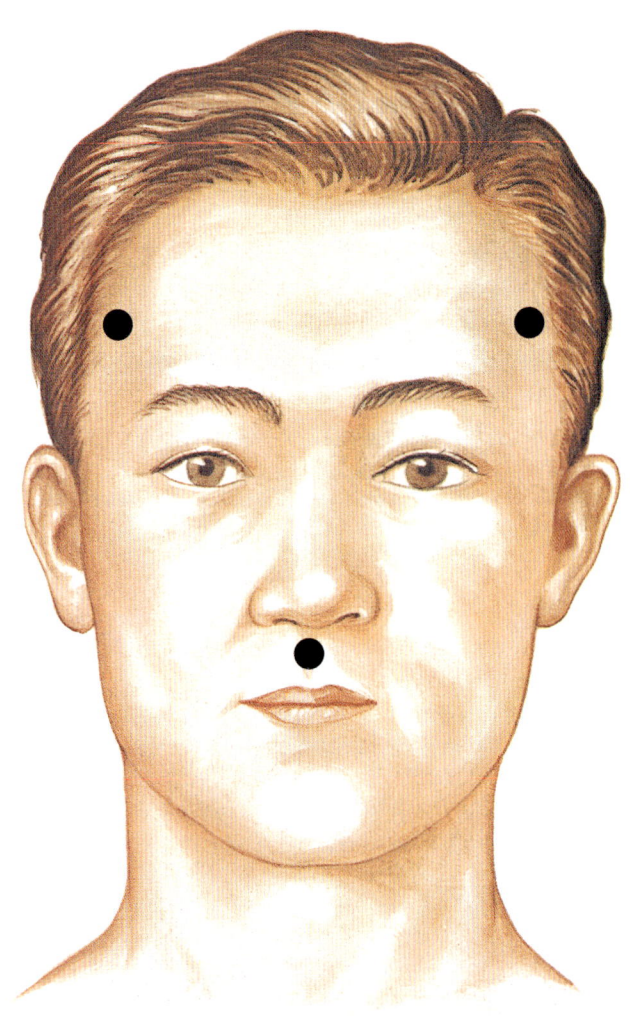

* 장기간 원인 모르게 고열이 있는 경우는 의사의 진찰을 권함.

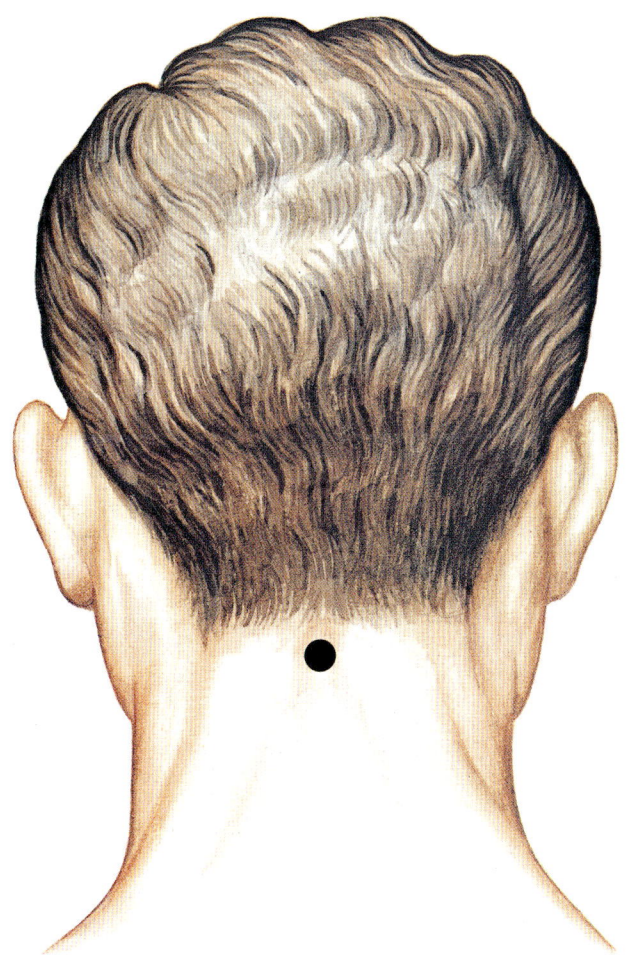

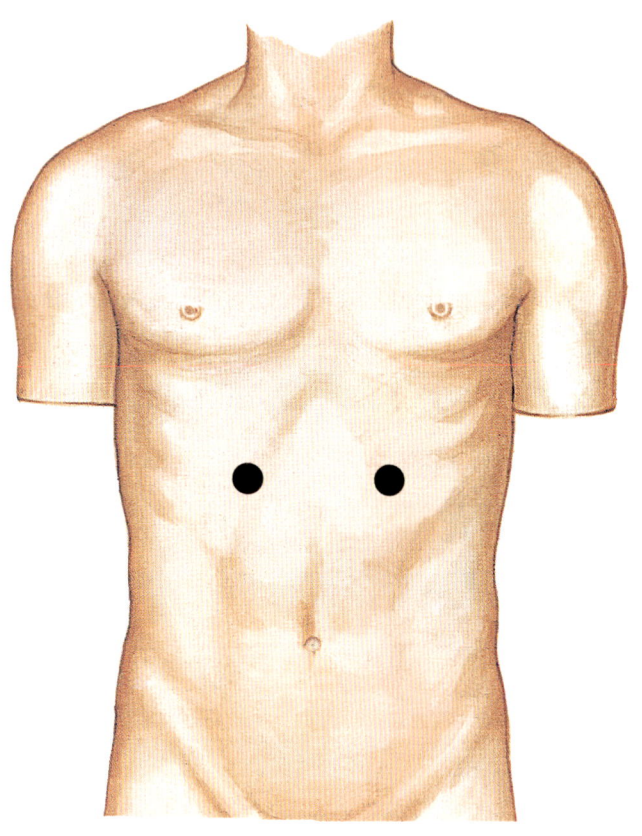
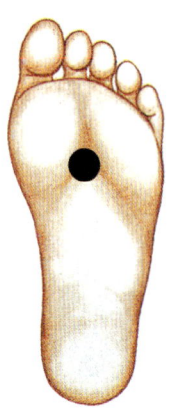

해열 | 김나현

아이가 열 감기로 밤에 열이 나자 난감했습니다. 빛패치를 양쪽 귀밑에 붙이고 광력수를 온몸에 뿌려주었더니 금세 열이 내려갔는지 어느새 잠 못 들던 아이가 곤히 잠들어 있었습니다. 빛패치도 어젯밤부터 오늘 낮까지 계속 붙여놨더니 다른 감기 증상도 많이 호전되었고 오늘은 열도 없이 잠들었네요. 감사합니다.

해열 | 김건아

아들 호윤이가 어젯밤부터 갑자기 열이 38도까지 올라갔습니다. 평소 같으면 해열제를 먹였을 텐데 이번엔 왠지 빛패치를 쓰면 괜찮을 것 같아 양쪽 발바닥에 용천혈이라고 하는 부위에 빛패치를 붙이고 호윤이에게 말을 시키며 조금 시간을 보냈습니다. 10~20분쯤 지나자 갑자기 호윤이 머리에서 땀이 비 오듯 나기 시작하더니 스르르 잠이 들었습니다. 30분쯤 뒤 열을 재보니 37.3도 정도로 열이 조금 내려가 있었습니다. 그래서 한숨 돌리고 저도 같이 자다가 한쪽 발에서 빛패치가 떨어져 있길래 빛패치를 새로 다시 붙여주었습니다. 그러자 또 갑자기 땀이 비 오듯 흐르더니 10분쯤 지나 머리를 만져보니 열이 내려간것 같아 온도계로 재보니 36.8도로 정상이 되어 있었습니다. 정말 신기했습니다. 다음 날인 오늘도 너무나 정상이라 병원을 가지 않았습니다. 평소 같았음 며칠씩 열이 나 병원에 가고 해열제를 이틀 정도 몇 번이나 먹였을 텐데 이번엔 빛패치 단 3개로 열이 확 내려갔습니다.

화상
Burn

* 화상 상처 부위에 직접 붙이는 것보다는 주변의 정상조직에 붙이는 것을 권함.

화상 | 최형준

얼마 전 아침 손가락에 화상을 입었습니다. 부위가 빨갛게 되고 많이 쓰라렸는데 흐르는 물에 응급처치를 하다가 빛패치 생각이 나서 빛패치를 붙이고 밴드로 감아 놓았습니다. 그 다음 날 보니 물집도 안 생기고 피부가 원래 상태로 되돌아왔습니다.

화상 | 김바름

수요일에 왼손 중지에 화상을 입었습니다. 카레를 끓여서 그릇에 담다가 그릇 밖으로 흐르는 줄 모르고… 순간 너무 뜨거워서 바로 그릇을 놓고 찬물에 손을 식혔습니다. 하지만 시간이 지날수록 화끈거리는 느낌이 강해져서, 상처 부위 근처에 빛패치를 붙이고 물에 적신 손수건을 얼려 냉찜질도 했습니다. 화상을 입은 당일에는 손이 아파서 행주도 제대로 빨지 못했는데 하루가 지나고 보니 평소와 다르지 않을 정도로 화상이 가라앉고 통증도 없었습니다. 심하게 데였는데 물집도 잡히지 않고 회복도 빨라 놀랐습니다.

화상 | 신나경

뜨거운 것에 손을 데서 엄지손가락 한가운데 물집이 생겼는데, 바로 빛패치를 붙이고 자니까 손가락도 하나도 안 아프고 물집도 가라 앉고 있어요. 보통 물집 생기면 바로 터지는데 빛패치를 붙이니까 물집도 안 터지고 점점 낫고 있어요.

후두 이상
Laryngeal Disorder

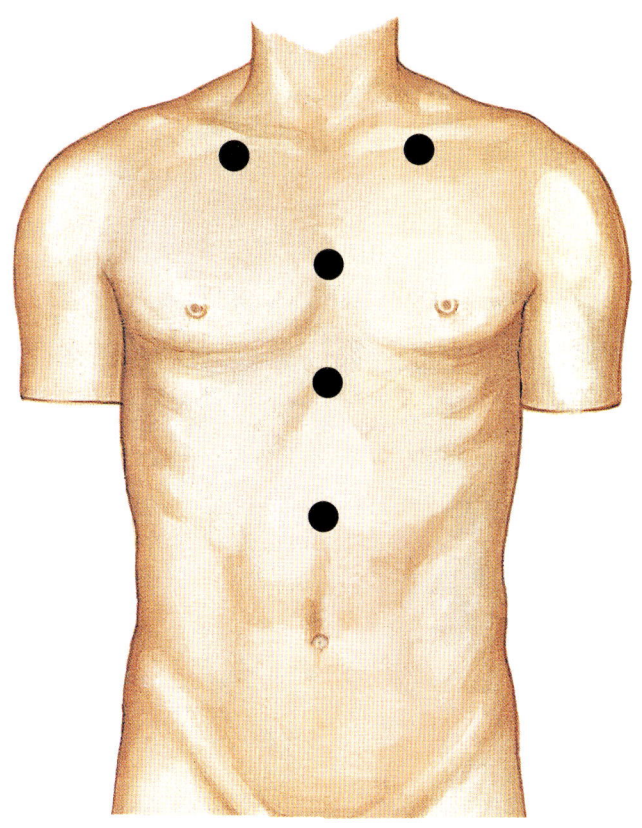

감기-후두염 민강윤

목을 많이 쓰는 일을 하고 있어서인지 어제부터 목이 아프더라고요. 열도 있고 목은 침을 삼키거나 꿀꺽 숨을 넘기면 통증이 느껴졌습니다. 오늘 낮잠을 자고 일어나니까 열이 나는 건 좋아졌는데, 목은 아직도 통증이 계속 있었어요. 빛패치를 붙이고 '낫게 해주세요' 했습니다. 지금 2~3시간 지났는데 거의 통증 없습니다.

기타
General Usages

비만

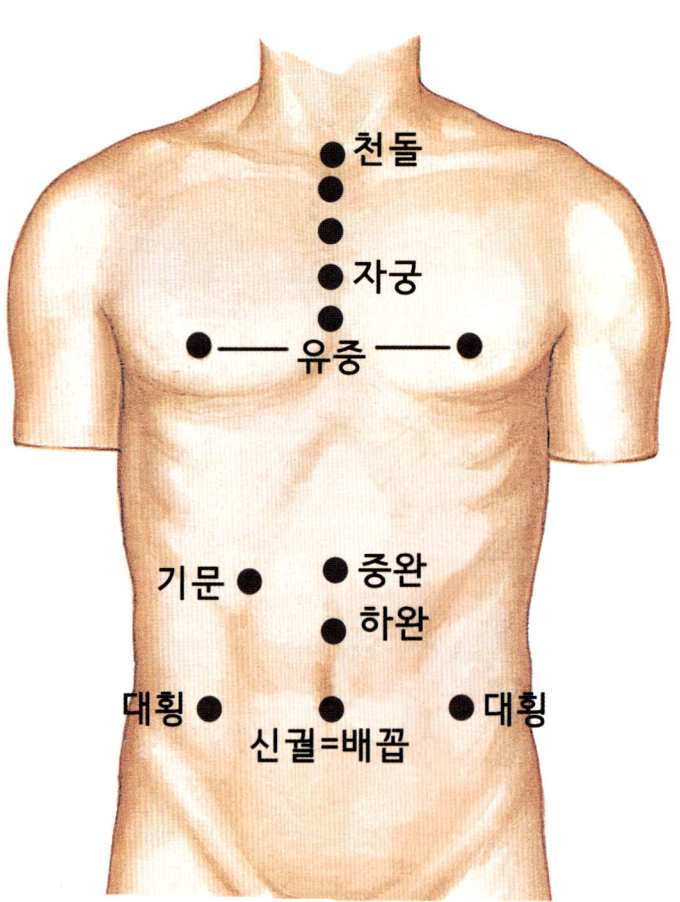

비만

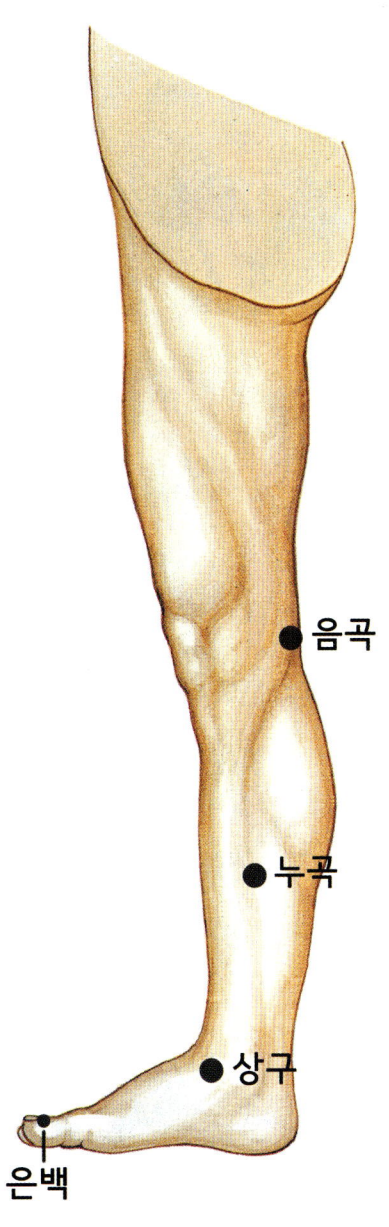

비만

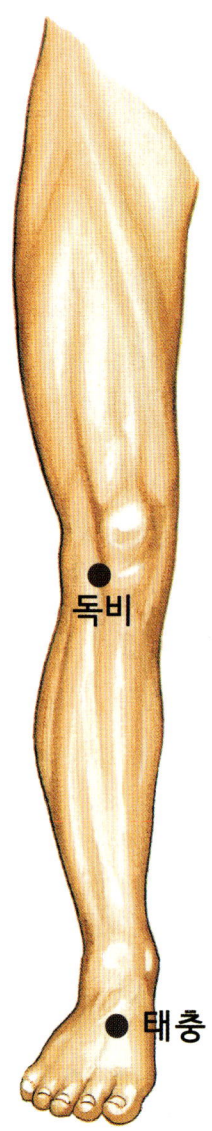

비만

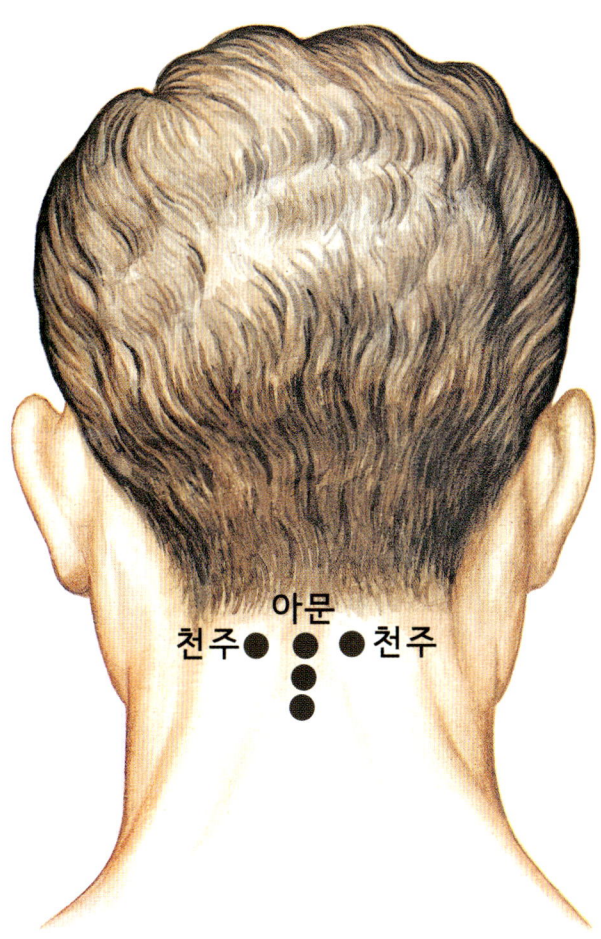

성장 촉진

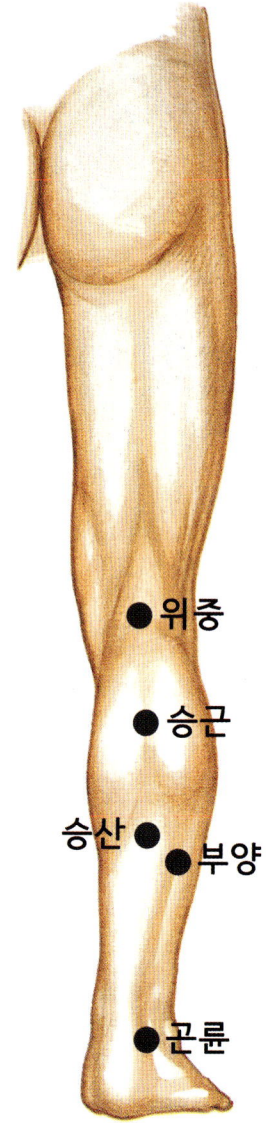

성장 촉진

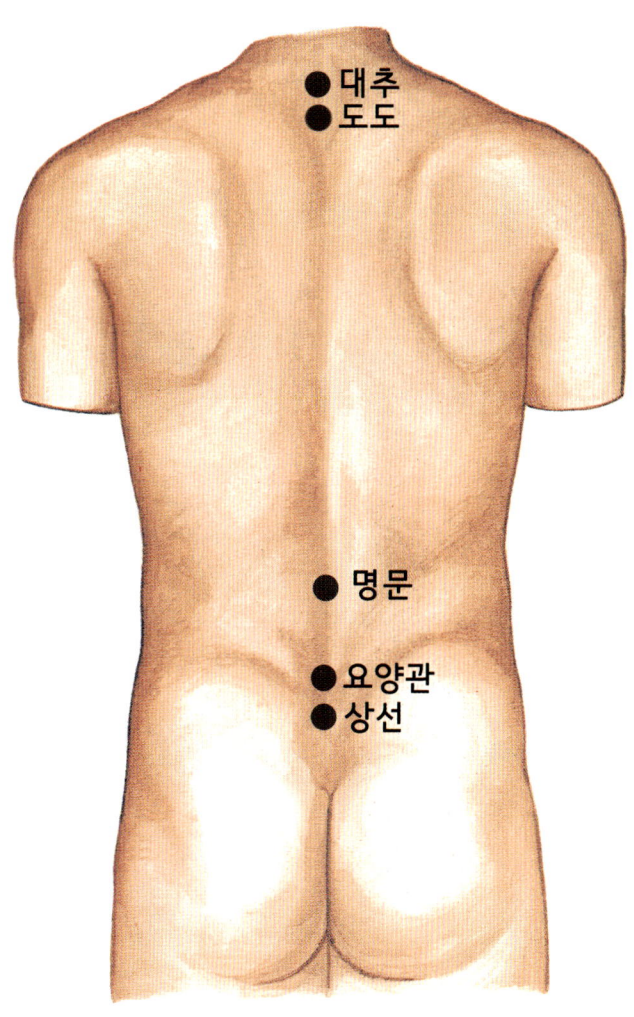

성장 촉진

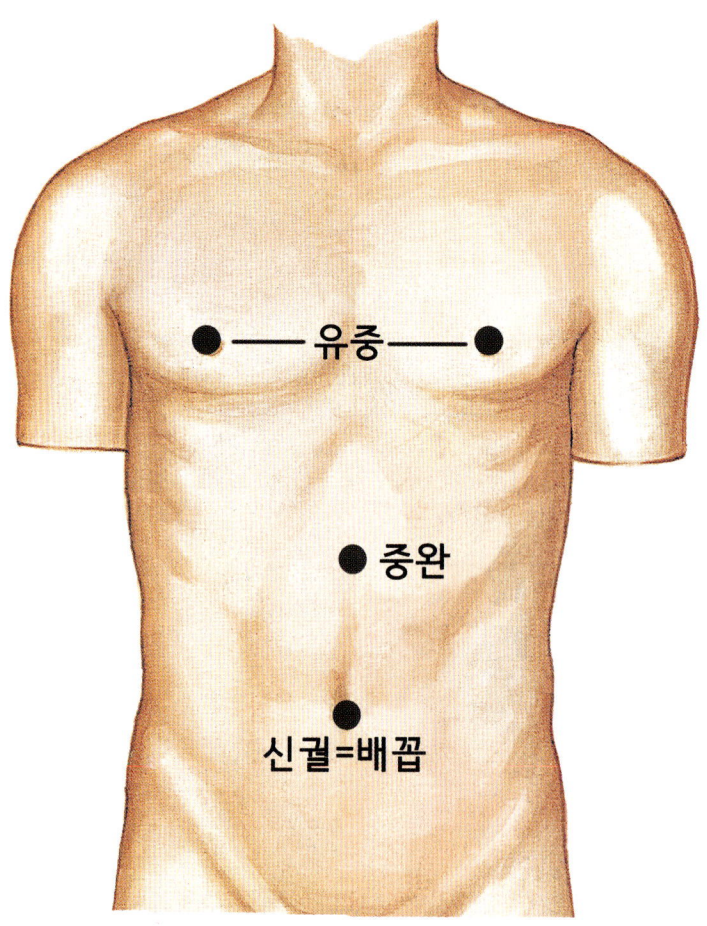

성장 촉진

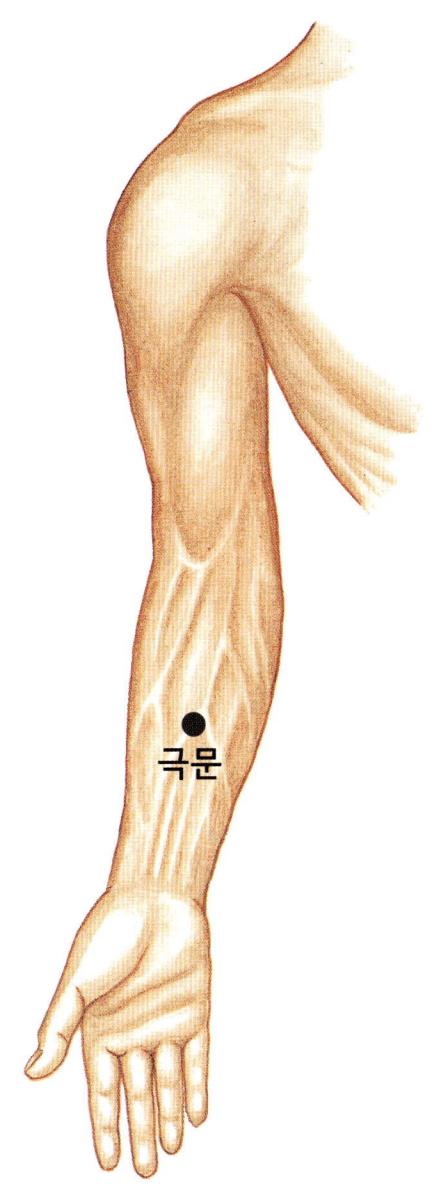

성장 촉진

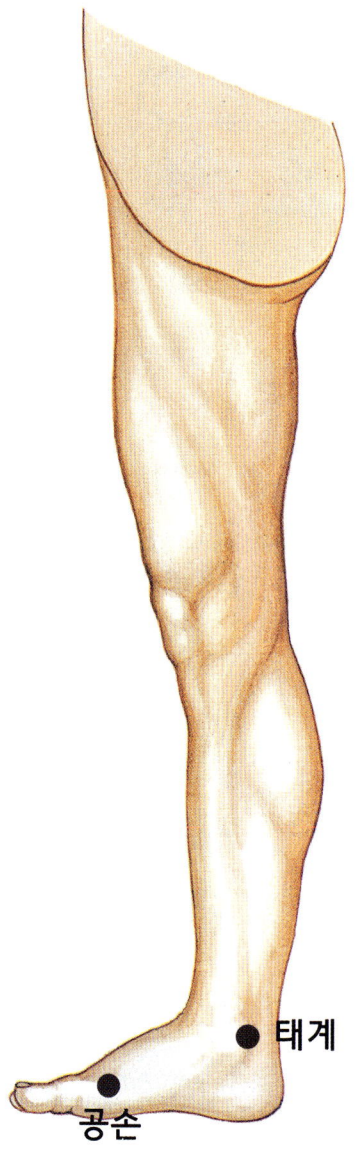

기타 | 이정아

생리통 때문에 꼭 약을 먹어야 하는데 빛패치 사용 후 약 안 먹고도 견딜 수 있어서 주변 사람들한테도 줬는데 효과는 조금씩 달라도 분명 훨씬 좋다고 합니다. 속이 더부룩할 때나 체했을 때 또 스트레스로 어깨 뻐근할 때 효과 너무 좋습니다. 우리 엄마 무릎과 허리에도 붙여드렸더니 좋아하시고 우리 딸 배 아플 때도 붙이고 잤더니 아침에 다 나았더랍니다. 항상 가방에 넣고 다녀요. 빛패치! 감사합니다.

기타 | 서무희

빛패치는 도깨비방망이입니다. 아픈 곳에 붙이면 즉효입니다. 남편이 허리가 아프다, 어깨가 결린다 할 때마다 붙이고 나서 다음 날이면 통증은 말끔히 사라집니다. 딸아이가 계속되는 기침으로 밤잠을 설칠 때 붙이면 그 순간 바로 거짓말처럼 기침이 멎습니다. 코가 막혀 못 자겠다고 칭얼댈 때도 붙이자마자 잠들어 버립니다. 어제저녁에 급하게 먹은 고구마튀김에 체했는지 아이가 속이 답답하다며 트림만 나면 괜찮을 것 같은데 안 난다며 가슴을 콩콩 칩니다. 그래서 가슴에 빛패치를 붙여주니 그 즉시 트림이 두 번 연속으로 납니다. 그제야 속이 편해졌다며 배시시 웃습니다. 아이들은 순수해서인지 효과가 더 좋은 것 같습니다. 저 역시도 목감기를 빛패치로 거뜬히 이겨냅니다. 이렇게 빛패치는 여러 방면에서 우리 집 비상 구급약품을 대신합니다.

기타 | 김종훈

온갖 통증에 빛패치 붙이기보다 더 나은 방법은 없는 듯합니다. 근육통, 관절 부위 부담, 소화불량, 스트레스 해소 등등. 모든 통증과 불편함에 말할 수 없이 좋은 효과를 보고 있습니다. 제 생각이지만 통증뿐 아니라 다른 병증에도 적절히 붙여주고 치료를 병행하면 병에 호전이 일어날 수도 있지 않을까하는 생각도 들더군요.

베트남 호치민시에 사는 밤미탄 씨와 Mr. 황의 사례

저는 밤미탄입니다. 나이 49세입니다. 2년 동안에, 지금 제 등 밑에서 아픔이 나왔어요. 보통 며칠동안 걸렸습니다. 그리고 한번 많이 아파서 의사 선생님까지 갔습니다. 2015년 11월 쯤, 아픔이 또 나왔습니다. 의사 선생님에 갔던 것처럼 아팠습니다. 근데 이번에는 하루만 아팠습니다. 왜냐하면 다행히, 빛패치 있었습니다. 등 밑에서 6개 붙였는데 몇 시간 후, 아픔이 많이 나아졌습니다. 걷기도 처음처럼 쌀쌀하게 조심하게 걸을 필요 없었습니다. 하루 후는 아픔이 다 나았습니다. 신기하다고 생각했습니다. 진짜 신기합니다.

지금 제 마음으로 Viit Center(빛명상본부)에 고마운 말을 드립니다. 자기 체험으로 빛패치의 효과를 잘 믿습니다. 기적적인 느낌입니다. 쓰기 전에 의심을 많이 했는데 이제 잘 믿고 안심하게 가족 식구들한테도 잘 씁니다.

다시 감사합니다. 특별히 빛선생님께 제 애모를 드립니다.

밤미탄 씨 남편인 Mr. 황도
빛패치 체험 사례를 보내왔다.

밤미탄 씨가 보내온 빛패치 체험 사례.

위는 미탄 씨가 쓴 베트남어 원문이고

아래는 그녀가 한국어로 직접 써서 저자에게 보내온 것이다.

기타 질환 및
건강 증진을 위해
붙이기 좋은 곳

본 편은 특별 부록이다. 통증에 시달리는 현대인을 위한 우주마음의 선물이라 해도 좋다. 이미 앞서 빛패치보감만으로도 충분한 통증 완화 효과를 누릴 수 있겠지만 이와 별도로 일상생활 속에서 긴급하게 필요한 상황, 원인을 알 수 없는데 많은 사람들이 고통받는 상황을 감안하여 추가된 항목이다. 우주마음의 부여한 고유의 느낌에 따라 인체상응도와 빛패치 부착 위치를 그려 넣은 것이니 경혈학상의 혈자리와 별개라는 점을 한 번 더 일러둔다.

3

급체로 인한 두통

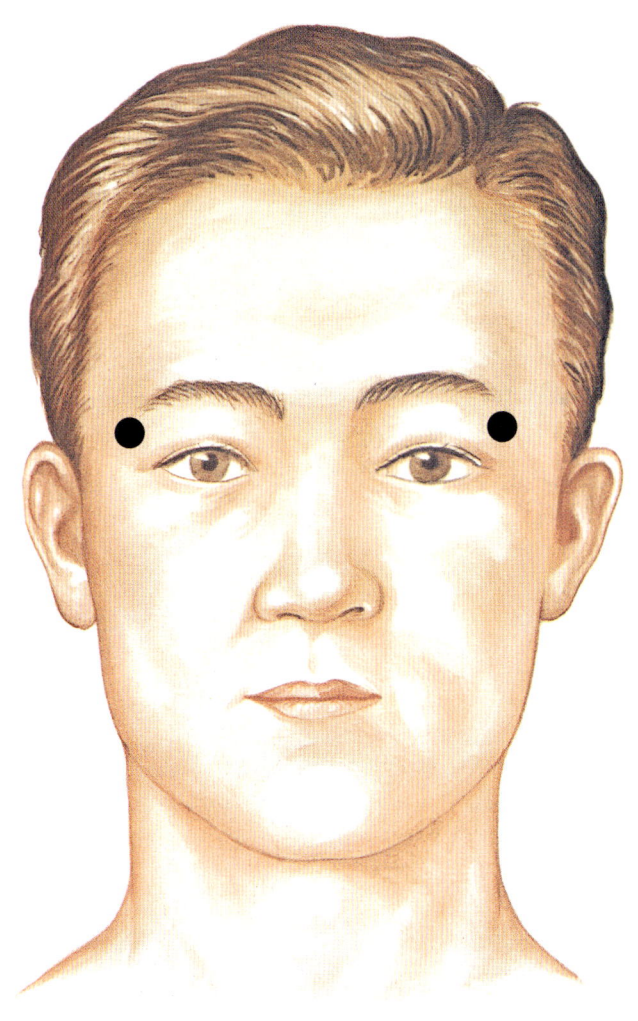

눈꼬리와 눈썹 끝 지점에 빛패치를 붙인다.

어린 아이가 놀랐을 때

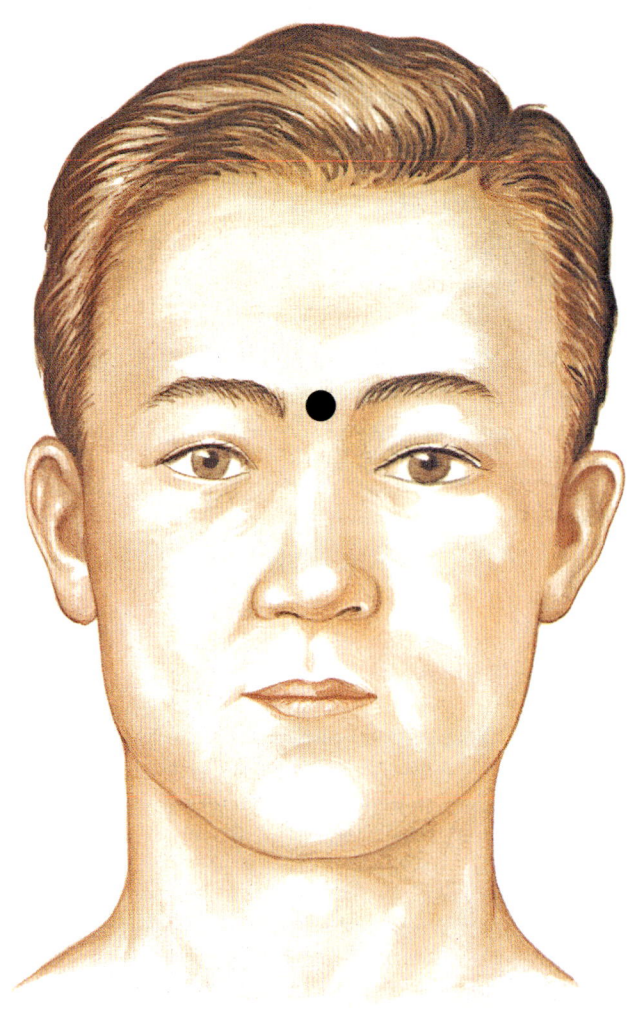

눈썹 사이에 빛패치를 붙인다.
* 긴급할 때는 병원에 가길 바란다.

체형관리를 위해

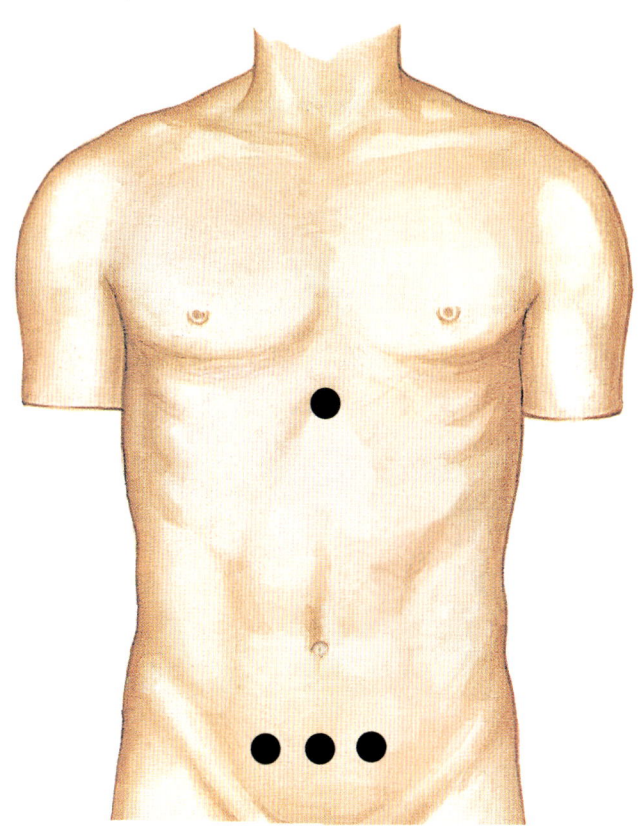

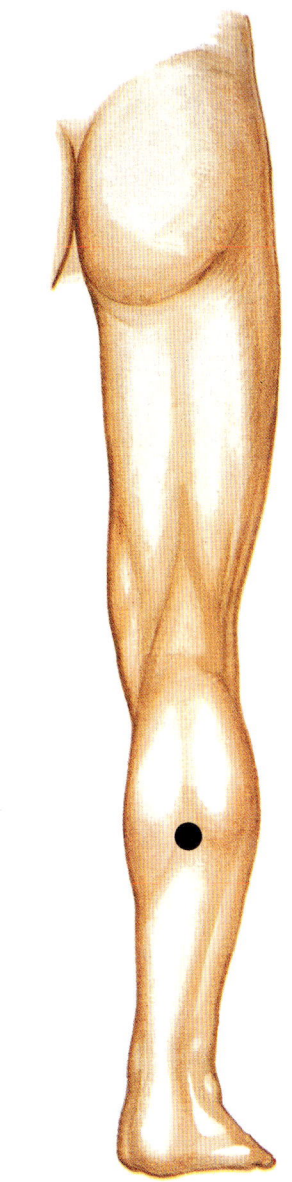

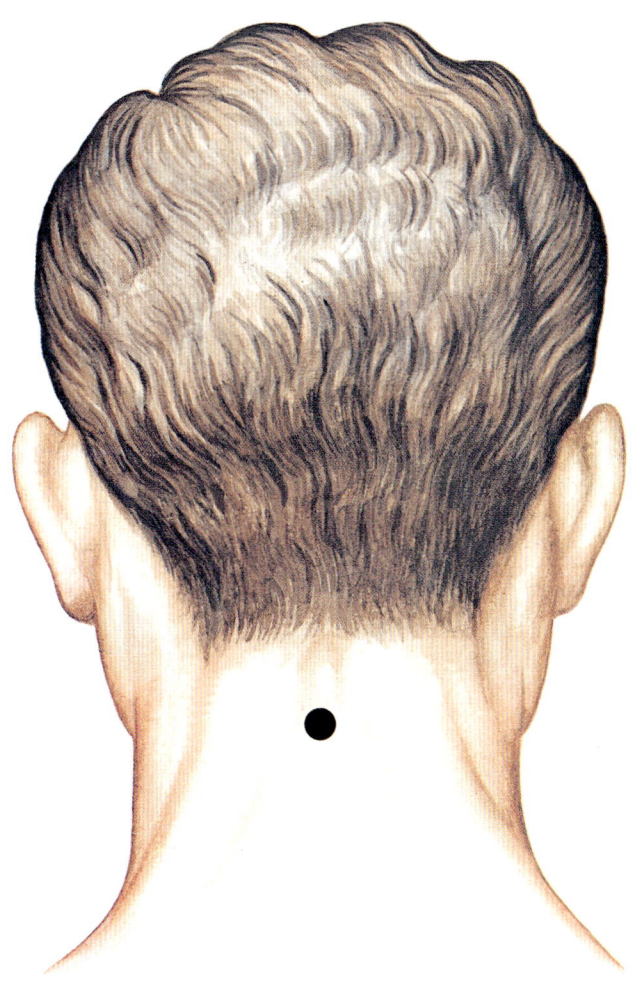

빛패치보감

목 & 허리디스크

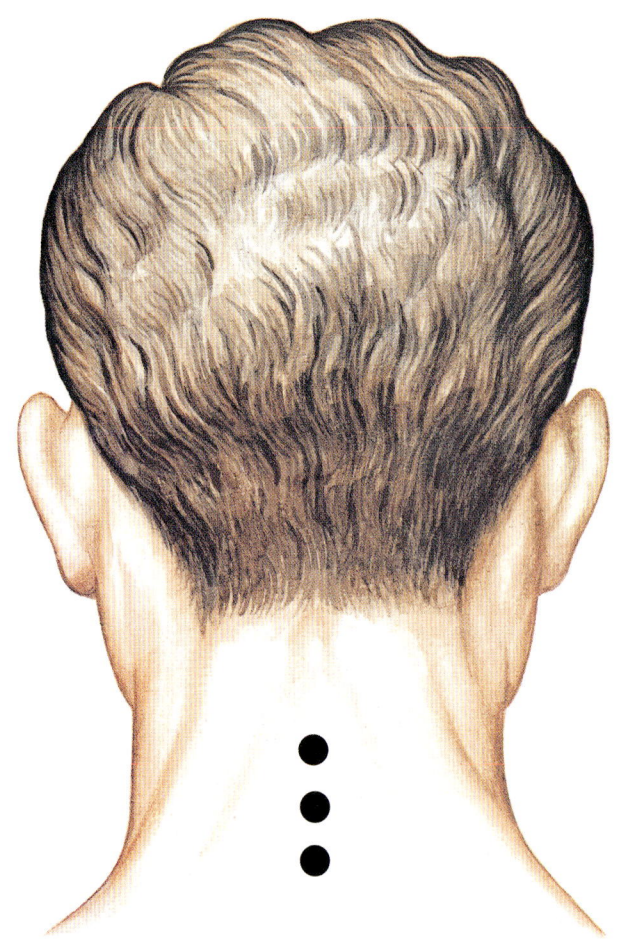

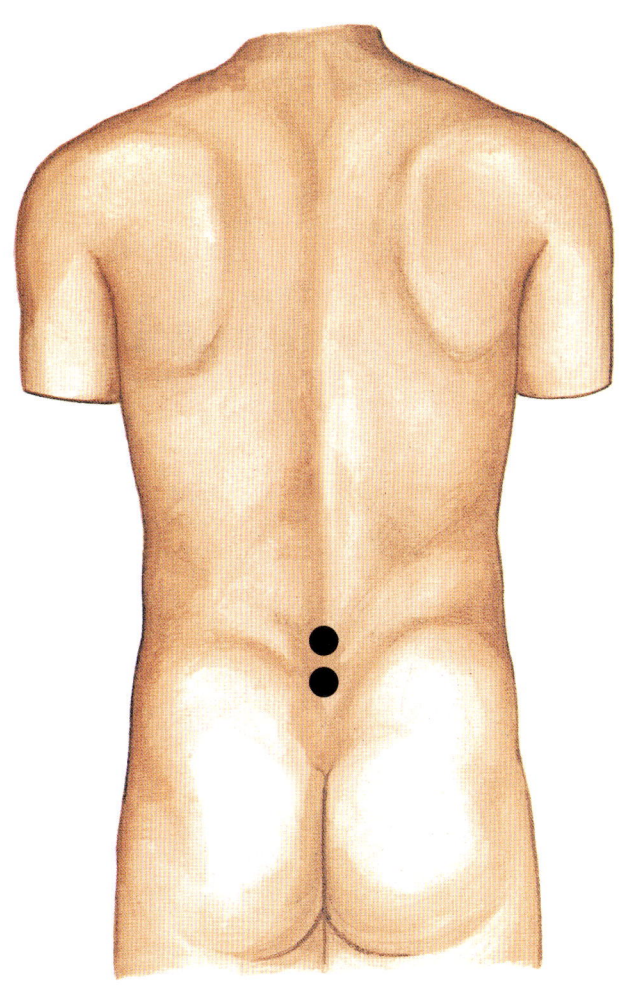

[콧물]

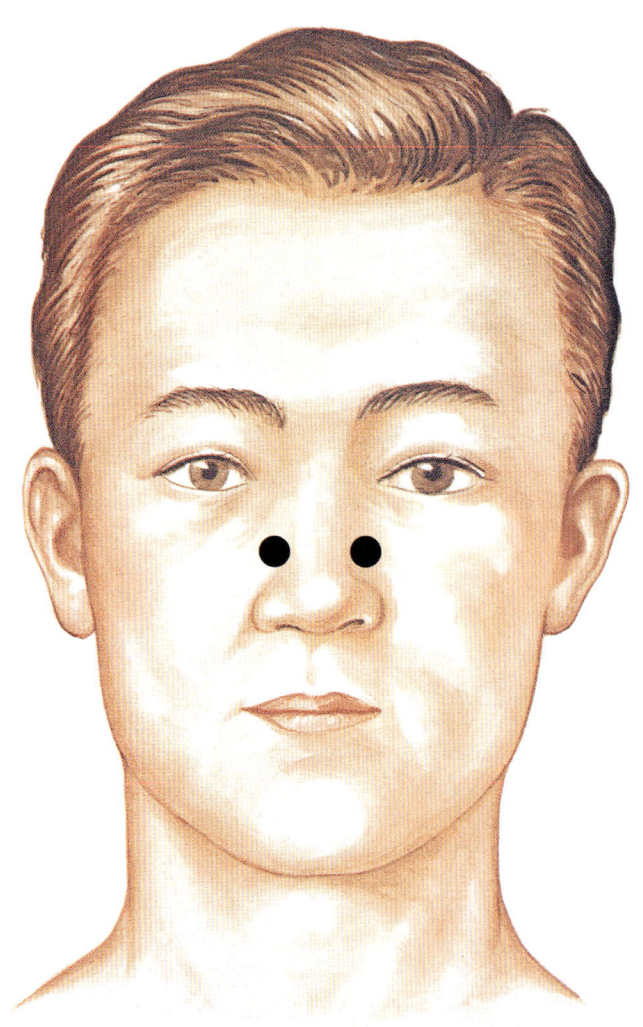

남녀 건강 증진

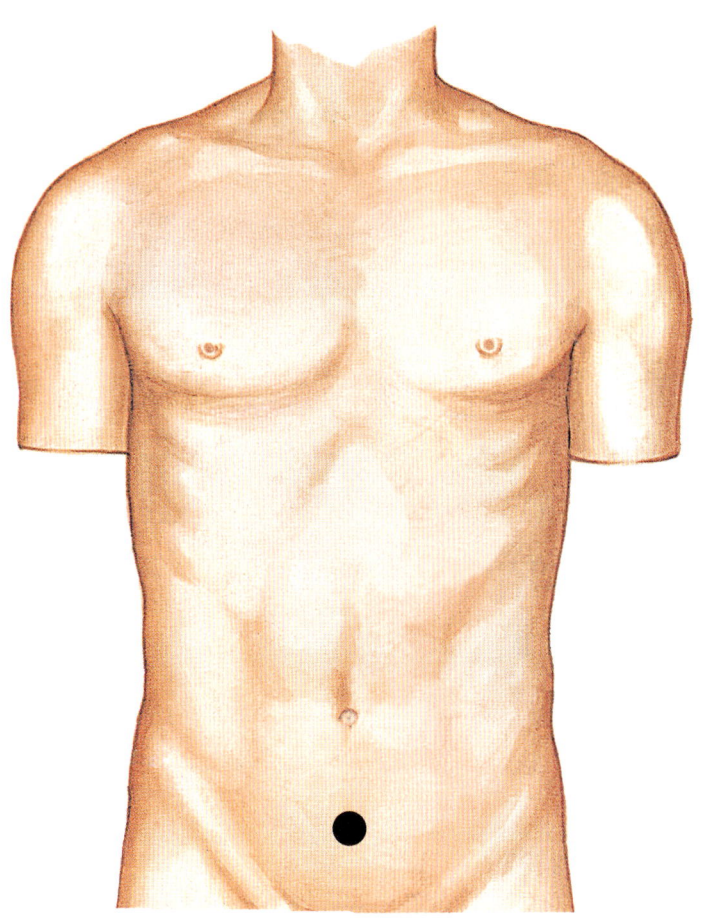

노인과 어린이 건강 증진

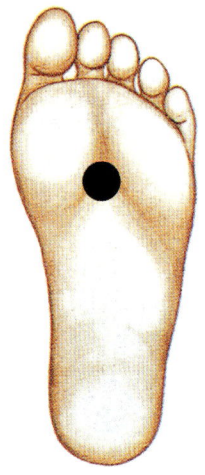

정력 증진

양쪽 넓적다리 사이에 위치한 회음부에 빛패치를 붙인다.
남성은 음낭에서 항문 사이, 여성은 음열에서 항문 사이 부위이다.

빛·패·치·보·감

[제 3 장]

동방의
한국 땅 위에
내린 선물

추천의 글

인류에게 빚패치는
사막 가운데 오아시스

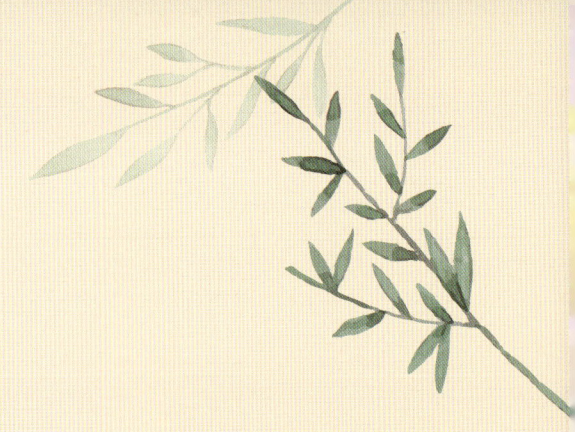

이윤환 인덕의료재단 이사장

　수수한 우리 아버지 같은 학회장님께서 인류를 위해 빚패치보감을 낸다고 하시니 감격스럽고, 제 경험을 이야기하는 것이 일반인들에게 쉽게 다가갈 것 같아 몇 자 보태 봅니다.
　제 인생을 바꿔준 책 '빛명상-눈덩이처럼 불어나는 행복순환의 법칙'을 경북도청 윤호정 국장님으로부터 선물 받아 단숨에 읽고, 어떻게도 설명되지 않는 초자연적인 현상과 지금도 빛터에서 뵙는 회원들의 사례들을 보며 바로 이거다! 싶은 생각에 바로 대구로 향했습니다. 광력수를 얻기 위해 달려간 빛터에서 광력수는 파는 것이 아니라는 말을 듣고, 빛활동을 열심히 하게 되었고, 회합을 마치고 나눠주는 광력수를 부모님께 나눠드리기 위해 병에 담아오던 그때가 주마등처럼 지나갑니다.
　13년 전부터 병원을 운영해 온 저는 빛viit을 알기 전까지 만약, 내가 병원을 경영하지 않았으면 부모님이 지금 제 곁에 계실 수 있을까 늘 생각했습니다. 41세에 저를 낳으신 연로하신 아버지와 평생 논밭을 일구시며 농사에 매달려 오신 어머니께서는 병원경영이 안정되자마자 편찮으셔서 경북대 병원과 서울 아산병원을 오가며 의학적인 힘을 빌려 온 지 수년이 지났습니다. 유명한 대학병원과 지역의 종합병원을 전전하면서 부모님의 병환은 쉽사리 회복되지 않으셨고, 전 그때마다 염치 불구하고 빛viit의 힘을 우주마음과 학회장님으로부터 받아 몇 번의 고비를 넘겨 왔습니다.
　900병상의 병원을 운영하며, 아프신 환자분들을 뵐 때마다, 그분들을 위해 해드릴 것이 무엇인가를 늘 생각했습니다. 그러던 중, 지난 6월에 저희 병원 재활의학과 전문의가 첫 빛만남을 하고 빛패치를 관절염이 있으신 어머니에게 쓰신 뒤 많은 효과를 보았습니다. 빛^{viit}을 아는 의사가 빛패치를 직접 환자들에게 쓰면서 유럽동서의학병원처럼 좋은 치료사례를 만들어보길 기대하고 있습니다. 빛패치보감 출간을 계기로 이제는 누구나 급한 통증과 질환으로부터 자유롭고 편하게 빛^{viit}을 경험할 수 있기를 바랍니다.

독일의 동서의학병원에서 빛^{viit}이 봉입된 빛패치를 환자들 치료에 적용해 보아 긍정적인 치료 효과가 입증된 것처럼, 빛패치에서 발생되는 빛^{viit}에너지가 우리 인류에게 얼마나 큰 선물인지 알 수 있습니다. 학회장님이 계신 대한민국의 병원에서도 하지 않았던 임상사례를 유럽에서 우리와 같은 동양인이 아니라 서양인을 통해서 긍정적인 사례가 나온 것을 보면 현존하는 빛^{viit}은 시공간과 인종을 초월하는 실존 에너지임을 알 수가 있습니다.

나름대로 소중한 물건을 보관해놓은 공간에 모셔 놓았던 빛패치를 저는 이제 일상에서 가장 유용하게 쓰고 있습니다. 아내가 입덧이 심해 아무것도 먹지 못했을 때, 감기로 목이 부어 목소리가 나오지 않는 임신한 아내가 약을 먹지 못했을 때, 태어난 지 얼마 안 되어 약을 쓸 수 없었던 네 아이들에게 약과 치료 대신 응급실 역할을 했던 빛패치가 일반인도 사용하기 편하게 보급화되면 좋지 않을까 생각해 왔습니다.

지갑 속에 넣어만 다녀도 좋은 빛패치를 상비약처럼 가지고 다니며, 누구나 필요로 할 때 빛패치보감을 통해 효과를 극대화 할 수 있는 부위에 붙일 수 있다면 빛패치는 현대의학에서 포기한 인류에게 사막 가운데 오아시스와 같은 것입니다. 아직 빛^{viit}을 알지 못하는 분들조차도 누구나 손쉽게 사용할 수 있는 형태로 만들어진 빛패치와 그 효능을 극대화하기 위해 보감을 만드신다는 소식에 우리를 사랑하시는 우주마음과 학회장님께 깊이 감사드립니다.

요즘은 말기암 환자와 임종을 얼마 남겨놓지 않은 환자들을 위해 호스피스 병동을 계획하고 있습니다, 회생이 불가능한 환자라도 빛패치를 통해 환자들의 고통을 덜어드리고 존엄성을 지켜주며 전인적인 간호를 해 드릴 수 있지 않을까 기대해 봅니다.

끝으로, 우주마음과 학회장님께 감사드리며, 누구나 쉽게 접할 수 있도록 상세한 사례를 올려주신 모든 분들께 깊은 감사의 말씀을 드립니다.

추천의 글

에너지의학 Energy Medicine 의 정수, 빛패치

김용성 의사

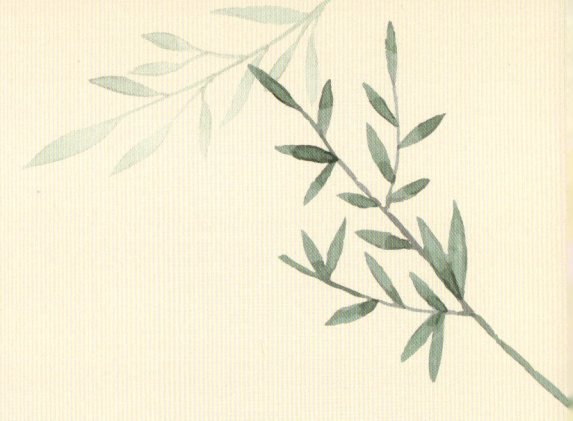

모든 생명체들은 빛이 없으면 살아갈 수 없습니다. 바다에 떠다니는 플랑크톤에서부터 인간에 이르기까지 빛은 생명유지에 중요한 요소라고 할 수 있습니다. 우리는 생리학적 일주기 diurnal cycle의 영향을 받으며 살고 있고, 일상생활 중에서도 어두우면 빛(가시광선)을 찾게 되고, 추우면 따뜻한 열(적외선)을 찾게 되며, 햇빛(자외선)을 차단하기 위해 선글라스를 끼거나 양산을 들고, 피부에 자외선 차단제를 바르기도 합니다. 이처럼 우리 인간들도 빛의 영향을 직접 의식하며 살고 있습니다.

의료의 영역에서 빛은 떼어놓을 수 없습니다. 안과진료는 눈을 통한 가시광선의 감지가 핵심이고, 영상진단에 사용되는 방사선과 각종 악성종양의 치료나 재발방지를 위해 처방되는 치료방사선 그리고 최근 임상각과의 진료에 사용되는 레이저까지 빛은 의료의 영역에서도 폭넓게 활용되고 있습니다.

현대물리학에서 빛은 입자이자 파동으로 이해되고 있고, 빛을 파장에 따라 스펙트럼으로 분류하면 크게 눈에 보이는 가시광선과 눈에 보이지 않는 비가시광선으로 나누어집니다. 우주에 존재하는 삼라만상은 모두 궁극적으로 파동(파장)으로 환원될 수 있고, 빛은 파동(파장)이자 에너지이며 우주에 존재하는 이러한 에너지를 치유에 활용할 수 있다면 큰 의미가 있을 것입니다.

사단법인 빛명상의 정광호학회장님은 우주 삼라만상의 모든 존재(파동)의 근원에 있는 빛viit에너지와 교류하시며 생명원천의 에너지로도 표현되는 빛viit

에너지를 통해 수십 년 동안 김수환 추기경님, 자월 스님, 김대중 전 대통령을 비롯하여 많은 치유의 사례들을 보여주셨고 이는 책 〈빛명상-눈덩이처럼 불어나는 행복순환의 법칙〉(이하 행복순환의 법칙)에서 확인할 수 있습니다. 빛명상 정광호 학회장님은 이러한 빛viit에너지를 일반인들도 누구나 쉽게 접하고 활용할 수 있도록 치유에너지를 봉입하여 원적외선 방사율이 88.6%인 의료기기 빛(자기)패치를 탄생시키셨습니다.

일상생활에서 흔히 접하는 각종 통증이나 증상 및 경증 질환을 대상으로 빛(자기)패치를 적용한 결과, 많은 사례에서 단지 빛패치를 붙이는 것만으로도 즉각적으로 통증 및 중상의 소실이나 감소, 치유의 증진이라는 경이로운 결과를 보여주고 있습니다. 이러한 결과는 아직 과학으로는 완전히 다 설명할 수는 없지만, 아직까지는 이어령 초대 문화부장관의 〈행복순환의 법칙〉 추천사의 표현처럼 초과학적 현상으로 이해될 수밖에는 없을 것입니다. 이는 가히 에너지의학Energy Medicine의 정수라고 볼 수 있습니다.

국내외에 걸쳐 수천 건의 빛(자기)패치 치유사례를 수집하여, 이 중 200례를 선정하여 누구나 쉽고 간편하게 치유에너지를 활용 할 수 있는 가이드로서 〈빛패치보감〉이 탄생되었습니다. 일상생활 중 흔히 접하는 통증이나 경증 질환들을 겪을 때나 병원에 가기 전 급한 상황에서 빛패치를 활용해 볼 수 있을 것입니다.

더불어 2011년 11월 10일자 중앙일보에 "감사하는 마음에 치유 에너지 있지요" 라는 정광호 학회장님의 인터뷰기사에서처럼 빛(자기)패치를 접하시는 분들 모두가 감사의 마음으로 활용한다면 더욱 큰 치유효과를 기대해 볼 수도 있을 것입니다. 더 나아가 국경과 언어를 초월하여 전 인류의 건강증진에 도움이 되기를 기대합니다.

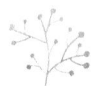

부작용이 없는
빛패치

빛패치의 가장 큰 장점 중 하나는 부작용이 없다는 사실이다. 인류의 건강에 기여해온 수많은 생활건강의약품이 있지만 인체에 미치는 부작용 또한 간과할 수 없는 부분이다. 약성은 그 자체가 독성이다. 독성 물질로 몸속의 다른 독성을 소멸시키는 것이기 때문에 독성 물질은 인체에 잔재하거나 축적될 수 있다.

그러나 빛패치에는 우주 근원에서 비롯되는 생명의 에너지, 빛viit이 봉입되어 있어서 인간이 만들어낸 제품에서 형성되는 독성 물질이 생성되지 않으며 반대로 그 독성 물질을 정화하는 역할을 하여 인체에 유해한 작용이 없다. 친환경기술이전 연구소에서 보이지 않는 우주의 에너지로 농축수산업에 접목하는 연구를 하고 계신 정정근 박사는 원적외선 실험 측정 기구를 통해 놀라운 빛viit 실험 결과를 밝혀냈다.

그는 "빛viit은 물성을 변화시키고, 치유능력이 있으며, 생명에는 신선한 에너지를 넣어주고, 독을 제거하는 놀라운 에너지"라고 했다. 그는 우주에너지를 개발하여 물, 흙, 식물과 동물 등에 실험한 결과, 물은 사람에게 가장 적합한 물(PH7.4)로 변하였고, 식물에서는 농약·중금속 등이 불검출되고, 축산물에서는 항생제·중금속 등이 불검출되었다며 빛viit은 물성 변화는 물론 해독 및 치유 작용까지 한다는 것이다.

빛패치의 놀라운 효과와 간편성, 휴대성으로 인해 멀미약 대신 빛패치를 활용하는 사례가 점점 증가하고 있다. 남녀노소 가리지 않고 어떤 상황에서든지 빛패치를 활용해도 부작용이 전혀 없기 때문이다. 두통, 메스꺼움, 멀미, 어지럼증 등 멀미의 주요 증상을 빛패치에 담긴 생명 에너지, 빛viit이 소멸, 흡수, 정화해주는 역할을 하기 때문이다.

인체에 무해하고 생명의 힘을 불어 넣어주는 빛패치가 인류의 생활건강명품으로 점차 각광받을 수밖에 없는 이유이다.

KBS - 멀미약, 모르고 먹으면 독 '알고 먹어야'

입력
2014.06.15(09:00)
임주현 기자

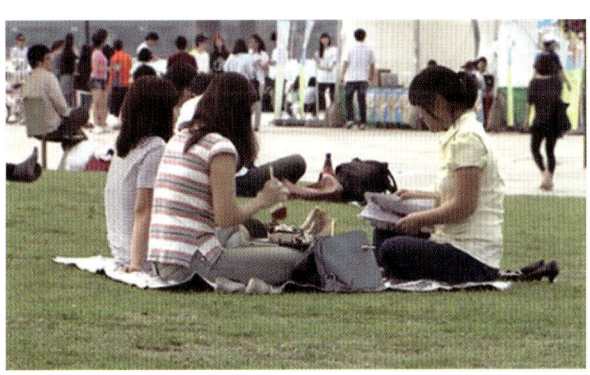

본격적인 행락철. 여행의 즐거움을 만끽하기도 전에 멀미의 공포와 싸워야 하는 사람들이 있다. 멀미가 심한 여행자들에게 멀미약은 여행 시 챙겨야 할 필수품이다.
하지만 무턱대고 멀미약을 복용할 경우 어지러움이나 메스꺼움, 두통 등의 부작용이 나타날 수 있어 제대로 알고 먹는 것이 좋다.
식품의약품안전처에 따르면 멀미약은 승차하기 30분~1시간 전에 미리 복용하는 것이 좋다. 추가로 복용해야 하는 경우는 4시간 간격을 둬야 몸에 무리가 가지 않는다.
멀미가 아무리 심해도 하루에 2번 이상 복용하는 것은 피해야 한다.
감기약이나 해열진통제, 진정제 등을 복용중인 사람은 부작용을 고려해 멀미약을 먹지 않는 것이 좋다. 수유 중인 산모나 3세 미만의 영·유아도 마찬가지다.

녹내장, 배뇨장애, 전립선비대증이 있는 사람이 멀미약을 복용할 경우 안압이 높아지거나 배뇨장애 증세가 악화될 수 있어 주의해야 한다.

멀미약 대신 껌을 씹는 경우도 많은데, 껌은 승차 전에 미리 사용하기보다는 멀미로 인한 불쾌감이 느껴지기 시작할 때 씹는 게 더 효과적이다.

붙이는 형태인 패치제는 최소 4시간 전에 귀 뒤 털이 없는 건조한 피부에 붙인다. 양쪽 귀에 붙일 경우 용량과다로 부작용이 발생할 수 있으므로 한쪽에만 붙이도록 한다.

다만 패치제가 떨어져 다시 붙여야 할 경우에는 반대쪽 귀에 붙이는 것이 좋다. 대개 패치 1개의 효과는 3일간 지속되는 것으로 알려졌다.

패치제 사용 후에는 손에 묻은 약 성분이 눈에 들어가지 않도록 조심해야 한다. 만 8세 미만 어린이는 사용을 금하고 만 8세 이상인 경우 전문가와 상의한 후 반드시 어린이용 패치제를 사용해야 한다.

만 8세 미만이나 60세 이상 고령자, 대사 질환자, 간질환자는 중추신경계에 악영향을 미칠 수 있기 때문에 가급적 사용을 자제해야 한다.

멀미약 사용 후 운전하는 건 권장하지 않는다. 복용 후 졸음이나 방향 감각 상실, 착란 증상 같은 부작용이 나타날 수도 있기 때문이다.

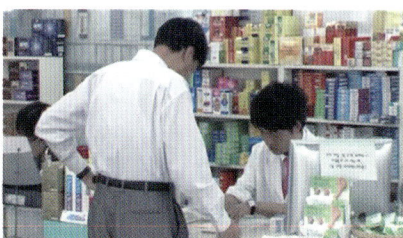 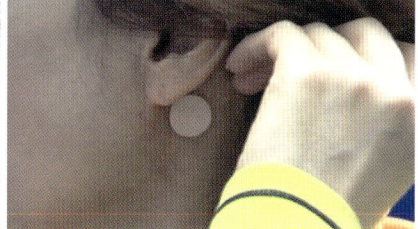

동방의 별이
한국 땅 위에 내린 선물

오늘날 빛패치가 태어난 배경에는 신침기공사와의 인연을 빼놓을 수 없다.
그와의 인연에서 착안하여, 신침과 광침을 넘어 인류에게 건강과 행복을 가져다 줄
새로운 형태의 생활건강명품, 빛패치가 탄생하게 되었다.

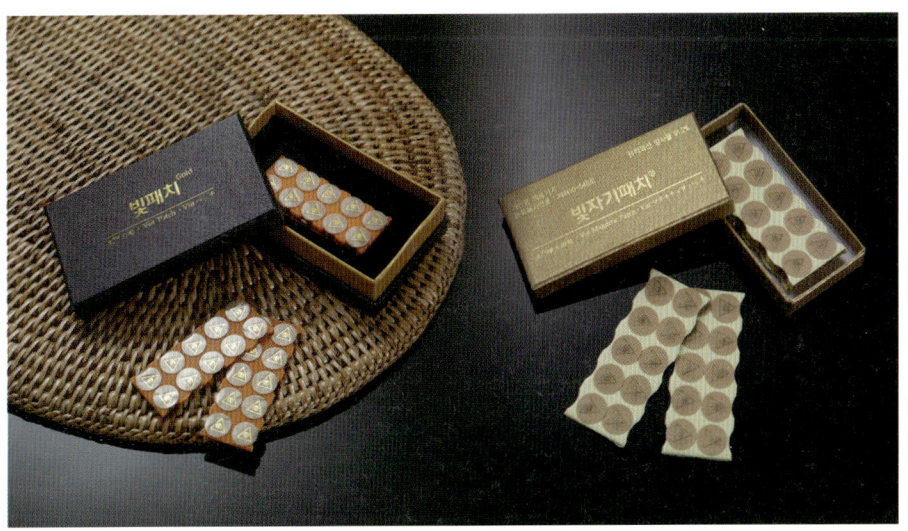

생활건강명품, 빛패치. 인류의 앞날을 내다보시는 우주마음이 인류에게 내린 멀미와 통증 치유의 선물이다.

동방의 빛나는 별

"네 이놈! 너는 신침神針을 공부한다는 놈이 그런 허튼수작이나 부리고 있었던 게냐! 이놈아 너 같은 녀석은 한참을 멀었다, 한참을 멀었어. 쯧쯧······."

신침기공사의 이야기를 듣고 난 스승은 제자를 크게 나무랐다. 스승의 그런 반응을 이해하지 못한 신침기공사는 의아한 표정으로 되물었다.

"아니, 스승님, 이번 기회를 발판 삼아 밑천 없이 돈도 좀 벌고 그것으로 중국에 더 좋은 병원을 차릴 수도 있지 않겠습니까? 어찌하여 덮어놓고 안 된다고만 하십니까?"

"이놈아, 하늘을 보아라. 너는 신침을 공부한다는 놈이 하늘도 볼 줄 모르는 게냐?"

"하늘이라니요?"

"지금 동방의 별이 한국 땅 위에 떠 있다. 그 별이 떠 있는데 네가 지금 무슨 허튼 일을 벌인다는 게냐. 네가 신침이 아닌 그 무엇으로 덤벼도 너는 결코 성공할 수 없느니라."

"동방의 별이, 그것도 한국에요?"

난생 처음 들어보는 이야기에 신침기공사는 꼬치꼬치 캐묻기 시작했다.

"그게 무엇입니까, 스승님? 저는 그 사실을 전혀 알지 못하였습니다."

"쯧쯧쯧······."

스승은 그가 한심하다는 듯 혀까지 끌끌 찼다.

"지금 그분은 너처럼 침도 아닌 빛viii으로 행사하고 계신다. 빛viii으로 온 우주의 기운과 힘을 움직이고 또 모든 일을 준비하고 있다는 것을 그 동방의 별이 예지하고 있느니라. 네가 지금 가서 그 일을 벌인다면 얼마간은 장사가 잘 될지 모르겠다만 곧 머지않아 그분의 그늘 밑에 엄청난 망신을 당하게 될 거다. 대체 너는 나중에 그 일을 어찌 수습할 셈으로 그런 일을 벌이는 거냐!"

"스승님의 말씀 한마디에 그때까지 쌓아 왔던 모든 계획은 물거품이 되었지요. 한국에서 계획을 추진했던 서울의 한 종합병원 관계자[1]에게는 참 미안한 일이긴 했지만, 솔직히 저는 그다지 미련이 남지 않았습니다. 스승님께서 말씀하신 것을 절대적으로 신뢰하기 때문이지요. 지금 돌이켜 생각하면 참 부끄러운 일입니다."

1994년, 나를 찾아왔던 중국의 유명 신침기공사로부터 들은 이야기이다.

"스승님께 그 말을 들은 후 저는 백방으로 그 동방의 별, 빛으로 모든 것을 행사한다는 사람을 수소문해보았습니다. 그러나 어디에도 그분을 안다는 사람은 발견할 수 없더군요."

그는 자신을 찾는 한국 VIP 환자들[1]에게 '한국에는 나보다 더 훌륭한 빛침을 놓는 기인이 있다는데 왜 나를 찾았냐'며 일일이 질문해 보았지만 대답은 항상 '그런 사람은 없다'였다.

"어떤 사람은 한국의 화타華陀같은 존재라는 허준, 또 어떤 사람은 구침지의九鍼之醫의 경지로 유명한 유의태를 말하는 것이냐며 묻기도 하더군요."

문득 소설 『동의보감』東醫寶鑑에서 읽었던 대목을 떠올리며 고개를 끄덕였다. 구침지의란 닭의 급소를 피해 아홉 개의 침을 놓은 후 닭을 던져도 그대로 살아 있을 정도의 의술 경지를 일컫는 말이 아니던가.

"허허, 글쎄 알고 보니 허준은 물론, 그 구침지의로 유명하다는 유의태라는 분이 몇백 년 전 조선 시대 사람이라고 하더군요."

감히 유의태의 구침지의까지는 못되어도 팔침지의, 칠침지의라도 좋으니 빛으로 오는 침을 놓는 사람만이라도 찾고자 했던 그의 노력은 별다른 성과를 거두지 못한 채 시간만 흘려보내고 말았다. 그는 결국 좀 더 확실한 정보를 얻기 위해 스승의 도움을 구할 수밖에 없었다.

"스승님, 제가 아무리 찾아보아도 한국에는 빛으로 침을 놓는 사람이 없다고 합니다. 어떻게 그분을 찾을 수 있겠습니까?"

스승은 다시 한심하다는 표정으로 대답했다.

---

[1] 당시 현대 아산 병원장이었던 정세영 씨(故 정주영 현대그룹 회장의 동생)가 폐암 진단을 받고 미국의 한 병원에 입원 중이었던 상황에서 그의 부인이 남편을 위해 빛[viii]을 청해왔고 두 분 모두 빛명상 회원으로 가입했던 일이 있었다. 그 당시 신침기공사와의 관계를 재확인 할 수 있었다.

"이 무식한 놈아, 그분은 너처럼 그런 침술기구 따위는 사용하지 않는다. 그런 기구가 다 뭣에 소용이란 말이냐. 이미 그분은 마음으로 상대를 알아보고 마음으로 침을 놓는 것을[2]……. 꼭 침을 쥐고 놓아야 효험이 있는 것이 아니니라."

"아!"

마음으로 놓는 침을 놓기에 침술 도구를 사용하지 않는다는 또 하나의 중요한 정보를 알아낸 신침기공사는 다시 한 번 한국인 환자들을 상대로 수소문하기에 이른다.

"그러던 중 어느 한국 환자가 제게 대구에 어느 분이 '빛'을 행사하신다는 이야기를 해주었습니다."

무언가 감이 잡힌 신침기공사는 얼른 스승에게 뛰어가 물어보았다. 그의 말을 들은 스승은 고개만 끄덕할 뿐 곧 입을 다물어버리고 말았다. 하지만 그는 자신이 옳게 찾아냈다는 사실을 직감할 수 있었다.

"한편 그때까지도 한국 병원에서는 어째서 계획을 무산시키려 드느냐며 펄펄 뛰고 난리도 아니었지요. 하도 법석이라 결국 스승님께서 하신 말씀을 해주었더니 남북한을 다 뒤져도 그런 기인은 없다며 막무가내로 잡고 늘어졌습니다. 그런 그들에게 되레 제가 '빛'을 알려주었습니다. '우리 스승님은 한국에 뜬 별만 보고도 그분이 나타난 걸 아시는데, 당신들은 어째서 자신의 땅에 난 사람을 모르고 폄하하느냐'고 꾸짖었지요. 하지만 아무리 말을 해 본들 뭐합니까. 돈독이 올라 제 말 따위는 듣지도 않는 사람들이니 말입니다. 저는 그 사람들이 한심해 이제 아예 신침 맞으러 오지도 말라고 엄포를 놓았습니다. 그런 사람들은 신침 조차도 맞을 자격이 없는 사람들이지요."

그러면서 그는 멀리 하늘을 바라보았다.

"사실 한국에 올 때까지만 해도 스승님 말씀을 반신반의하는 마음이 조금은 있었습니다. 그런데 어제저녁 빛[viii]선생님을 직접 뵌 후에, 숙소로 돌아가

---

[2] 전설로만 들어왔던 심침心針을 말한다.

는데 정말 스승님께서 말씀하신 별 하나가 눈에 들어오더군요."

어릴 적부터 나는 별 하나를 점찍어놓고 '내 별'이라며 좋아하곤 했었다. 다른 별들과는 비교를 할 수 없을 정도로 밝고 황금색을 띤 그 별을 나는 '샛별'이라 부르기도 하고, '빛viit의 별'이라고도 하였고 어릴 적부터 열심히 다녔던 가톨릭의 영향으로 '성모님별'이라 부르기도 하며 즐거워했었다. 어린 나는 그 별을 통해 그 때 내가 생각할 수 있는 가장 고귀한 존재인 성모님을 만날 수 있다고 생각했기 때문에 그 별이 뜨는 날은 늘 신이 났었다. 그 별을 따라 내 호를 스스로 '별'이라 지어 붙이기도 했고, 알퐁스 도데의 '별'이라는 동화도 즐겨 읽곤 했었다.

그 별은 이후 내가 사람들에게 빛viit을 나누기 시작했을 때에도 줄곧 내 곁을 떠나지 않았고, 빛여행 시에도 항상 함께 하였다. 내가 우주 마음과 하나가 되어 숨 쉴 때면 유독 그 별은 더욱 밝게 하늘에서 찬란히 빛나곤 했다. 이 신침기공사가 말하는 별이 과연 그 별을 가리키는 것일까?

"저 별입니다."[3]

그는 아무런 망설임 없이 하늘에 빛나는 황금색 별을 가리켰다.

"내가 생각하고 있는 별과 똑같군요."

"저 별은 분명 이 땅에 엄청난 힘이 나타나 있음을 알려주기 위해 뜬 별입니다. 제 스승님 말씀처럼 말입니다."

그 날 우리는 밤하늘에 가장 크게 반짝이는 별을 머리 위에 두고 서서 한참이나 이야기를 나누었다.

---

[3] 우리 민족의 기원과 정신을 찾기 위해 2013년 중국 삼황오제를 탐방했을 때 동행한 지승스님은 중국 장사에서 나와 함께 한 그 별을 보고 다음과 같이 기록했다.
[어떻게 선생은 그 지독한 안개 속에서 저렇게 청명한 하늘을 건져 올릴 수가 있는가. 저분은 대체 어떤 능력을 가진 분이어서 저렇듯 멀쩡한 이적을 만들어낼 수가 있을까. 그 스마트폰에 찍힌 푸른 여명의 하늘은 대체 어쩌자고 그렇게 청승맞게 푸를 수가 있는 것이며, 그 하늘 복판에 금빛으로 빛나던 샛별 하나는 또 어쩌자고 그렇게 밝을 수가 있는가. 나는 이것저것을 복잡하게 생각하지 않기로 했다. 단지 정광호 빛viit선생은 옛 바이칼에서 환인천제들이 행했던 이적을, 이 혼탁한 말세에 와서 그대로 펼치는 분이구나, 하는 생각만으로 접기로 들었다. 장사에서 보았던 기적은 오히려 뚜렷이 설명이 되지만, 헌원의 능묘에서 행했던 이적은 지금도 나는 설명을 못해서 그저 나 혼자서나 알고 덮어두는 것이 옳을 성 싶기도 하다] - 지승 스님 《우리 상고사 기행》 저자

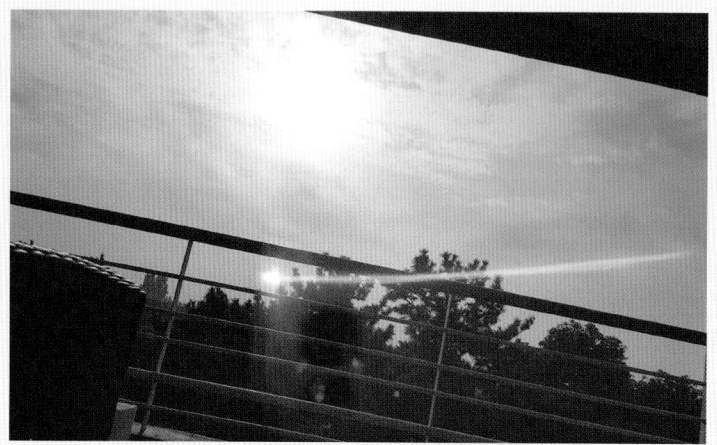
빛여행 중 가장 근거리에서 찍힌 별이 태양 아래 나타나 따라왔다.

창공에 뜬 빛나는 황금별. 2016년 1월 베트남 출장 중 호찌민으로 오는 비행기에서 나와 동행한 김주현 변호사님은 그때 목도한 별을 보고 다음의 기록을 남겼다.

호찌민으로 오는 비행기 안에서 저는 참으로 놀라운 체험을 하였습니다.
비행기 창 밖으로 별 하나가 계속해서 학회장님을 따라 오는 것이었습니다.
비행기가 호찌민 공항 근처에서 랜딩기어를 내릴 무렵 그 별은 작별인사라도 하듯이
잠시 반짝거리다가 비행기 뒤로 사라졌는데 마침 학회장님 옆 좌석에 앉아있는
저는 이 광경을 직접 목격하면서 무척 놀라웠고 우주마음께서
이토록 학회장님을 보살피고 지켜주시는구나, 라는 생각과 학회장님과
함께 할 수 있는 자체가 너무 감격스러워서 가슴이 찡했습니다.

- 김주현 변호사 -

신침神針을 광침光針으로
광침은 빛패치로

신침기공사는 사흘 간 대구에 머물렀다. 마지막 날, 그는 품 안에서 무언가를 꺼내며 내게 조심스러운 제안을 하나 해왔다.

"이것이 신침입니다."

볼펜처럼 생긴 길쭉한 알루미늄 대가 뒤를 누르게 되어있었지만 정작 침은 없는 세 개의 신침이 나란히 상자 하나에 들어 있었다.

"아, 정말 이렇게 눌러도 침은 나오지 않는군요."

나는 신침을 만지작거리며 그에게 물었다.

"예, 그래서 신침이라고 하지요. 신침은 실제 알고 보면 무침無針입니다."

그는 잠시 내 모습을 지켜보다 입을 열었다.

"한 가지 부탁드리고 싶은 게 있습니다. 만약 선생님께서 여기에 빛viit을 넣어 주시면, 이 신침神針은 광침光針이 되어 더욱 좋은 효과가 나타나고 많은 사람에게 건강의 기쁨을 되찾게 해 줄 것입니다. 그렇게 만들어 주실 수 있겠습니까?"

나는 신침을 바라보며 한참을 망설였다. 물론 맞는 말이었지만 한편 여러 다른 문제들이 걱정되었기 때문이다. 혹시라도 이 힘을 좋지 못한 의도로 사용하게 된다면, 그 부작용은 어떻게 할 것인가.

그리고 한편으로는 신침만으로도 그토록 많은 사람이 찾아왔다는데, 광침이 되어 더 좋은 효과가 나타나게 되면 더 많은 사람이 몰려들지 않겠는가. 하지만 정작 빛viit은 대한민국에서 나오는 것인데, 그것을 선뜻 외국에 내어주자니 망설여졌다.

하지만 그의 깨끗한 성품과 솔직담백한 인격을 생각하니 다시금 마음이 흔들렸다. 꽤 유명하고 높은 지위에 있음에도 불구하고 결코 자만하지 않고, 빛viit의 가치를 아는 그의 모습에서 다른 보통 사람들과는 큰 차이를 느꼈기 때문이다.

'이 일을 어떻게 하는 것이 가장 좋겠습니까?'

망설인 끝에 나는 잠시 우주의 마음에 이 일을 물어보았다. 그러자 곧 내게

답이 왔다.

'시한부로 주라.'

그 우주의 느낌을 받은 나는 이제 주저 없이 신침을 광침으로, 다만 시한부로 만들어주었다. 행여나 사리사욕에 어두워진 마음으로 이 침을 행사하게 된다면 곧 빛viit이 그곳에서 날아가도록 만들었다.

"저는 이 침에 빛viit을 조건부로 넣었습니다. 만약 지금의 순수한 마음 상태가 아닌 조금이라도 어두운 마음이 개입한다면 이 침의 효력은 당장 사라질 것입니다."

"네, 이 침은 소중한 곳에 쓰일 것입니다. 정말 감사합니다!"

그는 못내 감격한 표정이었다.

"이 침으로 당신 민족들은 물론 어려운 조선족들도 많이 도와주십시오. 이제 돈 많은 재벌만 상대할 것이 아니라, 돈 없고 가난한 사람들에게도 눈길을 돌려주셔야 합니다."

"네, 저도 늘 힘들게 살아가는 조선족들은 물론 이 땅을 살아가는 다민족들도 함께 생각하고 있습니다. 말씀대로 어려운 조선족 동포를 위해서도 꼭 이 침을 쓰겠습니다."

진지한 표정으로 몇 번이고 고개를 끄덕이며 약속하는 그의 모습에 예의 내 장난기가 발동하지 않을 수 없었다.

"이봐요, 내가 거기에 빛viit을 안 넣었으면 어쩌려고 그리 고마워만 하시오?"

"하하, 선생님, 어쩌면 우리 스승님과 그리도 똑같으십니까? 그렇게 짓궂게 말씀하시는 모습이 영락없는 우리 스승님입니다."

그가 너털웃음을 터트리며 말했다.

"저는 방금 선생님께서 침을 향해 손을 휘저을 때부터 뼈마디 마디에서 그 전율을 느끼고 있었습니다. 불과 몇 초도 되지 않는 짧은 순간이었지만, 빛viit 선생님이시기에 당연히 그렇게 할 수 있음을 잘 알고 있습니다. 마찬가지로 제가 조금이라도 사심을 품게 되면 우주의 마음이 가장 먼저 알고 그 힘을 거두어가리라는 것은, 누구보다 제가 더 잘 압니다."

침에 대해 잘 알지 못하는 나는 나란히 누운 세 개의 침술 기구를 보며 과연 저게 얼마나 좋기에 하는 궁금한 생각이 들었다.

"이 세 개 중에 나 하나 줄 수 있습니까?"

그러자 그는 곤란한 표정을 지으며 대답했다.

"진작 그럴 줄 알았다면 선생님께 드릴 것도 한 벌 가져오는 것인데 잘못했습니다. 서둘러 오다보니 제 것만 챙겨왔습니다. 사실 이 세 개의 침에는 신神·기氣·정精 이라는 이름이 각각 붙어 있는 것으로 이 세 개가 모두 한꺼번에 있어야만 그 효력이 있는 것이라 하나만 따로 떼어놓을 수가 없습니다. 정말 죄송합니다만 제가 중국에 가거든 가장 좋은 것으로 한 벌 보내드리면 안 되겠습니까?"

"아, 그렇다면 되었습니다. 나야 어차피 침에 대해서 잘 알지도 못하고, 그리고 침 같은 기구를 함부로 사용할 수도 없으니 내게는 필요가 없습니다. 단지 호기심에 물어봤을 뿐입니다."

"중국은 워낙 땅이 넓고 사람도 많다보니 공식적인 의료기구가 그 많은 사람을 일일이 챙기기가 거의 불가능합니다. 그래서 중국에서는 이런 침술이나 기공과 같은 대체 의학을 적극적으로 활용하고 있지요. 선생님께서는 어떤 도구를 쓰시든 그 효과는 별반 차이가 나지 않을 것입니다. 선생님께서 마음만 먹으면 침이 아닌 어떤 다른 물건, 하다못해 볼펜이라도 어찌 효과가 나타나지 않겠습니까. 빛은 일초에 지구를 일곱 바퀴 반이나 감는다는데, 그 빛을 뛰어넘는 근원의 마음에서 오는 빛viii으로 마음을 정화하시니 감히 이런 침술도구와 비교할 바가 아니지요."

그는 잠시 주위를 둘러보더니 말을 이었다.

"이 엄청난 힘이 겨우 이런 곳에 있다는 것이 참 안타깝습니다."

당시 나는 대봉동 상아맨션 입구 2층 작은 사무실을 얻어 일하고 있던 상태였다.

"저는 비록 타지에서 온 사람이지만, 이 땅에 빛viii선생님과 같은 분이 계시

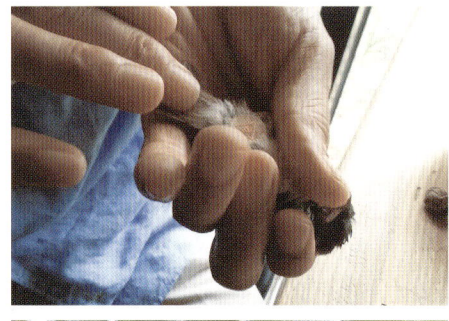
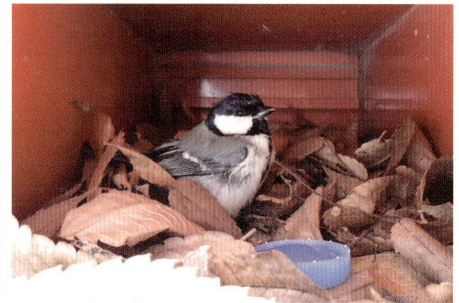
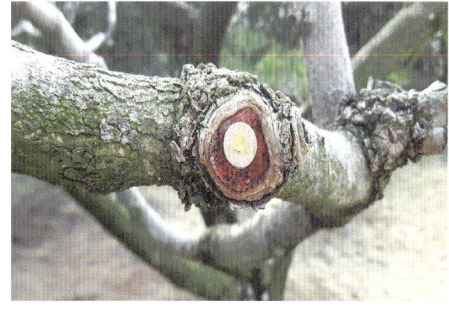

빛패치는 사람뿐만 아니라 동식물에도 적용된다. 통증이란 사람만 느끼는 것이 아니다. 동식물도 우리와 같이 아픔을 느낀다. 자신과 가까운 가족은 물론 여러분들이 애정을 쏟고 있는 반려견이나 가축, 각종 동식물에도 통증이 있을 시 빛패치를 붙이면 효과를 보인다. 사진은 새와 감나무에 빛패치를 붙인 모습

다는 사실이 정말 부럽고, 제 몸에 동이족의 핏줄이 흐르고 있음이 자랑스럽습니다. 하지만 그 소중하고 귀한 힘이 이처럼 작고 아무도 알아주지 않는 곳에 있다니…, 빛viit선생님, 제가 뭐 도울 일이 없겠습니까?"

그는 수차례 이 말을 되풀이하며 내게 자신이 도울 일을 알려달라며 간청했다.

"딱히 도울 일은 없으니 그런 걱정은 하지 마십시오."

내 말을 들은 신침기공사는 고개를 숙이며 말했다.

"저와 같이 부족한 생각으로는 빛viit선생님의 큰 뜻을 어찌 따라가겠습니까? 제 마음으로는 이미 빛viit선생님을 스승님 이상의 분으로 받들고 있습니다만, 제가 아무리 그렇다고 한들 빛viit선생님께서 저를 받아주실 리 없다는 것을 잘 알고 있습니다. 지금은 이렇게 광침을 얻은 것으로 만족하겠습니다. 혹시 이후에라도 제자를 두시게 되는 때가 오면 부디 잊지 말고 저도 불러주십시오."

이 일을 계기로 신침도 광침도 아닌 남녀노소는 물론 반려견이나 산새, 그리고 동식물에 이르기까지 전방위적으로 활용할 수 있는 빛패치가 탄생된 또 다른 배경이 되었다. 침針의 형태로 따끔함을 주는 두려움을 해소하고 그저 붙

이기만 하면 편해지고 효과가 빠른 '빛패치'는 기존 압봉에 빛viit을 봉입하여 우주마음의 안테나를 융합한 생명 에너지가 담긴 명품이다.

빛패치와 빛패치보감

"제가 이곳으로 온다는 말씀을 듣고 제 스승님께서 빛viit선생님께 꼭 전하라고 하신 말씀이 있었습니다."

"그래요? 그것이 뭡니까?"

"스승님이 말씀하시기를, 선생님께서 뜻을 펼치시는 데 있어 결코 뒤를 돌아보지 말라고 하셨습니다."

"뒤를 돌아보지 말라……."

이미 내게는 익숙한 말이었다. 어린 시절 도경께서도, 그리고 태백 도인[4] 또한 이미 내게 그 말을 수차례 하지 않으셨던가.

"빛viit선생님께서 지니신 힘은 우리와 같이 수련, 단식, 혹은 기도를 통해 얻은 것이 아니라 스스로 존재하는 힘과 함께 하고 계시기 때문입니다. 빛viit선생님께서 수많은 사람을 만나다보면 인간의 아주 간악한 부분이나 황폐한 마음에 부딪혀 서운한 일을 당하는 경우도 종종 있을 것입니다. 하지만 그것을 일일이 마음에 담아두고 계시면 자신도 모르는 사이에 엄청난 재앙과 아픈 일

---

[4] 태백도인과의 만남에서 그는 독주의 향기를 기공으로 날려 보냈지만 그 향기를 다시 되돌려놓지는 못했다.(이후 본 저자는 매일신문 김지석 기자와의 만남, 일본 기도인과의 대결에서 물성의 향기는 물론 물성 자체를 날려버리고 다시 본래의 상태로 되돌려놓는 이적을 행하게 된다) 나는 날아간 독주의 독기를 빛viit으로 일순간 날려 보냈다가 다시 되돌려놓았다. 기 차원에서는 물성의 일부를 날려 보낼 수는 있겠다. 하지만 날려 보낸 물성을 다시 원상태로 되돌려놓을 수는 없다. 빛viit은 기 차원의 힘이 아니라, 우주 근원으로부터 오는 생명 창조의 에너지이므로 정화, 소멸, 차단, 흡수는 물론 본래의 상태로도 회귀시킬 수 있는 힘이다. 빛viit의 현존을 목격한 태백도사는 움막 입구로 나가 하늘에 떠 있는 유난히 빛나는 별 하나를 두 손으로 가리키며 나와 빛viit의 미래를 예고했다. ["빛viit선생님의 그 빛viit의 힘 덕택에 수많은 사람이 앞으로 불어 닥칠 엄청난 질병의 재앙으로부터 목숨을 보전할 수 있을 겁니다. 선생님께서는 그것을 위해 우주근원으로부터 북두나평성을 통해 이곳으로 오신 분입니다." 태백 도인은 유난히 강하게 빛을 발하고 있는 별을 두 손으로 가리키며 다시 말을 이었다. "바로 저 별입니다. 선생님께서 가지신 힘은 이 세상 그 누구도 흉내 내지 못하는 엄청난 능력입니다. 그 아름다운 빛의 현상은 예전에도 없었고, 앞으로도 결코 없을 것입니다. 그리고 여느 다른 힘들과는 그 근원부터 다른, 이 세상의 유일무이한 힘입니다. 이 힘은 우주의 근원에서 나오는 힘입니다. 앞으로 선생님께서는 그 힘의 움직임에 따라 많은 사람의 몸과 마음을 치유하고 정화할 것입니다. 선생님께서 하고지 하는 일을 그 누구도 막을 수도 없으며 막아서도 안 됩니다." – 빛카페 〈태백도사와의 만남〉 중]

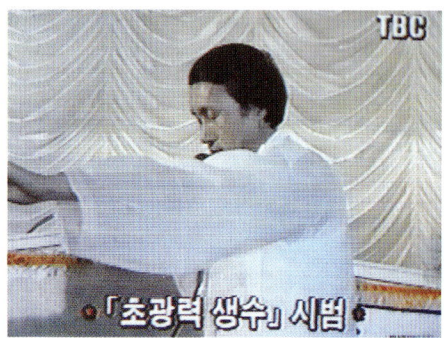 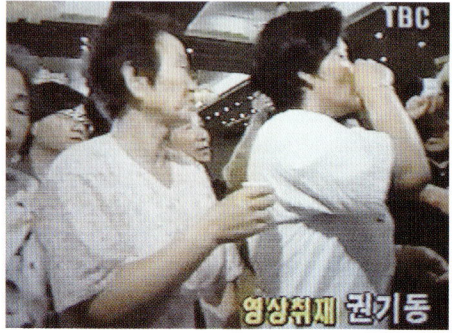

1996년 7월, TBC 종합뉴스에 보도된 초광력수 시연. 일반적인 물에 빛viit을 봉입한 물, 초광력수를 만들어 사람들이 시음하자 그 자리에서 다양한 현실 변화가 나타났다. 빛viit은 인간의 영역이 아니라 생명 근원의 영역이므로 인간의 불가능은 빛viit을 통해 가능의 영역으로 바뀌게 된다. 빛viit은 나와 이웃과 세상을 바꾸는 인류 정화의 힘이다.

들이 일어나게 될 것을 염려하셨습니다."⁵

그는 다시 한 번 목소리에 힘을 주었다.

"빛viit선생님과 함께 하고 있는 힘은 우리가 가진 능력과는 근본이 다른 힘입니다. 따라서 행운을 가져다줄 수도 있음과 동시에 그것을 거꾸로 되돌려 줄 수도 있음을 잊지 말고, 특별한 경고나 깨우침을 주기 위한 조치가 아닌 이상 결코 뒤를 돌아보지 말라고 당부하셨습니다."

그 말이 무엇을 의미하는지 누구보다도 내가 먼저 잘 알기에 고개가 끄덕여졌다. 이어서 그는 강조했다.

"또한 훗날 빛viit선생님께서 여러 기록을 모아 책을 편찬하시게 되면 그 책에는 어떤 곳에서도 만날 수 없는 빛viit의 숨결이 스며들어 있다 하셨습니다. 그 책은 보는 이의 마음에 따라 읽기만 해도 즐거운 대박 소리가 터져 나오고 어두운 세상을 환히 밝혀줄 빛viit의 책이 될 것이니, 책이면서도 책이 아닌, 우주마음이 지구에 내리는 최후이자 최고의 선물이 될 것이라 하셨습니다."

---

5 유명 언론사 기자들과의 모임에서 담배의 니코틴과 독주의 알코올 성분을 날렸다가 다시 되돌려 놓은 사례처럼 물성을 소멸시켰다가 그 물성을 다시 되돌려놓는 것이 자연뿐만 아니라 인간에게도 적용된다는 사실을 두고 언급했던 것 같다.

중국의 전설적인 도인, 왕리평王力平의 수제자인 이 신침기공사를 만난 지도 벌써 20년의 세월이 흘렀다. 그간 빛viit이 세상에 더 널리 알려지는 것은 물론 어떤 종합병원에서는 현대 의학과 빛viit을 접목하여 새로운 개념의 학문을 창출하자는 제안을 하기도 하고, 평생을 보장할 테니 편안하게 자국의 이익만을 위해 애써달라는 한 외국 정부의 요청을 받은 적도 있다.

그러나 우주마음은 그 모든 것을 허락하지 않고 지금의 있는 모습 그대로 나아갈 것을 바란다. 어쩌면 그분께서는 눈에 보이는 변화가 아닌 보이지 않는 심신의 정화를 통하여 진정한 내 자신이 누구인지, 죽음 이후 내 안의 또 다른 진정한 나, 그 마음(영혼)을 위해 어떻게 살아가야 할 지 알려주고 싶은 까닭이리라.

"빛패치"와 이 책 "빛패치보감"은 우주마음이 날로 병들어가는 인류에게 내리는 '정화의 선물'이다. 과학과 의술의 발달로 삶은 편리해졌지만 동시에 인성은 무너지고 심신은 피폐해져 원인 모를 질병으로 고통받는 사람들이 많아진 것도 사실이다. 빛패치는 우리가 잃어버린 최소한의 건강을 되찾게 하는 새로운 "생활건강명품"이다. 우리의 아픈 몸과 마음을 어루만지는 어머니의 손길과도 같다. 남녀노소 누구나 항상 휴대하고 다니다가 고통이나 두통, 복통, 멀미 등 각종 통증이 있을 때, 순간 힘든 일이 있을 때, 그 즉석에서 생명 근원[6]에 잠시 감사하고 편히 사용하여 아프지 말고 건강하고 행복하게 살아가기를 바랄 뿐이다.

> "한역과 함께 30년의 세월 동안 공부하고 연구해온 빛패치. 세계적인 난치병 전문병원인 독일 유럽동서의학병원 의료팀의 300여 명 임상실험보고서, 3,100여 명의 빛패치 체험 사례, 기존의 고려 수지침의 기초 자료를 참조한 방대한 자료를 토대로 우주마음의 느낌을 받아 빛패치보감을 탄생시켜 세상에 내보낸다. 힘든 세상을 살아가야 하는 님들을 위해……!"

---

6 당신이 믿든 안 믿든 관계없이 그 어떤 신神이라도 무관하다. 중요한 것은 어떤 신을 믿느냐가 아니라 당신의 진심이다. 당신이 생각하는 생명의 원천이자 근원에 오직 겸손과 감사 마음으로 행하면 된다.

Miracle! Miracle!

유럽동서의학병원 박우현 교수의 빛viit만남

"Miracle! Miracle!"

유럽동서의학병원의 암 전문의 Dr. Karl박사가 소리쳤다. 2014년 11월 3일의 일이었다. 그는 무엇을 보았던 것일까?

"유럽동서의학병원의 박우현 교수님이 빛viit선생님을 한 번 뵙고자 합니다. 어떠신지요?"

빛viit과 함께 했던 시간 동안 그간 숱한 의학계 인사들을 만나왔지만 그의 이력은 특이했다. 의학 분야에서도 최첨단을 달리는 독일에서 한방과 양방을 통합하여 '유럽동서의학병원'이라는 세계적인 난치병 치료 전문 병원을 운영하며 국위선양에 힘쓰고 있었기 때문이었다.

"좋습니다. 한 번 봅시다."

지난 2013년 9월 26일이었다. 빛viit의 터에서 박우현 교수를 만났다. 경희대 한의학과를 졸업, 한방은 물론 양방에서도 박사 학위를 받고 성령 치료 등 대체 의학까지 두루 섭렵한 인물이었다.

푸틴 러시아 대통령을 비롯해 영화배우 아놀드 슈왈제네거 등 세계적인 유명 인사들을 치료해온 그는 경험적으로 의학의 끝이 결국 우주의 에너지와 이어질 것이라고 생각했고, 저서 〈빛명상, 눈덩이처럼 불어나는 행복순환의 법칙〉이라는 책을 읽고 나를 만나고 싶었다고 했다.

그와 만난 기념으로 우주의 빛viit을 주었고 환자들에게 활용해보라고 빛패

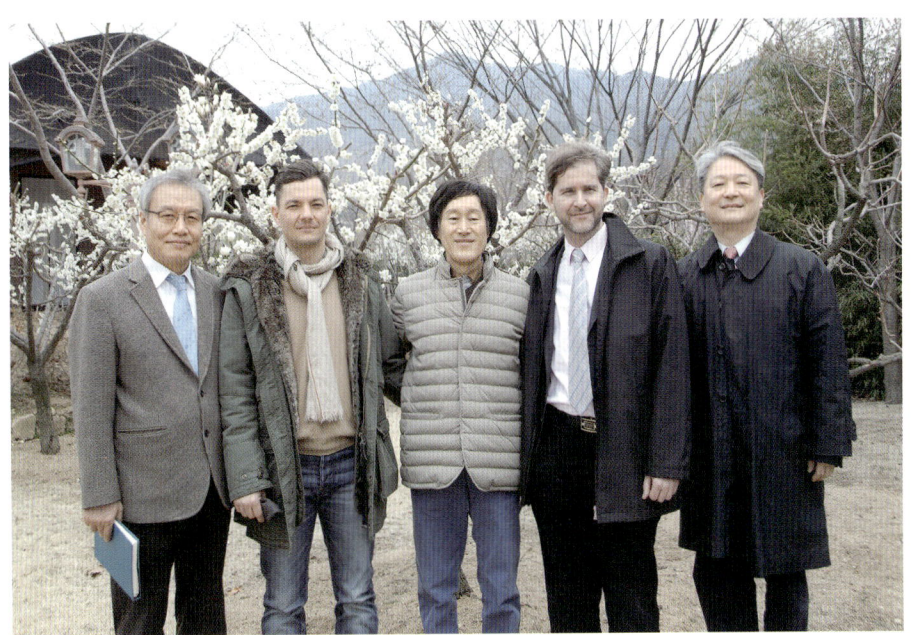

2014년 3월 25일, 박우현 교수 일행이 빛터를 방문했다. 왼쪽부터 김주현 변호사, 세계적인 억만장자 블라셰크, 저자, 요셉박사, 박우현 교수.

치 100개를 선물했다. 직접 빛viit을 체험한 그는 손바닥에 나온 빛viit분을 보고 경이로움을 감추지 못해 연신 카메라 셔터를 눌러 기록했다.

그로부터 약 3개월 후, 12월 23일에는 Dr. Josep과 함께 빛터를 방문했다. 빛패치를 환자들에게 적용하였던 임상 실험 자료를 가져왔는데 그 결과는 놀라웠다. 통증 완화는 물론 치료 회복 시기를 앞당기는 등 획기적인 변화를 가져다주었다는 것이다.

그는 빛패치의 엄청난 효능을 확인하였기에 빛패치 100만 개를 사고자 했다. 그런 그에게 다시 빛패치 500개를 선물하고 임상 결과를 의뢰하였다. 그 후 2014년 3월 26일엔 억만장자 Mr. Wlaschek와 박 교수의 딸 박나현 씨, 요셉 박사와 동행하여 빛터를 방문했다. 빛viit을 받은 뒤 닥터 요셉은 류마티스 관절염에서 많이 회복된 상태였다. Mr. Wlaschek는 빛패치를 붙이고 각종 스트레스는 물론 이명 현상까지 사라져 매우 편안해졌다고 했다. 그러나 간 쪽이 문제가 될 수 있음이 보여 이를 그에게 알려주었다.

"빛viit선생님, 좀 도와주십시오. 어떻게 하면 좋겠습니까?"

그러던 어느날, 유럽동서의학병원의 박우현 박사로부터 급히 전화가 왔다.

"무슨 일이십니까?

"경추척수증[1]이라고 근육이 마비되어 주저앉게 되는 병에 걸렸습니다. 환자는 수없이 찾아오는데 진료를 볼 수 없을 정도로 심각한 상황입니다."

본인이 환자를 치료하는 의사이니 그 병에 관한 한 충분히 알고 있는 터였다. 근육이 마비되어 아무것도 할 수 없는 상황이라면 특히 환자를 치료하는 의사에게는 죽음보다 더한 절망과 치욕일 것이다. 경희대 한의학과 동문과 한국에서 내로라하는 여러 의사가 그의 병을 가지고 해결책을 고심했지만 수술로 완치확률이 20~30% 밖에 되지 않았다. 완치를 장담할 수 없는 것이다. 척추 수술의 세계적인 권위자인 연세대 세브란스 병원장이 적극 치료를 권했지만 박우현 교수는 내키지 않았다고 했다. 한방과 양방, 그리고 성령 치료까지 접목하여 첨단 의술을 펼쳐온 그였으니 수술의 말로를 충분히 예상하고 있었는지도 모른다. 그때 떠오른 것이 바로 빛viit이었다.

"선생님, 제가 한국으로 가겠습니다. 한 번 뵐 수 있겠습니까?"

생사를 오가는 위기에서 빛viit을 찾고자 했던 것이 내 마음을 움직였다.

"좋습니다. 그럼 한국에서 뵙도록 하지요."

✽

"선생님, 그간 안녕하셨습니까?"

나와 만나던 날, 그는 상당히 수척해져 있었다. 오른쪽 팔이 마비되기 시작한 지라 한쪽 팔을 늘어뜨리고 있었으며 고통으로 얼굴이 일그러져 있었다. 병이 상

---

[1] 경추척수증은 경추로 내려오는 척수신경이 경추관절이나 디스크의 퇴행, 자세이상, 사고, 스트레스 등 여러 가지 원인으로 인하여 압박을 받아 눌려서, 주로 상지에 통증이나 저림 등의 증상으로 시작하여 미세한 손가락의 움직임이 어려워지는 증상을 보이다가, 결국 상지가 마비가 되고, 이는 진행성질환으로 심해지면 하지까지 마비가 되는 증상이다. 이러한 증상으로 인해 중풍으로 의심되기도 하나, 전혀 다른 질환이다. 치료는 저절로 좋아지는 경우는 거의 없으며, 비수술적 치료도 큰 효과가 없는 것으로 알려져 있다. 심한 경우 수술을 하게 되며, 수술은 경추를 건드리기 때문에 매우 위험한 수술이며, 수술 후에는 안정과 회복을 위한 운동치료 등이 필요하다.

당히 진척된 상황이었다. 이대로 둔다면 오른팔을 전혀 못 쓸 수 있겠다는 직감이 들었다.

"어디 한 번 봅시다."

내 말이 떨어지자마자 그가 상의를 훌러덩 벗기 시작했다. 간혹 다짜고짜 옷을 벗어 빛viit을 받는 사람이 있기는 했다. 대부분 빛viit에 대한 확신이 강해 적극적으로 받겠다는 마음이 드러난 것이었다. 의사로 세계적인 명성을 떨치는 사람이 스스럼없이 빛viit을 받겠다는 마음이 느껴졌다.

하지만 내 마음을 움직였던 결정적인 일은 다른 곳에 있었다. 지난 20여 년간 빛viit을 검증하는 세월을 보내며 본인이나 그 가족 중에 현대 의과학에서 손을 쓸 수 없는 죽음의 문턱에서 나를 찾아오는 사람들은 많았지만, 이 빛viit을 의과학적으로 적극 입증해주는 전문가는 많지 않았다. 전 분야에서 이름만 대면 알 만한 사람들도 빛viit을 받기 전에는 본인이나 그 가족에게 건강을 되찾아주기만 하면 각기 분야에서 빛선생님을 소개하고 이 고귀한 빛viit을 세상에 알리겠다고 했지만, 그들도 원상회복되고 나면 언제 내가 그랬냐는 듯이 오히려 엉뚱한 언행을 하는 경우도 있었다.

그러나 이 빛viit의 일을 행하면서 뒤를 돌아보지 않는 것이 나의 신념이다. 때로는 여러 명에서 수천 명에 이르기까지 학계, 정계, 종교계, 재계, 언론계, 법조계, 관계, 의과학계 등 숱한 분야에서 빛viit을 시연하고 직접 그 자리에서 체험할 수 있도록 전후 결과를 보여주며 이 힘이 건강과 행복을 찾아주고 잃어버린 인성을 되찾아 주어 아름다운 빛viit의 세

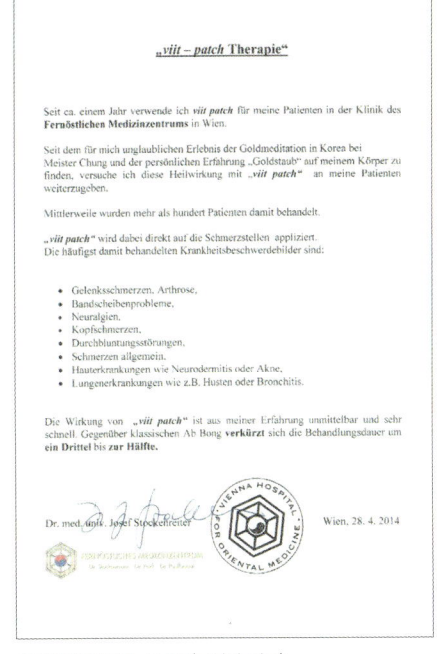

빛패치 임상실험 소견서(독일어 전문)

상이 열리기를 바라는 뜻을 전할 뿐이었다.

이런 상황에서 그는 빛패치 임상실험 소견서를 보내왔다. 빛패치를 유럽동서의학병원을 찾아오는 난치병 환자들에게 이용하고 그 결과를 보내온 것이었다.

"빛패치 임상실험 소견서"(전문)

본인은 의료법인 유럽 동서의학병원에 근무하고 있는 내과의사로서 일 년 전부터 유럽(독일, 오스트리아, 스위스, 프랑스,이탈리아, 영국 등) 환자들에게 빛패치를 사용하고 있다.
한국에서 빛명상을 통해 본인의 몸에서 사금(금가루)이 나오는 믿을 수 없이 놀라운 현상의 빛명상 효과를 직접 경험하고 나서부터 많은 관심을 갖고 환자들에게 각각 증상에 따른 빛패치의 치료효과를 임상실험하고 있다. 임상 중에 백 명이 넘는 환자들이 빛패치로 좋은 치료효과를 보게 되었다.

"빛패치"는 증상에 따른 통증부위에 직접 붙였다.
가장 효과를 본 증상은 다음과 같다:

- 관절통증
- 추간판 돌출증, 디스크
- 신경통
- 두통
- 혈액 부전, 혈액 순환 장애
- 전반적인 통증
- 신경피부염, 여드름과 같은 피부질환
- 기침, 기관지염같은 폐질환.

본인의 개인적인 경험으로서 "빛패치"의 효과는 즉각적이며 매우 빠르다고 본다. 일반적인 압봉 치료 효과에 비해 치료 효과가 2~3배 이상 있다고 본다.

유럽동서의학병원 내과전문의 스톡켄라이터 박사

큰 수확이었다. 세계적인 난치병 전문 병원에서 환자들을 대상으로 빛패치를 활용해 치료 효과가 검증되었기에, 많은 사람들이 빛패치를 통해 우리의 상상을 초월하는 우주 근원의 힘, 빛viit을 알게 되고 인류의 건강과 행복으로 나아가는데 크게 기여할 수 있는 바탕이 마련되었기 때문이다.

박우현 교수는 빛패치임상실험 소견서라는 결과물을 그가 가장 어렵고 힘들 때의 행운으로 되돌려 받게 되는 것이다. 즉 국내외 어떤 의사도 하지 못했던 빛viit의 복을 지은 것이다. 이번에는 내가 적극 우주마음에 청하여 빛viit을 펼쳤다.

"오늘 이 빛viit받으면 50% 회복됩니다!"

박 교수가 심호흡하며 고요히 빛viit을 받았다. 통증이 시작되는 몇몇 부위에 초광력씰과 빛패치를 붙였다. 빛viit과 계속해서 교류하는 역할을 할 것이다. 잠시 후, 박 교수가 눈을 떴다. 한결 편안해진 표정이었다.

"자, 이제 팔을 움직여 위로 들어 올려보세요!"

팔이 올라가지 않아 축 늘어뜨리고 있던 터였다. 박 교수가 천천히 오른팔을 올리기 시작했다.

"어! 선생님, 팔이 올라갑니다."

그가 신기한 듯 팔을 돌리기 시작했다.

"이제 반은 회복된 상황입니다. 이제부터는 환자 진료하는 일은 줄이고 본인 건강을 돌봐야 합니다."

"네, 감사합니다. 선생님."

박우현 교수는 빛viit의 기적을 체험하였지만 그 다음이 더 중요하다. 성공한 것보다 유지하는 것이 더 어렵다고 하지 않는가? 계속해서 순수한 마음으로 빛viit을 받고 빛viit의 복을 짓는다면 그 기적이 유지되겠지만, 그렇지 않다면 기적의 힘도 그 마음처럼 옅어진다.

다시 며칠 후, 어느 늦은 밤이었다. 휴대폰 벨이 울렸다.

"선생님, 다시 통증이 시작되었습니다. 통증 때문에 급히 전화했습니다."

순간 빛viit 에너지가 교류되지 않고 있다는 느낌이 들었다.

"혹시 지난번에 붙인 빛패치를 떼고 새 빛패치를 썼습니까?"

"아닙니다. 선생님께서 직접 붙여주신 귀한 빛패치라 감히 뗄 수 없어서 그대로 일주일째 쓰고 있습니다."

"저런! 그때 이야기했다시피 빛패치는 24시간 유효합니다. 휴대폰 배터리라고 생각하면 됩니다. 그 이상 시간이 지나면 효과가 없어요. 다시 새로 붙이도록 하세요!"

빛명상 회원들도 빛패치나 초광력씰과 같은 빛명품을 아껴 쓴다고 오래토록 붙이고 있는 경우도 있다. 하지만 정해진 시간만큼의 유효기간이 있기에 그렇게 한다고 해서 빛viit과 교류되지는 않는다. 자칫 탁한 에너지가 담길 수 있기에 유효 기간이 지나면 그 즉시 떼 내고 새로운 빛패치를 써야 한다.

그 후 다시 박 교수로부터 전화가 없었는데 알고 보니 새 빛패치를 붙이고 나니까 통증이 멎었고 편안한 기분에 졸려 잠을 푹 자게 되었다고 했다. 다시 빛viit과 교류되었기에 일어난 신체 반향이었다.

2014년 11월 3일, 다시 박 교수를 만났을 때는 Dr. Karl 박사와 함께였다. 그는 암 전문의로 독일 하노버 병원과 뮌헨 병원, 오스트리아 국립병원에 근무했고 Linz 국립 기독교병원 암센터 과장과 유럽동서의학병원 암 병동 과장을 역임한 암 전문의였다.

박 교수는 자신이 체험한 빛viit의 기적을 Karl 박사에게 전했을 때 무척 신기해하는 눈치였다고 했다. 하지만 그 기적을 직접 두 눈으로 확인하고자 자원해서 함께 오게 되었다고 했다. 더욱이 내 저서인 '행복을 나눠주는 남자(The Man Who Distrubutes Happiness)' 영문판을 읽고 왔다고 했다.

박 교수는 아직 50% 정도 호전된 것이니 나머지 반에 해당하는 통증이 남아 있었다.

"오늘 드리게 되는 이 빛viit은 30%가 더 회복되는 기적을 안겨드릴 것입니다!"

박 교수와 Dr. Karl이 함께 빛viit을 받았다. 박 교수는 지난번과 마찬가지로 상의를 훌러덩 벗더니 고요히 빛viit을 받았다. Dr. Karl 또한 빛명상 자세를 취하며 조용히 두 눈을 감고 있었다.

박 교수와 Dr. Karl 박사가 눈을 떴다. 빛viit분이 손바닥과 목덜미에 가득했다. Dr. Karl 박사가 폐가 좋지 않다는 느낌이 들어 빛viit을 주고 목 중앙에 빛패치를 붙여주었다. 부위를 가리키자 놀라움으로 두 눈을 동그랗게 뜨며 고개를 끄덕였다.

"Miracle! Miracle!"

Dr. Karl은 빛viit을 받는 이 모든 과정을 휴대폰 동영상으로 촬영했다. 뿐만 아니라 본인이 직접 빛viit을 체험하고 빛viit분이라는 빛viit의 반향을 목격한데다가, 박 교수가 팔을 자유자재로 움직이고 훨씬 나아진 모습을 직접 두 눈으로 지켜보게 되니 'Miracle'이라고 연신 감탄한 것이었다.

박 교수는 훨씬 더 편안해 보이는 모습이었다. 팔을 돌리고 목을 돌리면서 자신의 상태를 확인했다. 재계, 관계, 언론계 등 숱한 인사들을 만나고 치료해 온 그가 환자 입장이 되어 그 고통스러움을 맛보고 정화의 기적을 체험하게 된 주인공이 되었다.

고마운 마음의 표시로 그는 여러 가지를 제안해왔다. 하지만 그 일보다는 본인이 휴식을 적극 취하고 자주 한국으로 와서 빛viit을 만날 것을 주문했다. 수많은 난치병 환자를 치료하는 의사의 소임도 중요하지만 그 또한 본인이 건강해야 이뤄질 수 있다.

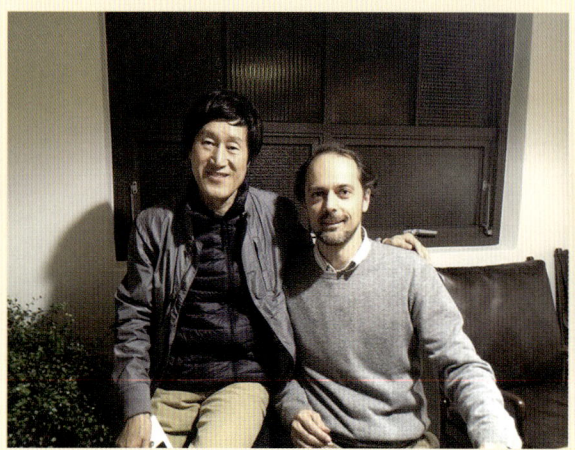
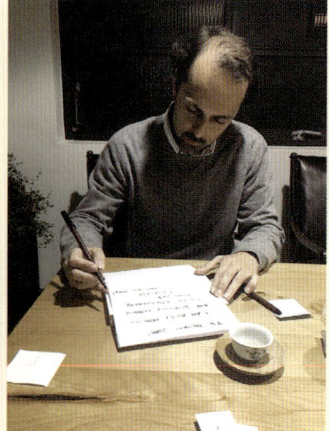

Dr. Karl postlbauer 박사와 함께

Dr. Karl 박사가 빛viit을 만나고 그 느낌을 글로 담아내고 있다.

TO PRESIDENT JUNG!

I AM DEEPLY IMPRESSED AND HEARTFULLY THANKFUL FOR THIS EXTRAORDINAIRY, SPECIAL AND <u>LIGHTFUL</u> MEETING TODAY!

HEALING IN UNITY!

Yours sincerely,

Dr. Karl Poe

(3rd November 2014)

정 회장님께
오늘 이 특별하고 빛이 가득한 만남에
깊은 인상을 받았고 진심으로 감사드립니다.
우주 근원의 힘과 하나가 되어
그 안에서 일어나는 치유!

– 당신의 진실한 벗으로부터 Dr. Karl 2014.11.3. –

Dr. Karl 박사는 연신 "Miracle"을 외치며 경이로워했다.
그가 남긴 글의 전문.

어떻게 3,100건의 변화가 가능했을까?

**감사하는 마음과 인터넷 빛명상을 겸하면
심신 정화 효과를 극대화한다.**

감사하는 마음에 담기는
치유 에너지

지난 7년 간 3,100건의 빛패치 체험 사례가 인터넷 빛명상 카페에 게시되었다. 빛패치의 경이로운 효과와 독자적인 우수성을 입증하는 이런 결과가 만들어지기까지 그 비결을 생각하지 않을 수 없었다.

빛패치보감을 내놓으면서 인류가 잘 활용하기 위한 비법이 무엇일까 고민하던 중 바로 떠오른 것이 한 가지 있었다. 바로 감사하는 마음이다. 빛패치의 가장 핵심은 생명 에너지, 빛viit이 담겨 있다는 사실이다.

빛viit은 이를 대하는 사람의 마음과 교류한다. 빛패치를 활용하는 사람의 마음가짐이 중요하다.

빛패치를 활용하기 전에 잠시 숨을 고르고 고요히 두 눈을 감고 최소한 다음 세 가지에 대해 진심으로 감사한 마음을 가지고 활용한다면 그 효과는 배가 될 것이다.

아무리 가진 것이 없고 불행하다고 하는 사람도 최소한 이 세 가지 감사는 올릴 수 있을 것이다. 이 원천에 대한 감사를 올릴 수 있는 사람은 더 큰 건강 에너지를 담을 수 있다. 곧 감사하는 마음에 치유 에너지는 더욱 극대화되는 것이다.

통증과 고통에 대한 태도 또한 중요하다. 우리 몸 어딘가에 통증이 있을 경우, 치료하기 힘든 질병에 걸렸을 경우, 우리의 마음 자세이다. 우연한 사고를

> **기적을 부르는 3가지 감사 - 생명 근원에 대한 감사 -**
>
> 1. 내 몸을 낳고 키워주신 부모님과 선조님들께 감사드립니다.
> 2. 우리 생명을 유지할 수 있게 하는 빛, 공기, 물, 그리고 모든 자연에 감사드립니다.
> 3. 지금 살아 숨 쉬고 있는 내 육체 안에 담긴 '진정한 나', 우주의 본성을 닮은 빛마음을 부여한 그 원천에 감사드립니다.[1]

제외하고 보통 다리가 아프면 그 다리의 아픔 자체에 집중하기 마련이다. 아프면 얼른 낫길 바라는 마음뿐이다. 하지만 그런 결과에 이르기까지 자신이 자초한 행동에 대해서 돌이켜 보아야 한다.

예컨대, 암이라는 질병이 오기까지는 그만한 시간의 축적과 원인이 있었기 때문이다. 그렇기에 그 병이 낫기까지 정화하는 시간도 그에 비례한다. 그런데 일반적으로 그런 원인을 생각하지 않고 빨리 낫기만을 바라는 사람이 적지 않다. 병에 대한 내 마음의 태도가 때로는 질병을 더욱 악화시키기도 한다. 병이나 통증이 생길 경우, 한 번쯤은 자신을 돌아보는 시간을 잠깐 갖는다면 병에 대한 태도가 한결 부드러워지고 감사하는 마음을 담을 수 있는 내면이 생길 수 있다. 다리가 아프면 그동안 다리가 있어서 걸을 수 있었고 어디든 갈 수 있었음에 먼저 감사한 마음을 가져야 한다.

사람의 일과도 같다. 사람도 결국 자신에게 고마운 마음을 가진 사람에게 더욱 신경을 쓰기 마련이다. 우리 육체도 육체를 부리는 주인의 마음의 태도에 귀 기울인다. 이용해 먹기만 하고 감사할 줄 모른다면 누가 좋아하겠는가.

감사할 줄 아는 마음, 자신을 돌아보는 마음의 태도가 얼마나 중요한 것인지 이에 대한 사례 한 가지를 옮긴다.

---

[1] 이때 근원에 대한 그 명칭이 무엇이든 상관없으며 종교가 있는 사람은 종교에서 말하는 절대자를 생각해도 좋다.

한 젊은 부인이 목과 어깨의 통증을 호소하며 빛viit을 받으러 왔다. 병원에서도 그 원인을 발견하지 못하는 신종 질병이었다. 막힌 혈관을 뚫기 위해 혈관에 바람을 불어넣는 것도 모자라 철사까지 집어넣는 대수술을 두 번이나 받고도 증상이 개선되지 않아 한 차례 더 수술을 받을 것을 권유받았다고 했다.

이 분은 꾸준히 빛viit을 받고 빛명상을 하는 가운데 통증이 급격히 완화되어 정상적인 생활이 가능해졌다. 이로써 애초에 빛viit을 받고자 했던 목적은 이루어졌지만 거기에서 그치지 않았다. 우선 남편과 함께 빛viit을 받기 시작했다. 그다음에는 부모님이, 몇 달 후에는 시부모님이, 그리고 얼마지 않아 시누이 내외가 함께 빛viit을 받기 시작했다. 빛viit과 함께 한 변화를 유지, 확대시킬 수 있는 가장 단순하면서도 핵심적인 구조를 만들어간 것이다.

결국 그 부인이 병마에서 벗어난 것은 물론이고 결혼한 지 3~4년이 되도록 생기지 않던 아이도 드디어 갖게 되었다. 임신 중에도 자궁의 염증이나 큰 수술 이력 등 여러 문제들이 가로놓여 있었지만 결국 건강한 아이를 무사히 자연분만 하였다. 아장거리는 아이를 앞세워 빛viit을 받으러 오는 두 부부를 보며 마음이 참 흐뭇하다.

"선생님, 지금 저는 너무 행복합니다. 우주 삼라만상 모든 것에 감사할 줄도 알게 되었습니다. 무엇보다도 지난 30여 년간 쌓아온 제 안에 있는 부정의 덩어리를 단 한 번에 뿌리 뽑고자 했던 제 자신이 너무도 잘못되었음을 알게 되었습니다. 병이 만들어진 시간이 있었다면 그만큼 정화되는 시간 또한 필요한 것인데, 그 마음의 정화와 반성은 하지도 않고 그저 결과만 좋아지기를 바랐던 지난날의 제가 참 어리석었다는 생각도 절실히 하게 되었습니다."

- 인터넷 빛명상 카페 〈감사하는 마음이 주는 풍요〉 중 -

그녀의 눈물 어린 기적이 와 닿는 것은 그런 정화의 기적을 가능하게 한 마음의 태도, 아픔과 고통에 대한 우리 마음 자세에 관한 이야기이기 때문이다.

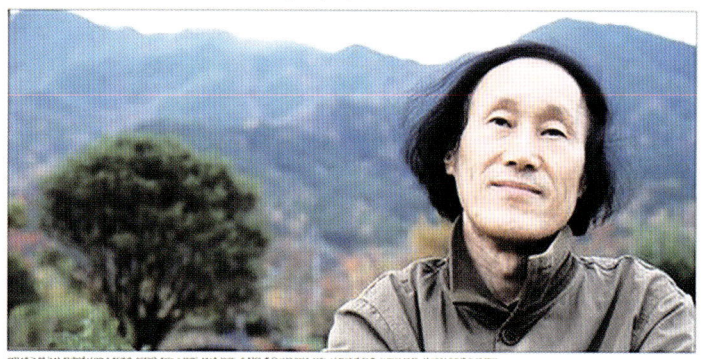

감사한 마음을 가진다.
근원에 대한 감사, 부모에 대한 감사, 자연에 대한 감사,
공기와 물과 빛에 대해 감사하는 마음으로 기도할 때 기도가 통한다.
감사와 긍정, 그리고 진심으로 하면 근원의 마음과 통한다.

- 2011년 11월 10일 중앙일보 기사 중 -

하루 5분,
인터넷 빛명상을 겸하라

빛패치 활용 비법 나머지 한 가지는 인터넷 빛명상 프로그램을 활용하라는 것이다. 남녀노소 누구나 손쉽게 빛viit을 체험하고 빛명상을 할 수 있는 프로그램이 없을까 고민하던 중, 우주마음의 느낌을 받아 인터넷에 빛viit을 봉입하여 인터넷 빛명상 프로그램 활용으로 직간접적으로 빛viit과 교류하고 빛명상을 할 수 있도록 했다. 2016년에는 13,000여 건이 넘는 빛명상 체험 사례가 축적되어 국내외 어떤 기관이나 단체 프로그램도 따라올 수 없는 세계 최고 수준의 심신 정화의 효과를 거두고 있다.

병의 발생과 통증의 원인을 어떤 물리적인 관계에 의한 발생으로 보는 것이 십상이다. 하지만 현대 사회에서 보다 심각한 질환은 눈에 보이지 않는 유해 파장으로 인한 통증이다. 알 수 없는 두통 등 원인을 알 수 없는 질병의 근원을 추적해보면 휴대폰이나 TV 등 각종 전자제품으로부터 발생되는 전자파, 연일 끊이지 않는 사건 사고 소식과 정신에 악영향을 미치는 부정적인 말과 행동들이 그렇다.

분위기라는 것을 생각해보면 쉽게 이해할 수 있다. 가령, 시장에 가면 사람들의 활력적인 모습에 긍정적인 기운을 얻는다든지 도서관에 갔을 때 면학勉學 분위기를 느끼고 공부에 의욕이 생긴다든지 이런 분위기도 실상 그곳에 모인 에너지와 같다. 반면, 병원이나 장례식장에 가면 가라앉는 마음과 어두운 기분을 느끼는 것도 그런 원리이다.

이러한 마음의 에너지가 파장을 형성하게 되는데 긍정적인 파장이면 좋겠지만 부정적인 파장의 경우 문제가 심각해지는 것이다. 현대 의과학은 유해 파장을 소멸하거나 차단할 수 있는 능력이 없다. 마음에서 일어난 파장의 문제는 그 마음을 만들어낸 근원, 생명 원천의 에너지-빛viit이 정화할 수 있는 영역이다.

빛viit은 유해한 파장을 흡수, 소멸, 정화, 차단할 수 있으므로 지속적인 인터넷 빛명상으로 빛viit을 충전하게 되면 어둡고 부정적인 마음이 밝고 긍정적인 마음으로 바뀌고 스트레스가 해소되며 생활에 활력이 생기는 기운을 만들 수 있다. 빛패치로 통증을 해소하고 인터넷 빛명상을 함께 겸하면 심신 정화의 극대화를 도모할 수 있게 되는 것이다.

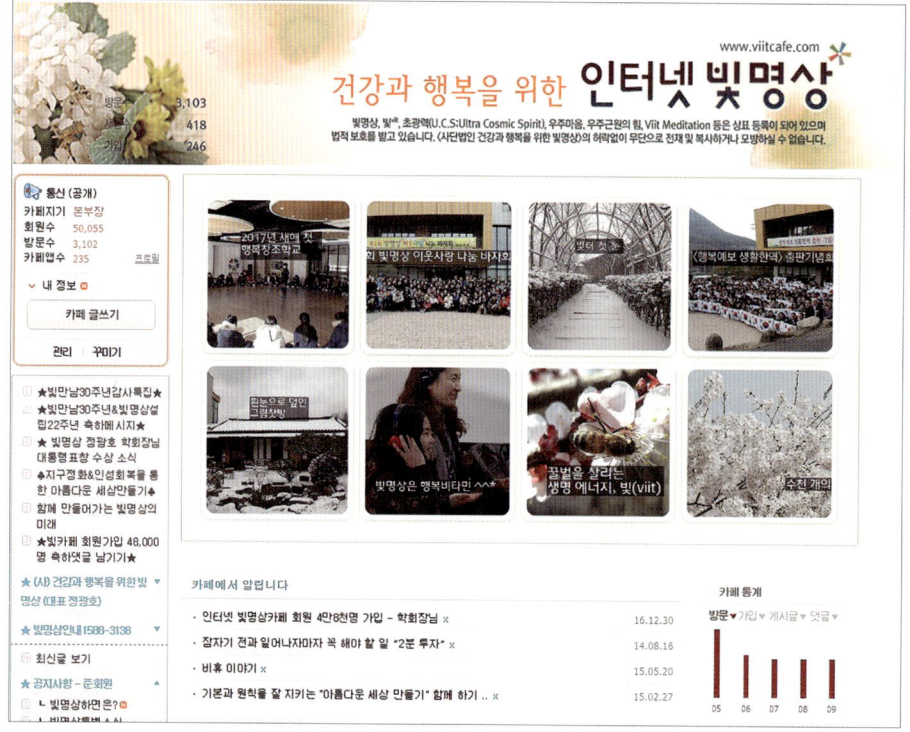

인터넷 빛명상 카페 화면. 국내는 물론 세계 최대의 명상 커뮤니티 규모로 50,000명이 넘는 회원이 인터넷 빛명상을 활용하고 있다. www.viitcafe.com 에 들어가면 누구나 빛명상을 체험할 수 있다.

맺음글

빛패치와 함께 무병장수 100세 시대를
빛패치보감 편찬을 마감하며

　세계는 지금 '늙어가고' 있다. 선진국을 중심으로 고령 인구의 비중이 높아지면서 고령화·고령·초고령 사회로 진입하고 있는 것이다. 유엔은 전체 인구 중 65세 이상 인구의 비율이 7% 이상이면 고령화사회, 14% 이상이면 고령사회, 20% 이상이면 초고령사회로 분류하고 있다. 한국은 이미 2000년 고령화사회로 진입했고 2018년 고령사회, 2026년 초고령사회로 진입할 것으로 예상된다. 고령 인구가 많아지면 의료비를 포함해 그만큼 막대한 국가 재정 비용이 발생하게 된다. 경제활동인구가 줄고 부양해야할 인구가 늘기 때문이다. 이 고령화 쇼크를 어떻게 감당할 것인가?

　인간 수명이 100세까지 가능해진 시점에서 그에 따르는 의학적 비용과 질병 대책 비용이 만만치 않다. 선진국에서는 현대 의과학의 한계를 대체의학 등 다른 곳에서 찾아 접목하고자 시도하지만 갈 길이 멀다. 심신이 모두 건강하고 활기찬, 신체 균형에 이상이 없는 100세를 즐기고자 한다면 가히 아름다운 삶이라 하겠지만, 100세 장수 시대에 치매나 기타 질환으로 의료 장비와 약에 의존하는 고통과 아픔의 삶이란 별 의미가 없다.

　노후에 들어 요양원에 입소하여 막대한 병원 및 의료비를 지출하지 않고 통증없이 생활 속에서 누구나 건강한 삶을 누리는 시대가 바로 행복한 세상이다. 빛viit에너지가 교류되는 빛패치는 지금까지 수만 명의 사례를 보아 고령화 쇼크 대비는 물론 인류의 건강과 행복을 추구하는 최선의 방도이다.

빛패치는 훗날 의과학의 한계가 왔을 때를 대비한 우주근원의 힘, 원천의 에너지, 빛viii의 배려가 담긴 생활건강명품이다. 본 보감 편찬을 위해 함께 해주신 많은 분들과 이 책의 사례자들[1]에게 깊은 감사를 전하며 글을 맺는다.

---

1 유럽 동서의학병원 박우현 원장님과 임상실험에 참여한 분들을 비롯해 미국, 유럽, 중국, 일본, 브라질, 베트남 등 해외 각지에서 사례를 보내주신 분들, 인터넷 빛명상 카페 3,100건의 사례 중 선정된 200여 명의 사례자, 책 출간에 여러 도움을 준 김주현 변호사님, Tran Hop 베트남침향협회장님, 황혜령님, 이윤환 이사장님, 의사 김용성님, 한의사 이진아님, 의사 허남연님, KBS기자 박준형님, 그리고 정종문 본부장에게도 감사의 마음을 전한다.

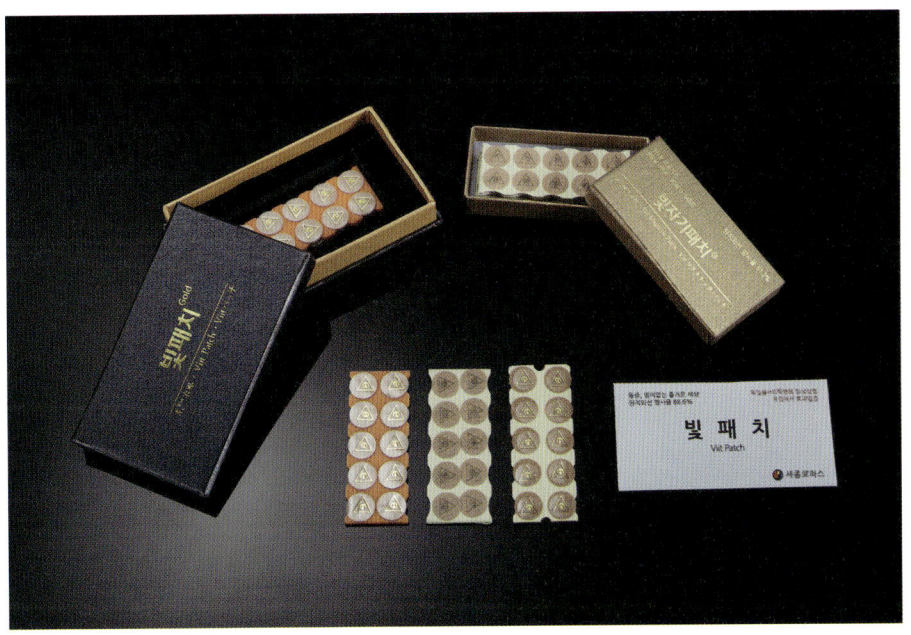

빛패치/빛자기패치는 상표등록된 고유의 상품으로
세계적인 난치병 전문병원인 유럽동서의학병원의 검증을 거쳐
3,100건의 사례가 축적된 세계적인 통증 해소 제품입니다
원적외선 방사율 88.6%, 91.2%와 경이로운 효과는
어떤 모방이나 흉내가 불가하오니 유사품에 주의하시기 바랍니다.

세종로하스

빛패치 구입처 및 상담

대표전화 1599-9389 홈페이지 www.sjlohas.co.kr

안전하고 빠른 통증, 멀미 퇴치법
빛패치보감

초판 1쇄 발행 2017년 6월 29일

지은이 정광호
펴낸이 정혜주
펴낸곳 로대
출판등록 제 2009-000204호
주소 서울시 용산구 한남대로 20길 21-14 2층
전화 02-523-3183 **팩스** 02-2179-8228
이메일 lodaebook@naver.com

ⓒ 정광호, 2017
ISBN 978-89-98874-07-0

빛패치, 빛자기패치, 빛viit, Viit, 빛viit명상, 빛명상, 인터넷 빛명상, 초광력 등은
등록된 상표로 본사의 허락 없이 전재, 복사를 금합니다.
본 책의 내용 일부를 임의로 인용, 모방을 금합니다.

잘못된 책은 바꾸어 드립니다.